祁宝玉中医眼科经验集

主　审　祁宝玉

主　编　周　剑

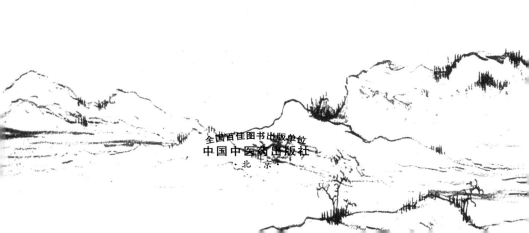

全国百佳图书出版单位
中国中医药出版社
·北　京·

图书在版编目（CIP）数据

祁宝玉中医眼科经验集／周剑主编 . —北京：中国中医药出版社，2022.3（2023.11重印）

ISBN 978-7-5132-7430-2

Ⅰ.①祁… Ⅱ.①周… Ⅲ.①中医五官科学—眼科学—中医临床—经验—中国—现代 Ⅳ.①R276.7

中国版本图书馆 CIP 数据核字（2022）第 031518 号

中国中医药出版社出版

北京经济技术开发区科创十三街 31 号院二区 8 号楼
邮政编码　100176
传真　010-64405721
三河市同力彩印有限公司印刷
各地新华书店经销

开本 880×1230　1/32　印张 12　彩插 0.5　字数 298 千字
2022 年 3 月第 1 版　2023 年 11 月第 2 次印刷
书号　ISBN 978-7-5132-7430-2

定价　59.00 元
网址　www.cptcm.com

服 务 热 线　010-64405510
购 书 热 线　010-89535836
维 权 打 假　010-64405753

微信服务号　zgzyycbs
微商城网址　https：//kdt.im/LIdUGr
官 方 微 博　http：//e.weibo.com/cptcm
天猫旗舰店网址　https：//zgzyycbs.tmall.com

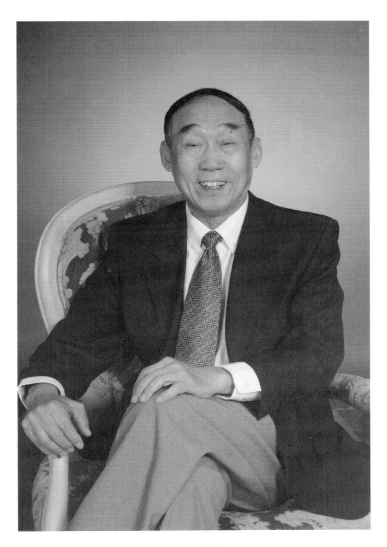

祁宝玉教授

銀海求索

祁室玉眼秘方药心得

積腋之作

雅華農敬於于晴东楼

雅華農揀
时年九二

国医大师程莘农院士题词

辨证辨病互参

癌证医理相促

颖正华

国医大师颜正华题词

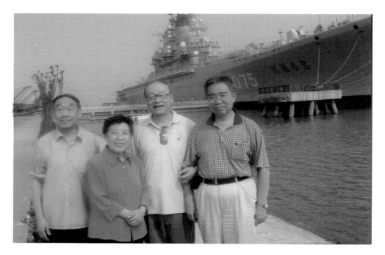

在天津滨海开发区航母公园与国医大师唐由之老师（右二）、
高培质研究员（左二）、高健生研究员（右一）合影

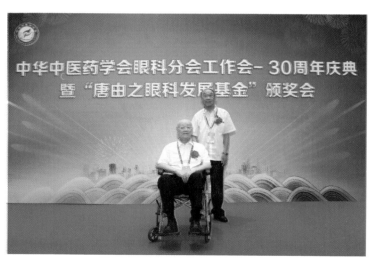

获得"唐由之眼科发展基金"奖励时与国医大师唐由之（前排）合影

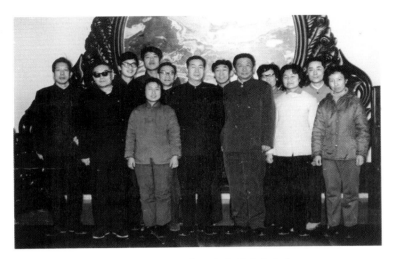

在人民大会堂云南厅春节联欢会上与
原卫生部部长崔月犁（第一排右四）等人合影

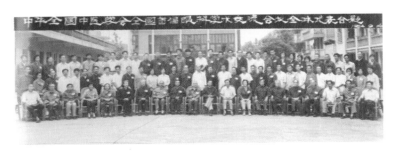

1984 年中华全国中医学会全国首届眼科学术交流会议全体代表合影
陆南山（左十）、庞赞襄（左九）、孔庆丰（左八）、
杨维周（左七）、张怀安（左六）、韦玉英（左五）、
陆绵绵（左四）、邱德文（左三）、祁宝玉（左一）、
韩梾（右八）、姚芳蔚（右五）、李熊飞（右四）、马一民（右二）

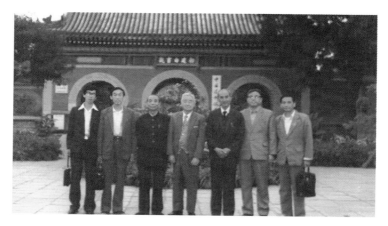

1990 年全国眼科名老中医学术讲座

陆南山（左四）、庞赞襄（左三）、孔庆丰（右三）、

李永才（右二）、祁宝玉（左二）、周剑（左一）等合影

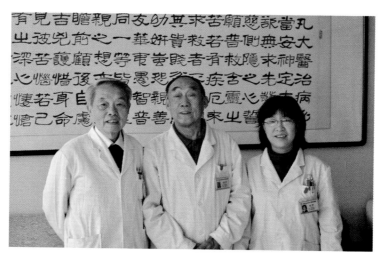

与《中国中医眼科杂志》主编庄曾渊（左一）、杨薇（右一）合影

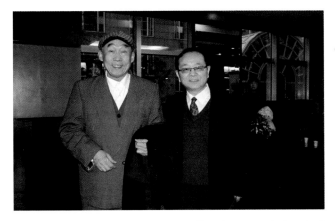

与著名中医眼科世家"韦氏眼科"第四代继承人韦企平合影

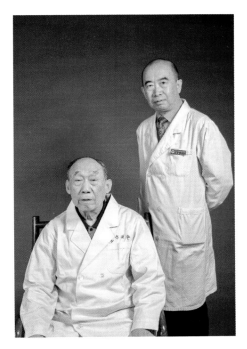

与学生周剑合影

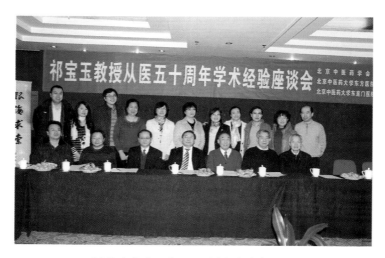

2012 年祁宝玉行医 50 周年座谈会合影

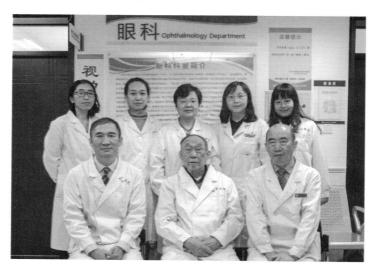

与《祁宝玉中医眼科经验集》部分编写人员合影

编写说明

　　1956 年，国家为推动中医事业的发展，建立了首批中医药高等院校，北京、上海、广州、成都四所中医高校位于我国东南西北，开创了新中国现代高等中医教育的先河。

　　祁宝玉教授为新中国中医药大学首届毕业生，迄今为止行医已六十余载，他始终孜孜不倦，与时俱进，积累了宝贵的临床经验，为中医眼科的传承与发扬事业做出了重要贡献。

　　本书即为著名中医眼科名家祁宝玉教授长达六十年的临床经验集，由七部分组成。医家小传介绍了祁宝玉教授的学医行医经历，随后简介其学术思想。专病论治部分以眼科常见疾病为纲，详细介绍了祁宝玉教授临床辨证的整体思路及辨证辨病结合的具体方法。用药方面，乃"发皇古义，融汇新知"，详细介绍了祁宝玉教授眼科用药经验。用方方面，则体现了祁宝玉教授勤求古训、博采众方、古为今用的治学思想，详细介绍了祁宝玉教授眼科用方经验。并介绍了祁教授常用药对。诊余漫话，是祁宝玉教授眼科临证经验的精华。书中所选病案始终贯穿辨证与辨病相结合的指导思想，强调四诊合参，强调衷中参西，对中西医结合体现了"心知其意，不为所囿"的临床思路。

　　本书编写过程中，许多曾与祁宝玉教授共事的院士、领导及医学同道给予了热情的支持与帮助。国医大师程莘农院士予以题词，国医大师唐由之先生亲自给祁宝玉教授颁发"唐由之眼科发展基金"并提供珍贵的照片，国医大师颜正华教授题词，令著作增光添辉。名老中医高健生教授、庄曾渊教授、韦企平教授对本书的编写给予了大力支持，在此一并致以诚挚谢意。

《祁宝玉中医眼科经验集》编委会

2022 年 1 月

目录 Contents

第一章

医家小传

一、学医经历

祁宝玉，男，汉族，生于 1933 年，天津市人。祁老师高中时期就对文史课程有所偏好，受其叔父的影响，1956 年高中毕业后考入了中华人民共和国成立后创办的北京中医学院，原来学制 5 年，后改为 6 年。当时条件简陋，甚至于连书桌座椅都没有，60 人坐着马扎听课。由于马扎扎带用布制成，往往因负重而产生断裂，其断裂之声祁老至今仍记忆犹新。当时上课根本没有课本，其讲义是由主讲老师自行编写，蜡版刻写油印而成，课前发给学生数页，课程结束后，自己装订成册。祁老自觉手拙，装订后松松垮垮，看到有的同学装订甚好，祁老师羡慕不已。当时宿舍条件很差，20 多人睡在一屋，有位同学因为打鼾影响他人睡眠，曾有同学建议他睡前涂抹鼻通药膏，谁料当夜其鼾声有增无减，祁老只好独自睡在小仓库，由此可见，当时与目前办学条件相比，可谓天壤之别，不能同日而语。但当时的授课老师都不同凡响，其中有《内经》大家秦伯未，《伤寒论》大家陈慎吾、刘渡舟；温病大家赵绍琴、董建华，医史文献专家任应秋、宋向元，内科专家方鸣谦、印会河，妇科专家王慎轩、马龙伯，针灸专家程莘农、杨甲三，本草大家朱颜、颜正华，方剂专家王绵之，正骨大家刘寿山，儿科专家刘弼臣等。由于诸多老师的教诲，兼之祁老师对中医的兴趣与爱好，其中医基础、临床各科均成绩优良。毕业前被学院有目的地派到中国中医研究院西苑医院随眼科名老中医唐亮臣学习，定向毕业实习中医眼科达 10 个月之久。当时还有华良才被分配到中医耳鼻喉科定向毕业实习。学院领导此举可谓高瞻远瞩，也是开创中医大学生定向毕业眼科实习和耳鼻喉科实习之先河，也可以说祁老师是此举的受益者、幸运儿，为日后祁老师从事中医眼科临床奠定了基础。唐老是卫生部主管中医的领导点名由上海调往中医研究院的专家之一。唐老强调眼病论治，必须以全身辨证为基础，眼睛的任何病变都是由于人体脏腑、经络、气血功能失调所致，极力推崇"目之有轮，各应乎脏，脏有所病，必现于轮"之说，诊治处方用药之前必遵守四诊合参，辨明八纲，并善用内外各科通用方剂施于眼病，强调七情致病，尤以眼病为甚。在门诊曾不止一次看到唐老苦口婆心地开导因情志失调而导致眼病的患者，尤其是女性眼病患者，每每被感动得痛哭流涕，向唐老哭诉苦衷甚至于隐私，唐老真可谓视病人如亲人，有菩萨般的心肠，为此唐老往往延误下班，有时到下午一两点。现在祁老师回忆起来仍历历在目，这对祁老师行医治病影响甚大。唐老对实习者要求甚严，每每提出问题，推荐学习书籍。由于当时中医研究院系统重视科研，其下属医院均上午门诊，下午学习，在此环境下，祁老师有机会对中医基础理论及眼科等有关书籍进一步深入学习，获益匪浅，为毕业后步入临床、教学打下了基础。

二、行医伊始

毕业后祁宝玉老师留校工作，学院当时为了筹备中医眼科教研室及开设眼科门诊，特派祁老师到中医研究院广安门医院眼科进修，此间祁老师得以继续随诊名老中医唐亮臣，并有机会随名老中医韦文贵学习，并得到中西医结合眼科专家杨维周、唐由之的指导，学习了眼科检查诊断方面的西医技能。由于唐亮臣、韦文贵老中医闻名遐迩，医技医德双馨，故眼病应诊者盈门，其中疑难棘手眼病甚多，很多眼病特别是眼底病变，西医效果不显时，多求治于中医。由于众多患者对二老信任度高，又兼二老态度和蔼可亲，循循善诱，每多能遵照医嘱，慎调起居，坚持服药，而取得良好的疗效。这使初入中医眼科殿堂的祁宝玉老师，奠定了从事中医眼科临床的信心和扎实的医疗技能。

1. 继承与发扬

20 世纪 60 年代初在纠正了轻视、否定中医的思潮后，中医政策得以贯彻。中医研究院正是在这种背景下成立的。由于党和政府的重视，很多位顶级中医专家得以调到此处进行医疗科研工作。唐亮臣、韦文贵即是由上海、杭州调来的眼科名老中医。为了继承眼科学术，组织专门派主治医师以上职称的西医固定定向侍诊，如杨维国、唐由之、刘孝书即是。门诊患者均由侍诊者进行西医的相应仪器检查，并做出诊断，而后再请老大夫进行中医治疗（包括内服、外治、针刺等），每名患者均有正规病历，并留档以备系统整理总结。依据这种模式，两年后对以上资料进行总结统计，取得了令人欣慰的成果，例如金针拨障术，中医治疗视神经萎缩、眼底血证、视网膜色素变性等，并发表了相应的论文，向国内外展示了中医治疗疑难眼病的美好前景，证明了毛泽东主席提出的"中医药学是一个伟大的宝库，应当努力发掘，加以提高"指示是如此的正确。由此进一步推进了中医药事业的发展，也为目前继承、发扬、创新提供了很好的参考与借鉴。

2. 中医不同学派可以百花齐放，共同发展

祁老师到广安门医院眼科进修学习，跟随的唐亮臣先生和韦文贵先生即是医疗风格不同的两位中医眼科大师，唐亮臣先

生是将眼睛作为人身脏腑经络不可分割的整体，主张"脏腑
有病，必现于轮"，诊治必四诊合参，明辨八纲，用药则侧重
全身之辨证，用方每多内外各科的通用方剂，当然也在辨证的
基础上结合具体眼病特点调整方剂，其中不少方剂至今仍在沿
用，如广安门医院眼科的院内制剂培元明目丸（眼 1 号丸）、
养阴和荣止血丸（眼科 5 号丸）等。唐老在给患者服用中药
的同时还配合针刺，其取穴精准，手法纯熟。再以诚恳动人、
掰开揉碎的动情言语开导劝慰患者，理顺七情，其疗效显著是
不言而喻的。这种医术和风格对祁老师影响很大，至今仍在遵
循效仿。而韦文贵先生是杭州眼科四代世家传人，是聘调来京
的眼科专家，金针拔障术就是他老人家公开献出的。其医疗风
格与唐老不同，治疗目疾多侧重具体眼病，即以辨病为主，故
所用方剂基本是经过多年实践提炼的家传秘方，临床使用多按
原方，或略有加减。这些家传秘方，在新中国成立前是秘不外
传的，新中国成立后韦老将其整理分类，印成手册而公开。其
中也有若干传统名方，如补中益气汤提升眼压，逍遥散治疗视
神经病变，桑麻丸治疗白内障、玻璃体混浊。韦老用药也多有
发明，如赤石脂治疗角膜溃疡，番泻叶治疗目赤多眵，子类药
物能够明目等。有人认为，既有家传秘方，且已公开，这样只
要诊明具体眼病，而后从秘方中对号入座开具处方即可，这样
岂不易哉！对此祁老师也有自己的看法。旧社会医疗条件差，
信息闭塞，为了养家糊口，即口传心授，传男不传女，按方施
治，或可治疗某些病证。现在时代不同了，是信息时代，科学
发展一日千里，而应顺应潮流，跟上发展，不能抱残守缺。韦
氏三代（韦文贵、韦玉英、韦企平）就是在家传辨病为主的
基础上有所创新，如"治疗眼病要注重胃气""眼病养生不可
轻视""婴幼儿眼病注意望诊""视物变形应注重辨病辨证合
参""外障风火为先""内障重补兼通"等。

以上举例说明，唐、韦二老虽学术风格不同，学派有别，但同样病人盈门，疗效显著，而且二老相互尊重，共同为眼疾患者服务，为中医眼科培养后继人才。这充分说明，中医各科学术派别自古至今是客观存在，而且可以共存，相互切磋的，在争鸣中互有发明，才能促进中医学术的不断发展。祁老师在广安门医院眼科进修学习，有幸同时向二位风格不同的眼科老前辈学习，从而奠定了今后的扎实基础，这使祁老师终身受益。

1963 年祁老师进修后回到北京中医学院附属东直门医院，与李颖秀医师共同开始了眼科门诊及教研室的筹备工作。这些工作对祁老师来说，是崭新的，而且是渴望的。眼科门诊及带教学生临床实习，更促进了祁老师在中医眼科临床教学方面的刻苦学习，促进了祁老师运用中医理论来指导临床实践。

三、行医有悟

1985 年，祁老师通过 20 多年中医眼科医、教、研工作实践，深切地感到中医眼科是中医学中的一枝奇葩。然而当时师资力量、实习带教力量和床位门诊量等均达不到要求，教学质量得不到保证，而眼科、口腔科、耳鼻喉科三个科室联合试办，上述问题均能解决。于是祁老师向当时学院领导提出了在高等中医教育开设"中医五官科定向班"的建议，学院领导接受了此建议，经过简短有序的筹备，在东直门医院五官科全体同人的支持下，开办了"中医五官科定向班"，并组织五官科部分骨干成员在短短的 2 个月时间里编写了近 200 万字的《中医五官科学》定向教材。

在祁老师中医眼科学术思想形成的过程中，有两本眼科专著对其影响甚大，其一是元末明初倪维德所著《原机启微》，其主导思想是师承李杲，重视调补脾胃、升阳益气。倪氏把眼病与人体功能和外界环境联系起来，从而改变了认为眼病与整体没有联系的传统看法，而跳出了唐宋以来的眼科诊治的思路。为此祁老师于 1982 年撰文 "《原机启微》对中医眼科的影响"，发表于《北京中医学院学报》1982 年第 3 期上；1992 年撰文 "试论《原机启微》的学术思想渊源与影响"，发表于《中国中医眼科杂志》1992 年第 3 期上。另一本是现代已故的中医眼科大师陆南山所著的《眼科临证录》。在学习此书时祁老师体会到：①没有深厚的中医功底，就不可能当好中医眼科医生，更谈不上医治疑难眼病；②中医理论确能指导临床；③诊治眼病必须要辨证与辨病相结合。为此祁老师还写出读书笔记，制成光盘，并给中国中医科学院眼科医师做了学习《眼科临证录》的辅导讲座。

四、行医不惑

祁老师认为，所谓行医不惑，乃指两层含义，一是年事已高超过 60 岁，二是从医已超过 30 年以上，肯于钻研，在本专业范围内其学识经验可谓不惑。而祁老师在退休后不但没有放弃学习，反而在理论学习和临床实践方面焕发了青春。虽目前已是高龄，但业务学识似乎又上了一个台阶，得到了提高和升华，真正进入了行医不惑。

或问自 1987 年到 2000 年，祁老师已脱离眼科专业，转而从事东方医院筹建及协调《中华本草》的编纂工作，又何谈眼科业务尤其是临床水平有所提高呢？其问有理，故需释之。在这十余年当中，虽然筹建医院及《中华本草》编纂工作繁忙，但其间祁老师仍担任中医眼科学会秘书长之职，主持有关日常学术活动，每年都要组织一次全国性的学术交流会，故对有关中医眼科学术进展很是掌握。另外在工作之余，忙里偷闲，阅读相关书籍，静下心来思考在诊治眼病中遇到的问题，先后在《中医杂志》"临床解惑"专栏发表了 20 余篇相关的短文，刊用后受到当时该杂志编审朱步先的赏识并诚恳约稿，并赠专用稿纸。除此之外，祁老师还写了不少读书笔记。例如对唐容川《血证论》中"止血、消瘀、宁血、补血"四法，目前均认为其为治疗血证的大纲，而祁老师认为其中有误，因为唐之四法出自"吐血"病证中，而非泛指所有血证，再则某些血证，尤其是有出血倾向的病证，其止血尚感棘手，一旦血止，继则"消瘀"，恐再致出血，岂不误病害人。在论述有关眼科血证方面，唐一再强调与"足阳明胃经"关系密切，其治多用大黄，此亦不妥。因唐著此书时年仅 30 岁，其临证实践或显不足，故学习后要斟酌而用之。但该书有关藏象之论述颇有见解，如谓"气即是水，火即是血"，细读后确有启迪。再如，学习王清任《医林改错》，不要只注重活血化瘀的几张方剂，更应对临床出现的问题引起重视，如气血之间的相互关系、引经药物的使用、方剂组成配伍、剂量加减等，如诸多活血化瘀方剂中多有枳壳、柴胡，补阳还五汤重用黄芪等。

《中国中医眼科杂志》创刊后，祁老师作为编委，在审稿过程中，不但可以间接学习他人经验，还针对稿件的相关资料有意识地查阅工具书和有权威的书籍，从而增长学识。祁老师所审文章，从不轻易地否定和弃而不用，而尽量认真修改，提出具体意见，使之达到能够刊用标准。

进入 21 世纪，《中华本草》编纂已近完成，祁老师已没有具体工作，虽然其已近 65 岁，但依然钟情于临床。此时眼科医院唐由之老师、沙凤桐院长约祁老师到该院出诊。等到医院一看，眼科医院很多先进检测仪器祁老师不会使用，或看不懂检测报告，但检眼镜、裂隙灯等使用不成问题，开具中医处方等更是所长。至于检测仪器方面问题，祁老师认为只要放下架子，虚心向能者请教学习，有以前多年临床基础，边干边学是不难解决的。继则东方医院已经建成，亦约祁老师来诊。就这样，祁老师每周三个半天门诊（全部 14 元诊费），病人逐渐增多。

由于祁老师自毕业后就分配到眼科，故中医内科基本功薄弱，而且诸多疑难眼病特别是内障眼底病变与整体失衡关系密不可分。此时同仁堂医院请祁老师出诊，祁老师一看机会来了，到那坐堂正好可以提高中医基本功，弥补其这方面的欠缺，就欣然同意。每周一次半天坐堂，经过一段时间学习与临证，参阅了不少有关内科及妇幼杂证相关书籍，为诊治目疾丰富了思路，开阔拓宽了方药使用范围，相对地突出了中医眼科优势，提高了疗效。不知情的好心人劝祁老师，年纪大了，不要太辛苦。再则祁老身体尚健，接触病人不但可以融入社会，同时增加了额外信息，为病人解除病痛，也从中得到愉悦，可谓一举多得，双赢之举。祁老师认为，中医界前辈如朱良春、路志正、唐由之、何任、陆广莘诸老都已耄耋之年，还在为病患服务，发挥余热，其等当以效仿。

综上所述，目前祁老师已算是进入了行医不惑之行列了。

第二章
学术思想

　　中医学术思想形成，是一个漫长的过程。这其中需要一个较长的年限，在这个过程中由浅入深，不断修正，不断升华。通过知识和实践经验逐渐积累，螺旋式上升，修炼到一定火候，才能言其学术思想。

　　祁老师认为，眼虽属局部视觉器官，但与全身脏腑经络密不可分，故学术思想核心是：眼是人身整体的一部分，现代检测仪器进一步扩大了望诊范围，在处理眼病时，应辨证与辨病相结合，不能一味强调"辨证论治"。在用方用药方面，祁老遵循"勤求古训，博采众方"，即不局限在眼科领域中挑方选药，且选方用药要求平和，忌蛮用峻补，也慎用苦寒攻下，总以照顾脾胃为先，因为服药全靠脾胃摄取吸收发挥药效。在辨病过程中，汲取现代科技之长，"心知其意，不为所囿"，不轻易对号入座。在继承与创新方面，祁老师遵守"发皇古义，融汇新知"，相信学术有继承性，学术随着时代发展，知识的积累呈螺旋式上升。在处理与病人的关系上，祁老师认为，章太炎大师"道不运人，以病者之身为宗师；命不苟得，以疗者之口为依据"，是处理医患关系的警世通言。因为医学尤其是中医的疗效是靠患者体现出来的，即疗效结果来源于患者，所以医者应以患者为师，善待患者是不为过。祁老师经常告诉年轻大夫，棘手难治之病取得疗效，其功是患者占七成，医者占三成，不能把功劳归于自身。因为没有患者遵守医嘱，坚持服药，则疗效弗得。在治病手段上，除内服、外治、针刺外，心理疏导，耐心解释，特别是因情志而致眼病者，其作用不可忽视。

一、辨证辨病互参，临证医理相促

"辨证辨病互参，临证医理相促"，只有遵循这 12 个字，才能使中医乃至中医眼科有所发展和建树，祁老的中医学术思想也是这样逐渐积累升华而形成的。对于辨证，祁老从不否认，认为它是中医特色之一，但是眼科疾病仅靠辨证是不够的，因为眼部病变，特别是内障眼病，外不伤轮廓，内不损瞳神，而检测仪器引进中医眼科，使中医在望诊方面得到延伸和扩大。例如，眼底血证只依靠患者的主观描述而诊断是不全面的。《张氏医通·七窍门》在"珠中气动"条中写道："视瞳神深处，有气一道，隐隐袅袅而动。"依靠现代检查，不仅可以确诊为眼底出血，连出血的程度和部位都可以发现和确定。这样再根据中医四诊合参，特别是依靠扩大的望诊所得到的病理改变，综合辨证，或脾虚不摄，或瘀血阻络，或虚火上炎，或热迫血行，或痰瘀互阻等，而后处以相应的方药。同时还可以根据眼底出血的具体情况，如新旧、色泽，选加不同的药物，或收敛止血，或清热凉血，或益气摄血，或温经止血等，配伍在相应的方剂中，千万不能依据西医对眼底出血的认识对号入座。再如，眼底视网膜静脉栓塞，西医认为瘀血阻络，而不辨血瘀之因，妄用大剂量活血化瘀之品，此举恐难收到理想效果。而应遵照老中医徐衡之之言，即"心知其意，不为所囿"。

"临证医理相促"，即要多临床，多诊疗病人，与医理即原汁原味的中医传统理论相结合，使它们相互促进。它们两者的关系应是理论→实践→理论，即中医理论能够指导实践（临证），经过临证实践有所心得体会，再上升到理论（医理）。在阅读《眼科临证录》后，祁老师深刻地感觉陆老之所以能医治很多疑难棘手眼疾，其与陆老的深厚中医功底是分不开的，更与其将这些理论有机联系起来分不开。即使过去中医眼科书籍没有记载的眼病，他老人家也能依靠中医理论来进行辨证论治。祁老师的经验是，凡遇到棘手病证或久治收效不佳者，诊余一定要查阅有关书籍，既有目的又有针对性地阅读。中医之所以延绵数千年，薪火不断，逐渐被世界承认，核心关键是"疗效"，而疗效的取得靠的就是理论→实践→理论，也只有这样才能做到继承与创新。古代眼科大家倪维德、王肯堂、傅仁宇、黄庭镜、顾养吾，近代的陆南山、唐亮臣、庞赞襄、陈达夫等前辈，不但精通眼科，而且其他诸科、经史典籍、针灸经络、本草方剂均精。所以祁老师案头《内经》《伤寒论》《温病条辨》《中华本草（精选本）》《临床实用中药学》以及《刘渡舟医学全集》、朱良春《医学微言》、印会河《中医内科新论》，王永炎《临床中医内科学》等是常备的参阅书籍。

二、继承发扬中医古籍精髓

大凡业医者，尽人皆知继承发扬是中医事业第一要务、中心工作，而且是贯彻始终。但如何继承发扬，如何界定，怎样操作，很难规范，而且因人而异。下面仅以研读学习《原机启微》为例，略陈祁老师看法。

（一）要"由博转约"

以眼科为例，除必须浏览一般比较常见古代和近代医籍，如《眼科秘传龙木论》《银海精微》《原机启微》《证治准绳》《审视瑶函》《眼科临证论》等外，还要根据需要从中选择一到两部，进行有目的、有计划地研读。至于为什么要选择《原机启微》呢？原因如下：

1. 敢于突破，独具匠心

该书突破了唐宋以来将眼囿于局部，使眼病限于孤立局面，书中不提五轮八廓，而是主张在共性的基础上，去探讨眼病的内在规律，从病机分析入手，将眼病与人体内（脏腑、经络）外（天地、自然、环境）密切地联系起来，从多层面寻求眼病本质进行论治。

2. 深远影响，护佑后人

自《原机启微》问世后，明清两代直至现在，凡业中医眼科者，均非常重视对本书的学习和使用，特别是其中的多张内服方剂，尤其是《证治准绳》和《审视瑶函》，而后者是一字不变地将该书收录在卷二中。《目经大成》《银海指南》等也多引用其中的方剂。新中国成立后所出版的眼科书籍、教材，均不同程度地引用了该书的相关内容，尤其是其中的方剂，如石斛夜光丸、羌活胜湿汤、除风益损汤、抑阳酒连散等，均为临床经常使用，各医家并发表了相关的临床应用论文，给眼病患者带来福音。其书中学术核心是"内伤脾胃，百病由生"，该学术理念日益深入中医眼科多数学者的头脑中，从而丰富并拓宽了眼病的治疗思想，提高了医疗效果。

（二）要提炼引申

阅读古籍必须从头到尾一字不漏地认真阅读，以《原机启微》为例，不能只看正文或各取所需，应当包括书中内容提要、序言、目录、附录等。由于本书文字精练，富有哲理，通篇以《内经》为基旨，融天地人为一体，聚类比象，故必须参阅相关文献才能体会书中的精奥。在此基础上，还要从中提炼引申，提出问题，使读者在学术上更上一层楼。兹说明如下：

1. 学术渊源，乃宗李杲

为什么要提出这个问题，因明史及有关学者均认为倪维德的学术乃尊刘、张、李三家，而祁老师通过大量考证，对所论18种眼病病机、40首内服方剂及慎用苦寒的论点进行梳理，否定了明史及有关学者的以上观点。另有倪维德曾嘱其后人，他死后其墓地要选在李东垣生前生活和行医地域，由此可以旁证倪维德崇拜李东垣到无以复加的地步，这也可作为倪氏尊崇李杲的佐证。从文献考据层面上初步认为《原机启微》很大可能为孤本或仅为手抄本，而目前所见者乃为薛己依据长州王庭所收藏抄本校补刊印，基本保持了倪维德所著《原机启微》原貌，故薛氏接断续绝功不可没。

2. 眼科方剂必用引经药

眼位至高，组织精细，脉络深邃。治疗眼科疾病，应用方剂中如不加入引经之药，很难将药物引入目窍而发挥疗效。《原机启微》中关于引经之药应用虽没有直言，但内服40种方剂中均按君臣佐使组成，而且有一定的规律，即在补气方剂中多选葛根、升麻、蔓荆子，补益精血方剂中多选柴胡、防风，作为引经佐使之用。其在"除风益损汤"中根据所伤经络之部位，选加相应的引经药物，即可见一斑。至于倪维德为什么如此重视引经佐使药物在治疗眼病中的作用？其中一定有他的道理，故祁老师反复学习了有关引经文献，特别是与倪维德有学术渊源的张元素的《医学启源》，从而撰写了"引经理论在眼病中的作用"一文（详见《中国中医眼科杂志》2007年第5期），目的就是提醒同道，在治疗眼病的方剂中应当伍用引经药物。这也可以说是学习《原机启微》的提炼与引申。

三、用药（方）务求实效

（一）用药平正

本草书籍浩如烟海，早则《神农本草经》，中则《新修本草》《开宝本草》《洁古珍珠囊》，晚至明之《本草纲目》、清之《本草备要》等，皆可供我辈研读。但毕竟我们是从事临床工作的，由于时间有限，因而应以实用为主。近年来祁老师案头摆放的是颜正华教授主编的《临床实用中药学》。本书以中医、中药理论来阐明中药的效能功用和用途用法，尤其是对作用相近似的药物进行归纳比较，以便在临证用药有所遵循。祁老师还常查阅《中华本草（精选本）》。该书为《中华本草》的精选本，它选集了临床常用药，且源流并重，收罗宏富，在深度与广度上均超过了以往的本草文献，其中包括化学成分、药理作用、应用与配伍，现代临床研究方面也颇具创意，切合实用。祁老师曾不止一次地强调，凡临床工作者手头必须有一部权威性的实用本草书，以便临床查阅。

1. 重视引经药在眼病治疗中的重要作用

眼是人体整体的一部分，与脏腑经络有着密切的关系，内治法与内科无异，通过方药以达到调整脏腑经络阴阳气血的治疗目的，但由于眼位甚高，组织精细，脉络深邃，恐非易事。应用引经理论，在方剂中配伍引经药可将药物引至病所，引入目窍，而增加疗效。例如补益肝肾药物多味厚甘润，质地沉重，黏腻难散，易于沉降下焦，而达病所。如果在治疗目疾用以上诸品，不在方剂中选用相应的引经药，恐难上达目窍而取效。所以在治疗目疾中，无论外障或内障，祁老均有意识地伍用引经药。

2. 治疗内障及久病者用药主张平和

此点是受唐亮臣老中医的影响。除用药平和，慎用峻补苦寒，兴阳助火之品外，对内障眼病患者还要嘱其耐心服以时日，欲速则不达。祁老师常于补益药中酌加枳壳、陈皮、白蔻，以宣畅气机；滋腻方中加砂仁、木香，以助其运化；补阳药中选加黄芩、地骨皮，防其火气上炎；寒凉剂中酌加少量肉桂、干姜，缓其凉遏之弊；服药日久者，可加神曲、麦芽，以消导和中。不知者以为用药杂乱，没有章法，其中含义深远，不可不知。陆南山所著《眼科临证录》通篇治疗用药也同样体现了上述观点。

3. 用药应辨证与辨病相参

所谓辨证与临床各科无异，此不赘述。而辨病者，即在辨证用药的基础上，伍用与眼病相应药物。例如黑睛生翳，新翳选蝉衣、白蒺藜，旧翳用木贼、乌贼骨，虚翳用蒙花、蕤仁；因血瘀而水肿者，可选用益母草、泽兰，因其具有活血祛瘀、利水退肿之功；有新生血管者，可选用蒙花、姜黄、郁金，因其有退赤翳、血翳之功；水肿明显者，可酌加薏苡仁、车前子、茵陈，以助渗湿利尿；如形成机化条索、房水混浊及角膜后沉着物者，可酌加浙贝、蒌皮、海藻、海浮石，以软坚化结。再有祁老师在治疗眼病方剂中常伍以"子"药，以其"子"能明目，取类比象也。如外障多取蔓荆子、决明子、茺蔚子（瞳子散大忌用）、地肤子、牛蒡子、葶苈子，内障多加入枸杞子、覆盆子、女贞子、菟丝子等。

附 眼科用药学习要点

药之为用乃治病，若无药则病难愈。但药物众多，仅《中华本草》即收载中药八千余种，即使取其要者，如《中华本草（精选本）》也选入 500 种以上，想要将其学好，绝非易事。为此祁老师给好学者一些好的建议：

（1）应按照中药的功效分类系统学习，而且要掌握各个要点。如祁老师在用药经验部分不惜笔墨，除论述一般常规使用规律外，在参考众多文献的基础上，补充了个人 60 年来比较成熟的相关内容，如祛风药、软坚散结药、退翳药等，读者千万不可小觑。这样才能较容易地掌握药物的基本性味、功能、主治及使用宜忌，而且便于归纳，易于记忆。

（2）要相信"中医药理论能够指导临床"，所以在介绍每味药物的同时，祁老师均引用了不少前人的经验，包括历代眼科专著中常用方剂，以及现代眼科大家如陆南山、陈达夫、庞赞襄及韦氏父女等老中医的相关论述，这样才能达到继承和发扬的目的，才能拓宽思路，使扩大望诊后看到过去看不到的病理改变，得到治疗而获得疗效。例如，陆南山教授用"阳明目下网"和"痰湿理论"治疗角膜后沉着物等。但现代药理研究结果，只能作为参考，不能对号入座，"见血治血，见痰治痰"，而应做到"心知其意，不为所囿"。

（3）善于抓住药物功能主治特点，掌握功效作用相近而不易分辨的药物。所以祁老在用药经验部分中增加了扼要的"功效特点"，如"防风通治一切风邪""白芷善治阳明头面诸疾""薄荷解郁之妙用"等。还附录了功效相类而不易分辨药物的有关资料，如"黄连、黄芩、黄柏""白术、苍术"等。

（二）用方博采众长

人之所病，疾病多，医之所病，病方少。故为医者，不可不知方也。但自黄帝以来三千年间，中医方书已逾两千余种，可谓汗牛充栋。宋代《太平圣惠方》所载方剂已逾 2 万首，发展至明代之《普济方》，收方多达 6 万余首。业医者尤其诊务繁杂的临床医师，欲穷其尽，基本不可能，故必须借助某些工具书和有代表性的方剂书，以及有关中医眼科的权威书籍。工具用书可选《方剂大辞典》《中医眼科历代方剂汇编》《五官科病实用方》，从中医眼科专业出发，下列书籍可列为必读之物：《原机启微》《证治准绳·杂病》《眼科临证录》和《中医眼科全书》等。

1. 勤求古训，博采众方

祁老师善于将临床各科常用方剂引进到眼科领域，即勤求古训，博采众方。

从眼科发展历史过程中，可以清楚地看到，它是始终在中医基础理论指导下前进的，而且与其他各科的发展也密不可分。历史上许多有成就的医家不但精于《内》《难》、大小方脉，而且对眼科也多有发挥，从而促进了眼科的发展。不仅如此，即使公认的眼科大家，如倪维德（《原机启微》）、黄庭镜（《目经大成》）、顾锡（《银海指南》），其学术渊源也充分印证了上述观点。现代眼科名家唐亮臣、陆南山、陈达夫、庞赞襄，如不精通《内》《难》《伤寒论》、温病理论，或无其他各科的功底，恐难有如此高超医术。祁老也是如此，如以桂枝茯苓丸（《金匮要略》）伍用针刺，治愈了一例因眶内血管瘤术后复发而免于眼球摘除的女性患者，用黄芪建中汤（《金匮要略》）治愈了因测眼压后所致角膜上皮剥脱和因剔除异物后久久不能愈合，用五苓散（《伤寒论》）治疗中心性浆液性视网膜炎，用补中益气汤（《脾胃论》）治疗低眼压，用归脾汤（《校注妇人良方》）治疗高度近视黄斑出血以及特发性脉络膜新生血管，用逍遥散（《太平惠民和剂局方》）治疗单纯性青光眼等，不胜枚举。

2. 拿来我用

对古今中医眼科专著及各家的方剂也根据所需拿来我用。如《原机启微》中的抑阳酒连散、除风益损汤、石斛夜光丸、益阴肾气丸等,《证治准绳·七窍门》中的菊睛丸、加减驻景丸、祛风一字散、四物五子丸等,《审视瑶函》中的正容汤、泻肺汤、祛风散热饮子、滋阴降火汤等,《眼科临证录》中的消化汤、菊花退翳散、退翳散、青风阴虚血少方、减味阿胶汤,韦文贵、韦玉英的眼珠灌脓汤、退红良方、明目逍遥冲剂、桑麻丸,黄叔仁《眼病的辨证论治》加减化斑汤、清热化湿解毒汤、猪苓散等,要相信实践是检验真理的唯一标准,任何科学都是在继承前人基础上不断发展的。上述各家之所以成为名家,其最根本的是疗效,而以上所举,均是经过多年使用验证有效方剂而非泛泛空谈,临证时只要认证准确,有上述方药的适应证,均可在原方基础上加减化裁,或参考其组方理念,拿来我用,大多行之有效。

3. 适证化裁

祁老师在"发皇古义,融汇新知"前提下,自拟处方或将传统方剂加减化裁。

随着时代的推移,科学的进步,疾病谱的变异,特别是中医眼科引进了现代检测仪器,扩大了望诊范围,为我们提出了不少新的问题。由于过去我们的不知或知之不详,现在对许多病种已经有了更新的认识,所以不能仅仅依靠前人知识和自己积累,也必须随着时代的进步和科学的发展而学习、提高与升华。在方剂使用上有所进步和创新,具体表现在祁老师对过去的古方有了新的认识,并赋予新的内容,或对某些传统方剂结合具体眼病进行加减化裁,或依据辨证与辨病相结合精神,自拟相应的方剂。如将逍遥散依据医理结合新知进行加减，成为青光眼丸，将除风益损汤进行加减，用于眼部外伤，成为眼部外伤通用方。有的是在"发皇古义，融汇新知"基础上，依据辨证与辨病相结合原则而自拟处方，有的是经过治疗观察棘手的眼病，如糖尿病视网膜病变、单纯疱疹病毒性角膜炎、眼肌麻痹等，总结成为自拟方。除内服方剂外，祁老师还拟定了中药熏洗方，在治疗某些浅表眼病方面也取得了一定的效果，这也弥补了当前使用西药滴眼液而效果不佳又没有相应的外用中药滴眼剂的空白。

附　眼科用方解读

凡为医者，不可不知方也，然方书之多，汗牛充栋，即使眼科方剂，又何止万千。杨维周《中医眼科历代方剂汇编》书中就收录近 4000 首，欲穷其尽，谈何容易。情况如此，医者又如何知方呢？祁老师认为必须"由博返约"。作为眼科医师，以下两类方剂要做到心中有数，即传统名方（含经方）和眼科重点方剂，对其来源、药味组成、主治功效、配伍关系、组方原理、加减化裁、煎煮方法、用方宜忌等，要了然于胸，这样才能运用自如，取得疗效。

或问既然已列为专科，其经方和传统名方不知亦可，祁老答曰"非也"。其原因是：其一，中医眼科学术发展自始至今，是在中医传统理论指导下前进和发展的；其二，眼和全身脏腑经络有不可分割的关系，即眼部病变，无论外障与内障，尤其是内障往往是脏腑经络病变的一部分，如糖尿病视网膜病变、年龄相关黄斑病变等，仅仅考虑局部问题，而不考虑年龄，恐不合乎逻辑。历史上内科大家如刘完素、李东垣、王肯堂、张景岳等对眼科均有建树与贡献。如《原机启微》一书中所列方剂不少引自《东垣试验方》，如冲和养胃汤、泻热黄连汤、益阴肾气丸等。还有《目经大成》《银海指南》两部眼科专籍，所列方剂多含此类方剂，尤其是后者。而《中医眼科学》教材中所用的方剂也反映了同样的情况，即经方与传统名方占很大比例。故凡业眼科医者对上述方剂必学必用必究。

所谓眼科重点方，即指眼科常用专科方剂，如《银海精微》的加减驻景丸、《原机启微》的抑阳酒连散、《审视瑶函》的正容汤、韦文贵的退红良方、陆南山的退翳散等。此类方剂大多以局部辨病或以五轮理论为制方主要依据，而以全身辨证为辅。至于只辨病，多用于外障。例如《审视瑶函》在"花翳白陷"中谓："凝脂四边起，膏伤目坏矣，风轮变白膏，低陷如半秕，总是见瞳神，也知难料理。"对局部病变描述比较细致，却很少提及舌脉，也可概括为"见此病用此方"。但祁老师认为在使用此类方剂过程中，在辨病的前提下，恰当地参考全身舌脉，可增加疗效，但进行加减时，不能另起炉灶，而要保持方剂大体原貌，即不动"筋骨"。此类方剂不少是继承前人方剂组成，药味变动不大。例如《眼科临证录》"巩膜炎兼硬化性角膜炎"中，就选用了《原机启微》中的菊花决明散。在《中医眼科学》教材中同样如此。例如在胬肉攀睛中，既根据病变局部表现不同而分别选用了《原机启微》的栀子胜奇散和《银海精微》的泻脾除热饮，祁老师在使用此类方剂时也基本遵循上述原则。

眼科医师随着多年的临证经验积累，以及由于时代的推移，疾病谱、自然环境和人文社会的变化，发现很多方剂已不甚适用于眼科疾病治疗的需要，为了提高疗效，医师根据临床实际加减或组新方，从而产生了自拟经验方。所谓自拟经验方，也不是凭空杜撰、胡编乱凑而来的。自拟经验方必须符合传统原则，继承前人的经验，结合自己的体会以及现代医学成果试用于临床确有疗效，才能称之为自拟经验方，如祁老师自拟经验方止割饮及眼部挫伤通用方等即是。

中医眼科根据临证需要，除内服药物外，尚需辅以必要的其他治疗手段，如外治（点药、熏洗、手术等）、针刺、激光以及放射治疗等，应视病情灵活应用，如葡萄膜炎局部散瞳、青光眼局部应用降眼压眼药水、睑腺炎切开排脓及糖尿病性视网膜炎相应光凝治疗，要因病因证，内外侧重而治，不可偏废。

第三章

专病论治

第一节　婴幼儿睑板腺囊肿

一、概述

睑板腺囊肿又称霰粒肿，临床比较常见，是睑板腺特发性无菌性慢性肉芽肿性炎症，它由一层纤维结缔组织包裹，内含有睑板腺脂质分泌物及包括巨噬细胞在内的慢性炎症细胞浸润。霰粒肿形成的原因可能由于慢性结膜炎或睑缘炎而致睑板腺开口阻塞，腺体分泌的脂质代谢物潴留在睑板内，对周围组织造成挤压产生慢性刺激而引起。儿童及成人皆可患病，主要表现为上睑或下睑皮下可触及单个或多个、大小不一的囊性肿块，发病较为隐匿，小的囊肿经仔细触摸才能发现，较大者可使皮肤隆起，但与皮肤不粘连，边界清晰，无疼痛感，与肿块对应的睑结膜面可见局限性紫红色或灰白色病灶。通常小的霰粒肿可自行吸收，但囊肿较大者多难吸收，或逐渐长大，也可自行破溃，排出脓样内容物，在皮肤面形成暗红色角质样肉芽肿，或突破结膜面形成息肉样肉芽肿。西医治疗多局部应用抗生素，或向囊肿内注射糖皮质激素促进其吸收，如不能消退，则在局麻下（儿童需在全麻下）行睑板腺囊肿切除手术。

中医学将霰粒肿归属为"胞生痰核"范畴，该病名最早记载于《眼科易知》，是指眼睑内生硬核，触之无痛，皮色如常的眼科疾病。而《目经大成》对其症状则有更为详细的记载："艮廓内生一核，大如芡实，按之坚而不痛，只外观不雅，间亦有生于下睑者……翻转眼胞，必有形迹，一圆一点，色紫或黄。"根据中医学五轮学说，霰粒肿位于上下胞睑，属五轮中的肉轮，在脏属脾，因此脾失健运是本病发病的根本原因。尤其儿童，饮食不节，或用眼不卫生且不加节制等，致使脾胃功能失常，导致水谷不化，聚湿成痰，阻于胞睑经络；或过食肥甘厚味，脾胃蕴热生痰，痰热相结并滞于胞睑经络，致气血痰热相搏，逐渐发为霰粒肿。古代医家对该病的病因病机认识大致相同，多认为是痰火、气血郁结胞睑经络，日久成核，发为本病。中医治疗手段较为丰富，以内服或外敷中药为主。中药内服多从脾论治，采用调理脾胃、健脾利湿、清热化痰散结之法，中药外敷法以药物敷于病位所在之处，直达病灶，从而发挥更强的作用。内服外用，标本同治，可取得良好的效果。除了药物治疗外，中医捏脊、耳尖放血、针灸等非药物疗法亦能达到清肝热、调脾胃之效，在临床中也可取得良好的疗效。

二、辨证论治

1. 痰湿阻络证

症状：胞睑内肿核如豆，触之不痛，推之移动，皮色如常，睑内相应部位呈灰蓝色。若肿核较大可见肿核隆起，胞睑有重坠感。可无全身症状。

治法：化痰散结。

方药：化坚二陈汤。

加减：若肿核坚实，日久不消，选加浙贝母、白芥子、海藻、昆布之类以增强祛痰、软坚散结之力；若脾胃虚弱，见纳差、少气懒言、舌质淡、苔薄白、脉细者，可去黄连，选加党参、白术等健脾益气之品。

2. 痰热阻滞证

症状：胞睑肿核如豆，触之不痛，推之移动，皮色稍红，睑内红赤较甚，或伴舌红，苔黄腻，脉滑数。

治法：清热化痰散结。

方药：清胃汤。

加减：日久不消者，选加夏枯草、昆布、海藻之属以清热散结。

三、临证心得

该病常发于婴幼儿，常单发或多发，病情反复发作，部分患儿虽然经手术切除仍可复发，患儿年龄小，手术通常需要全麻，不少家长不愿意让患儿接受手术治疗。

1. 病因与伏邪作祟有关

因该病位于上下胞睑，属肉轮，内应于脾胃，患儿由于饮食不节，损伤脾胃，进而运化失职，致使痰湿蕴结，隐伏于上下胞睑之中，如遇外感，或过食辛燥黏腻发物，或热带旅游，或哭泣等，而诱发胞生痰核。以下临床特点即可证明其与伏邪有关。

（1）不少患儿经用中医治疗后不久，快则 2~3 日，即出现另一只眼突发肿结，而且发展很快，突出皮肤面。中药作用为托里透脓，此即促伏邪外出。

（2）小儿肿结往往发展很快，3~5 日，即肿结由胞睑内很快突出皮肤面。很少有痛痒等自觉症状，照样玩耍，饮食不减。

（3）本病有复发趋势，尤其是术后不久，其原因即是排邪未尽。

（4）往往小儿发生该病，不治而肿结自消，如遇外感、伤食、新去托儿所等，而原来已愈之肿结突然于原位再度高隆肿成，而且病势发展很快。此即伏邪诱发而出之故。

（5）原来眼睑肿胀隐于睑内变化不大，经外敷中药后很快高隆外出、破损。

（6）原来肿结经中医治疗后破溃、消退，继续外敷，则肿结再度变大、破损，可多至数次而后平复者。此乃伏邪外透逐渐排除之故。

2. 不同部位的特点

（1）上睑：内眦发病率偏高，但由于发病隐匿，往往被忽视而未诊治。其病位常于内眦近鼻侧，可扪及一粟粒大小肿结，边界清楚，皮肤表面稍隆，皮色不变，或不明显，极少肿结突出皮肤面，肿结相对的睑内，多形成扁平红色肉芽，经治往往可以吸收，不留瘢痕。但肉芽吸收比较缓慢，一般 2～3 个月。

眼睑中部发病率中等偏上，常在近睑缘睫毛根部隐匿出现一秫米大小肿结，其色偏红，数日后，该肿结即高隆突出皮肤面，光滑饱满，往往数日即形成脓头而流出少量黏稠物或夹有血液，继则肿节明显变小。再行热敷，其病灶可再度变大破溃，亦有肿结变成褐紫色，甚者可破溃反复 3～4 次，破溃后创口收敛萎缩而平复。病程为 1 个月左右。

如发于上睑偏中，则可见绿豆大小肿结，界限清楚，往往皮色不变，肿结相对的睑内可见扁平肉芽肿，或舌样息肉，也可形成扁平囊肿，经治疗睑内肉芽往往逐渐吸收平复，舌样息肉可自行脱落，呈凹陷样，继则平复。肿结突出皮面者较少。即便突出皮肤面形成肉芽，外敷同样可以破溃流出分泌物，而逐渐平复，不留瘢痕。其疗程一般为 1 个半月。

外眦部发病率中等，常发于外眦外端，初则自觉患部不适，继则高隆突出肿结，如红小豆大小，皮色偏粉红色，经治疗后则突出皮肤面，继而肿结破溃，形成肉芽，流出黏稠白色分泌物后变小，也可反复破溃 1~2 次，后逐渐变小萎缩，直至平复，不留瘢痕。亦有在外眦末端突出一舌状息肉，甚则息肉呈纺锤样脱出，经治疗息肉可脱落。一般疗程为 2 个月。

（2）下睑：内眦部发病率中等偏下，可见内眦睑内下方隐见数个大小不等囊样肉芽，经治疗肉芽往往破溃变小，直至平复。也有极少患者于内眦下方皮肤高隆秫米大小肿结，经治疗可破溃形成肉芽，继而流出少量分泌物而逐渐萎缩，不留瘢痕。疗程一般 2 个月。

下睑中部发病率中等偏下，常于下睑中部隐见一绿豆大小肿结，睑内高隆相对明显，睑外一般皮色不变，或稍饱满，经治疗肿结可能从睑内溃破，呈火山口样，继则平复。亦有患者睑内有散在多个囊样肉芽肿，逐渐吸收。也有肿结穿透皮肤，逐渐破溃萎缩，不留瘢痕。病程大致 2 个月。

外眦部发病率中等偏上，常下睑外眦皮肤面形成紫红色扁平肉芽肿，少数高隆肿胀，肿结大小如小黄豆，多数无自觉症状。经治疗肉芽或肿结可破溃，流出黏稠血色分泌物，继续外敷溃口可逐渐变小，直至平复，瘢痕极不明显，皮肤面仅留色素沉着，数日后平复如常。疗程 2 个半月。

（3）治疗特点：祁老治疗小儿霰粒肿，治疗手段是内服、外敷，辅以外涂中药眼膏。小儿用药必须由家长耐心执行而且要遵循医嘱，尤其是用药方法，一定要让家长明白用药事项、涂施药膏方法、口服药物用法、饮食禁忌等。该治疗方法关键在于患儿家长愿意坚持，坚信不疑，遵守医嘱。

霰粒肿发病于外，但其因在内，因此必须辨证用药。内服药应调脾，以炒三仙为君（视患儿体征可选生或焦），用药平和，忌峻补与苦寒。外敷则托毒排脓，生黄芪之功不可没，辅以散结，且在方中伍以引经之药。从治疗手段上看，似乎全照模板，千篇一律，其实祁老施治不忘辨证，患儿体质偏弱者用西洋参、山药、白术，便秘者取便干 1 号或 2 号方。兼有杂症者，如外感发热、咳嗽、厌食、盗汗、少睡、鼻血及目眨者，宜于内服中伍用相应药物。

四、医案精选

患儿，男，4 岁，2020 年 10 月 19 日初诊。

右眼上下胞睑生霰粒肿 3 个月余，当地医院建议右眼手术治疗，但是家长不愿意让患儿接受手术。患儿饮食不佳，且不吃蔬菜，大便不成形。查面色不荣，右眼上下胞睑生痰核如绿豆大，脉细，舌质淡，苔白。辨证为脾胃虚弱，湿邪停滞，蕴积成痰，上乘胞睑。治以健胃醒脾、运湿化痰之法。

处方：炒山楂 5g、炒麦芽 5g、炒神曲 5g、防风 5g、桔梗 3g、皂角刺 10g、浙贝母 5g、紫花地丁 5g、赤芍 5g、炒苦杏仁 5g、炒僵蚕 5g、金银花 5g。14 剂，颗粒剂，早晚水冲服。

外敷方：生黄芪 40g、生牡蛎 10g、生鸡内金 5g、防风 5g、蜂房 5g、凌霄花 5g、半枝莲 10g、皂角刺 10g、夏枯草 6g、山慈菇 4g、三七块 3g、浙贝母 5g，5 剂，水煎，湿热外敷患眼，每日两次，并于热敷后涂抹马应龙八宝眼膏。

二诊：患儿服药、外敷后，饮食较前好转，大便成形，痰核已明显缩小。内服药物加连翘 5g，14 剂，颗粒剂，水冲服；外敷药同前，继续敷于患处。

三诊：患儿饮食、大便均已如常，早晚饭后口服参苓白术丸，少进肥甘黏腻之品，多食蔬菜。

第二节 眼表疾病

一、概述

眼表是眼部一种特殊的组织结构，指位于上、下眼睑缘灰线之间的眼球表面全部黏膜上皮，包括角膜上皮、角膜缘上皮及结膜上皮。眼表上皮的所有组织均参与泪膜的产生，角膜和结膜上皮细胞分泌黏蛋白成分，泪腺和附属泪腺分泌水、保护蛋白、免疫球蛋白、维生素和对眼睛表面健康至关重要的营养物质，睑板腺提供复杂的浅表泪液脂层，防止泪液蒸发。因此，眼表上皮和泪膜之间互相依赖和互相影响，任何一方的异常都会导致眼表功能的障碍，从而发生眼表疾患。一般来说，眼表疾病包括所有的浅层角膜病、结膜病及外眼疾病，也包括影响泪膜的泪器疾病。本节重点介绍干眼、睑板腺功能障碍以及翼状胬肉等疾患。

干眼症等眼表疾患是一个全球性的公共卫生问题，严重影响着人们的生活质量。可分泪液缺乏型和蒸发过强型：泪液缺乏型干眼，可选择泪液成分替代治疗（包括自体血清或人工泪液），促进泪液分泌（盐酸毛果芸香碱、新斯的明等药物可以促进部分患者泪液的分泌，但疗效尚不确定）；蒸发过强型干眼，睑板腺功能障碍是其主要原因，可选择睑板腺按摩、眼睑物理清洁、局部药物应用（抗生素眼液、短期糖皮质激素眼液、不含防腐剂的人工泪液等）。干眼症的治疗以缓解症状为主，对于药物治疗无效者可行泪点栓塞术，或永久性泪小点封闭术。翼状胬肉如进行性发展，侵及瞳孔区，可进行手术治疗，可采取单纯胬肉切除或结膜下转移术、翼状胬肉切除联合角膜缘干细胞移植或羊膜移植等，但有一定的复发率。

中医学将干眼症、睑板腺功能障碍以及浅层点状角膜炎等归属于"白涩症"范畴，此病名首见于《审视瑶函》，其云："不肿不赤，爽快不得，沙涩昏蒙，名曰白涩。"多因伏案工作日久，或熬夜，或失眠等，损伤肝肾之阴，虚火上炎，津亏泪少，目失润泽；或因久经风沙尘埃侵袭，或近火烟熏，或阳光刺激，致肺卫气郁不宣，化燥伤津，肺阴不足，不能上荣于目所致；或饮食不节，或嗜烟酒，过食辛辣厚味，脾胃蕴结湿热，使清气不得上升而致；或暴风客热、天行赤眼之后期，疫邪停留，或余邪未尽，隐伏脾肺之络，阻碍津液之敷布而致。辨证论治应用中药内服及中药熏洗疗效较好。

翼状胬肉，中医称之为"胬肉攀睛"，《张氏医通·七窍门》云："胬肉攀睛证，多起于大眦，如膜如肉，渐侵风轮，甚则掩过瞳神。"本病多因心肺两经风热壅盛，或饮食不节，恣食辛辣煎炸，使脾胃邪热壅结，熏蒸于目；或因过度劳欲，耗损心阴，暗夺肾精，致水火不济，虚火上浮。此外，风沙、强光、沙眼等长期刺激，也可诱发本病。中医辨证施治，中药内服、外敷同施，可控制胬肉发展。

二、辨证论治

（一）白涩症

1. 肝肾阴虚证

症状：眼干涩不爽，双目频眨，不耐久视，或能近怯远，能远怯近，视物昏花，泪膜破裂时间缩短，兼见颧红，耳鸣，盗汗，口干少津，舌红苔少，脉细数。

治法：滋养肝肾。

方药：杞菊地黄汤加减。

加减：若口干少津明显者，可加五味子、玄参、北沙参以养阴生津；白睛隐隐淡红者，可加地骨皮、桑白皮以清热退赤。

2. 肺阴不足证

症状：眼干涩不爽，瞬目频繁，久视疲劳，白睛如常或有赤脉，或黑睛生星翳，泪膜破裂时间缩短，兼见咽干涕少，舌红少津，脉细数。

治法：养阴清肺。

方药：养阴清肺汤加减。

加减：可于方中加太子参、五味子以益气养阴。黑睛生翳者，加木贼、蝉蜕、密蒙花、菊花，以疏风明目退翳。

3. 脾胃湿热证

症状：眼干涩隐痛，白睛淡赤，睑内红赤，间夹粟粒样小泡，可见白色泡沫状眼眵，胞睑有重坠之感，泪膜破裂时间缩短，病程持久难愈，苔黄腻，脉濡数。

治法：清热除湿。

方药：三仁汤加减。

加减：若白睛赤脉稍显者，可加黄芩、桑白皮、地骨皮、丹皮，以清热泻肺，凉血退赤。

4. 邪热留恋证

症状：患暴风客热、天行赤眼之后期，目干涩痛，眵少羞明，或视物稍感昏蒙，睑内稍红，丝脉略粗，白睛赤脉少而久不散退，可见黑睛有微小星翳，泪膜破裂时间缩短，泪液分泌减少，苔薄白，脉浮数。

治法：清热散邪利肺。

方药：桑白皮汤加减。

加减：若阴伤而无湿者，可去方中之茯苓、泽泻，加金银花、薄荷，以加强疏散外邪之力；加北沙参、生地黄，以助滋阴润燥之力；加红花、赤芍，以凉血活血退赤。

（二）胬肉攀睛

1. 风热壅盛证

症状：痒涩不适，多眵多泪，胬肉初生或进展，赤脉集布，舌质淡红，舌苔薄黄，脉浮数。

治法：祛风清热，祛瘀清滞。

方药：栀子胜奇散加减。

加减：可于方中加凌霄花清热。若赤脉密布者，可加赤芍、丹皮、郁金，以散瘀退赤；大便秘结者，去羌活、荆芥穗，加枳实、大黄，行滞通腑；口干欲饮者，加生地黄、北沙参以滋阴。

2. 脾胃积热证

症状：患眼痒涩不适，甚则痒痛难睁，眵多黏结，胬肉头尖高起，体厚而大，赤瘀如肉，发展迅速，溺赤便秘，舌红苔黄，脉数。

治法：清泻积热，祛瘀消滞。

方药：泻脾除热饮加减。

加减：若素体不虚者，可去方中黄芪，加连翘、夏枯草，以增强清热泻火、消散壅滞之力；无便秘者，或体虚者，去方中大黄、芒硝；红赤甚者，加赤芍、丹皮、生地黄、玄参，以凉血清热退赤。

3. 阴虚火旺证

症状：患眼痒涩间作，胬肉时淡时红，五心烦热，口舌干燥，舌质红，苔薄黄或无苔，脉细而数。

治法：滋阴降火，祛瘀消滞。

方药：知柏地黄丸加减。

加减：可于方中加刺蒺藜、赤芍、当归、红花，以祛瘀消滞。心烦失眠显著者，加炒酸枣仁、麦冬、五味子，以养心安神，加地骨皮、银柴胡，以清虚热。

三、临证心得

眼表病变包括结膜病、翼状胬肉、角膜浅层病变、睑板腺功能障碍、干眼症等，不像其他眼病那样相对单一，很难提出总的中医治疗思路，故祁老临证，根据不同的眼表疾病辨证论治，处方用药。

四、医案精选

1. 干眼症案

付某，女，56 岁。初诊日期：2006 年 10 月 9 日。

双眼干涩不适 3 年。

3 年来双眼干涩，有灼热感，常眼痒、眼红，并有视力波动，长期应用人工泪液，症状改善不明显。视力：右 0.6，左 0.8；眼压：右 16mmHg，左 17mmHg；Schirmer 试验：右 3mm，左 5mm；BUT：双眼 2.5s；角膜染色 9 分。舌质偏红少津，舌苔薄，脉细弱。

处方：防风 8g，杭菊花 8g，麦冬 10g，枸杞子 10g，谷精草 10g，凌霄花 6g，生甘草 5g。

将药物装入纱布袋中，用适量凉水浸泡半小时，再煎煮 20 分钟，将药液离火端下，放置木凳上，先用热气熏蒸患眼，保持一定距离（防止过热），熏蒸过程可微睁患眼，每日熏洗 2 次。

二诊：中药熏洗 1 个月后，双眼干涩、有异物感明显好转。视力：右 0.8，左 1.0；Schirmer 试验：右 10mm，左 10mm；BUT：双眼 6s；角膜染色 3 分。继予原方熏蒸双眼，每日 1 次。

按语：本案例为干眼症泪液缺乏型患者，长期应用人工泪液，仍觉干涩不爽，祁老用中药熏洗剂取得了理想效果。熏洗剂是中医眼科外治法中一种常用剂型，它主要由植物药制成（也可配用某些矿物药如硼砂等），意在取其清扬发散之性，以达到祛风清热、凉血活血、解毒退翳作用。由于取材方便，制剂简单，效果可靠，毒副作用小，而且可以随症加减，故在中医眼科中最为常用。由于熏洗剂的药液直接接触患部，还可借助药液的温热发挥作用，具有药物及热疗的双重作用，在眼科书籍中屡有记载。如《太平惠民和剂局方》的"汤泡散"、《眼科锦囊》的"艾连洗"、《眼科切要》的"攻明汤"等，在外障眼病的治疗中功不可没。本案例熏洗方中应用麦冬、枸杞子以养阴润燥，生津液，补肾阴，为君；防风、菊花清热祛风，为臣；谷精草、凌霄花退翳散结，为佐；生甘草为使。诸药合用，共奏养阴生津、明目退翳之功。凡泪液缺乏的干眼症，在辨证内服药物的基础上，均可配合使用。

2. 多发睑板腺囊肿案

林某，男，58岁。2017年4月12日就诊。

双眼眼睑肿物反复发作1个月余。

患者1个月前双眼先后各行一次睑板腺囊肿切除术，但术后1周内双眼又再发肉芽肿，遂求中医治疗。就诊时双眼肉芽肿3处，面颊及鼻翼伴发玫瑰糠疹。检查：双眼睑缘部充血、肥厚，有稀薄分泌物，睑板腺开口可见脂帽。睑板腺分级：右眼3级，左眼2级。BUT：右眼4.8s，左眼4.0s。双眼睑裂区结膜充血。既往2型糖尿病十余年，血糖服药控制尚可。无风湿免疫疾病史。病理检查已排除睑板腺癌。纳少，眠可，二便正常，舌质淡，苔薄，脉弦细。患者平素过食肥厚油腻，工作紧张，身体疲惫。

诊断：双眼多发性睑板腺囊肿，双眼睑板腺功能障碍。

处方：炒三仙各 10g，防风 10g，桔梗 6g，皂角刺 20g，赤芍 10g，杏仁 10g，浙贝母 10g，僵蚕 10g，白薇 10g，栀子 6g，鸡内金 8g。14 剂，颗粒剂，早晚冲服。

外敷方：硼砂 2g，防风 10g，蜂房 5g，路路通 5g，凌霄花 5g，半枝莲 10g，薏仁 10g，皂角刺 10g，生黄芪 10g，夏枯草 6g，山慈菇 4g，威灵仙 5g，白芥子 4g，三七 3g。5 剂，水煎，湿热外敷患处及面部糠疹处，每日 2 次。

马应龙八宝眼膏，涂抹患处少许，每日 2 次。

二诊：患者肉芽肿较前变小，纳呆，口苦，眠可，二便正常，脉沉细缓，舌淡，苔薄白。患者补诉，病发前因工作调动不顺，心情郁闷不悦。

内服方加柴胡、白芍、黄芩各 10g，党参 20g。14 剂，颗粒剂，早晚冲服。外用药同前。

三诊：患者双眼睑外肉芽肿明显变小，左眼上睑仍有粟米样肿节，面部糠疹改善。纳呆，口苦不干，二便正常，盗汗明显，舌淡，边有齿痕，苔薄，脉细。

内服方加生龙牡各 15g，浮小麦 20g，清半夏 8g。14 剂，颗粒剂，早晚冲服。外用药同前。

四诊：患者双眼肉芽肿基本吸收，眼部刺激症状不明显，眼缘充血及脂帽消退。睑板腺分级：右眼 2 级，左眼 1 级。BUT：右眼 8s，左眼 7.2s。纳眠可，大便略干，小便正常，脉偏细稍滑。

内服方加夏枯草 10g，太子参 8g，铁皮石斛 6g，生薏苡仁 20g，14 剂，颗粒剂，早晚冲服。外用药使用次数酌情递减。嘱调畅情志，饮食清淡均衡。

按语：本案例为睑板腺功能障碍引起的睑板腺囊肿患者，祁老认为，睑板腺功能障碍及睑板腺囊肿同属胞睑疾病，根据五轮学说，胞睑为肉轮，从属脾胃，罹患此类疾病常因脾胃运化功能失常。由于二者病机类似，故治疗原则趋同，即调理脾胃功能，遂用中医"三联法"，即内服中药颗粒（调理脾胃、软坚散结、解毒疗疮）、中药煎汤湿热外敷（解毒散结，化腐生肌）以及涂中药眼药膏。现代医家认为，睑板腺功能障碍的病机大致可归纳为脾胃失调、外感燥邪、气虚血瘀等方面，若可以确定睑板腺功能障碍与睑板腺囊肿的"继发"相关性，治疗则应以睑板腺功能障碍为主，辨证治疗，加减相关药物。此外，成人多发睑板腺囊肿患者时，应注意睑板腺功能障碍；伴有睑板腺功能障碍严重时，应慎行睑板腺囊肿切除手术，建议根据患者情况辨证论治，保守治疗。

另外，成人发病机制较小儿更为复杂，除调理脾胃外应考虑外邪、情志、劳倦等诱发因素辨证施治，否则疗效不彰。

3. 复发性翼状胬肉案

某男，39 岁。2016 年 9 月初诊。

患者双眼翼状胬肉手术复发。体弱，抑郁寡言，脉细稍弦，舌苔薄白，舌质淡，便调，纳呆，自觉眼干涩，红赤，视物模糊。既往双眼多次行胬肉手术，曾行干细胞移植、羊膜移植等手术，近日外院仍建议手术治疗，并提示仍存在复发可能性，患者拒绝接受手术治疗，求治于中医。视力：右眼 0.1，左眼眼前指数。双目无神，黑睛满布胬肉，胬肉瓷白，丝脉虬赤。综合脉症，治以散滞活血、软坚退翳之法。

处方：炒侧柏叶 10g，炒香附 10g，鸡内金 6g，木贼 10g，凌霄花 6g，密蒙花 10g，前胡 10g，硼砂 2g，淡竹叶 10g，白薇 10g。煎汤内服，早晚各 1 剂，14 剂，药渣煎汤熏洗，每日 1~2 次。

二诊：全身无不适，自觉涩胀减轻，视物较前改善。检视双目，丝脉虬赤较前减轻。原方继服 1 个月。

三诊：自觉眼部舒适，症状减轻，视力较前提高，病情稳定。嘱其间断用药，节省目力，忌辛辣油腻。

1年后患者无不适，病情稳定，恢复工作。

按语：本例为翼状胬肉患者，多次手术后复发，改服中药治疗停止复发。《眼科临证录》曾记载陆南山教授应用侧柏叶和制香附内服治疗胬肉复发者，其所用处方即《银海指南》之柏香丸，过去该处方曾易名为代刀散，作为翼状胬肉手术治疗后预防复发之用。因此，对于翼状胬肉手术后无特殊全身症状者，可试服此方。祁老受陆教授的启发，治疗本例患者时，即在柏香丸基础上进行化裁。方中侧柏叶及制香附为君，侧柏叶为治血证要药，古人用来治阳虚不能导血归经及阴亏热盛血逆上溢之证，制香附能开郁散滞，活血通经，为血中气药。鸡内金、木贼、凌霄花退云磨翳散结，为臣；密蒙花、前胡、硼砂为佐；淡竹叶、白薇引经解郁，为使。

4. 角膜上皮损伤案

伍某，男，41岁，银行职员，2005年4月12日就诊。

双眼有异物感、羞明、视物如雾近两个月。

曾因患眼胀，视疲劳，就诊于当地医院，经住院检查，诊为视疲劳，予以润舒眼药水及维生素口服等，自此视疲劳不减且眼胀，并感眼磨，怕光，视物不清，到北京某医院经检查诊为病毒性角膜炎，予阿昔洛韦、妥布霉素、贝复舒等治疗，经治半月余，诸症不减，故请中医治疗。检查：远视力右0.8、左0.7，近视力右0.66、左0.66，双睑结膜轻微充血，球结膜未见明显充血，角膜浅层点状弥漫着色，瞳孔前房正常，指测眼压正常，小孔眼底未见异常。询问过去仅有视疲劳史，远视力均为1.0，怕光，有异物感，似沙粒磨眼，无分泌物，外部用药均遵医嘱滴用。患者还补充说在外地住院测眼压（压陷式），曾反复测试，出现磨痛，怕光，视物模糊，翌日再做眼压检查等，诸症似重，后因已排除青光眼，给氧氟沙星眼药水及眼膏后出院，至今因病而致睡眠差，食纳无味，思想压力很大。脉弦，苔薄白，舌质润。

结合病史及检查，诊为角膜上皮损伤，属陷翳，乃黑睛表层受损，精气亏乏，无力滋生所致，予以黄芪建中汤加减，以建中益气，托里生肌。

处方：生黄芪 30g，桂枝 4g，炙甘草 6g，生姜 2 片，白芍 15g，大枣 5 枚，饴糖 30g，蒙花 10g，蕤仁 10g，防风 10g，白术 10g，夜交藤 15g，白蔻 5g，7 剂，水煎，食后服。

并嘱停用其他药物，改用珍珠明目液滴眼，每日 3 次。

二诊：用药后，自觉怕光已无，磨痛大减，视物清，食睡均佳，检查远视力双眼 0.8，角膜染色着色明显减少，效不更方，继服 5 剂。

三诊：已无自觉症状，远视力双眼 1.0，角膜染色仅有极少数点状着染，因急于回单位开会，请开具药方回程。

数月后来人述，伍某返回后，服药半月，至今眼如常人。

按语：本案例为角膜上皮损伤久不愈合患者，祁老应用黄芪建中汤加减治疗，患者痊愈。黄芪建中汤主要用于治疗阴阳气血不足，腹中拘急，自汗或盗汗，身重或不仁，脉大而虚等症。该方多有报道，但均见于内科杂病，眼科方面应用鲜见。祁老是如何将该方引进眼科治疗领域中来的呢？为了更好地继承和发扬中医眼科学术，有必要将其过程概括进行叙述。20世纪 60 年代，祁老治疗顽固角膜上皮浅层迟迟不能愈合，特别是外伤后或上皮营养不良者，由于当时尚缺少角膜上皮营养滴剂，使用一般常用的明目退翳法，效果均不满意。祁老曾接诊过一名角膜化学性烧伤的患者，经过明目退翳药内服，并配合传统外用散剂（拨云散）治疗，效果均不满意。月余后其妻哭述，患者乃厂中劳动模范，该病是在搞科研试验中受伤所致，在天津各大医院治疗无效，才到北京援请中医治疗，无论如何请祁老救治，患者一定配合。后祁老在秦伯未用黄芪建中汤治疗胃溃疡获愈以及参、芪能起陷翳（即角膜溃疡或上皮迟迟不能愈合，而炎症已退）的启发下，运用该方加减而解决了这一棘手疾患。后患者角膜愈合，留有云翳，经戴镜矫正，视力达到 0.8。此后凡遇类似此类眼病，祁老均用此方加减治疗，每获满意效果。

第三节　病毒性角膜炎

一、概述

病毒性角膜炎多由单纯疱疹病毒感染引起，在感染性角膜病中发病率、致盲率居首位，具有病情严重、病程长、易反复、复发机制复杂等特点。单纯疱疹病毒传染性很强，一般分为Ⅰ型和Ⅱ型，其中Ⅰ型主要感染眼部，Ⅱ型主要感染生殖器官，偶尔见于眼部。人类是其唯一的自然宿主。它的感染有两种形式，即原发性感染、复发性感染。原发性感染多发生于免疫力低下的幼儿，并有超过 90% 的人感染后病毒长期潜伏，而在一些诱因下，如发热、月经、劳累、外伤、紫外线照射、激素以及一些免疫缺陷病，易复发。临床表现，轻者没有症状，或眼部有轻度异物感，畏光，流泪；重者眼痛，有灼热感，眼痉挛，视力明显下降。依据其病变形态的不同，分别可称为树枝状、地图状或盘状角膜炎。西医主要采用抗病毒药物治疗（阿昔洛韦、更昔洛韦、干扰素等），或用免疫抑制剂（左旋咪唑、胸腺素等），或手术清除感染组织（角膜清创术、羊膜移植术、深板层角膜移植术等），其目的是抑制病毒复制，减轻炎症反应造成的角膜损害，从而促进疾病恢复，缩短疗程，降低复发率等。

中医将其归属于"聚星障"范畴。"聚星障"的病名首见于《证治准绳·杂病·七窍门》，其云："聚星障证，乌珠上有细颗，或色白，或微黄，微黄者急而变重，或连缀，或团聚，或散漫，或一同生起，或先后逐一而二，二而三，三而四，四而六七八十数余。"《审视瑶函》对"聚星障证"的描述："此症异他翳，团圆不放开，分明星数点，怕热眼多灾，四围有瘀滞，变出聚星来。"中医认为，本病发病系因外感风热，上犯黑睛，致生星翳；或肝经伏火，复受风邪，内外合邪，交攻于目；或因饮食不节，内伤脾胃，酿成脾胃湿热，土反侮木，熏蒸黑睛；或因素体阴虚，热病伤阴，阴津亏乏，兼夹风邪所致。治疗上注重整体观念，全身辨证与局部辨证相结合，内服与外用相结合，充分发挥中药抗病毒的作用，且可通过扶正祛邪，提高机体免疫力，有效降低病毒复发率。这是中医药治疗的特色。

二、辨证论治

1. 风热毒邪证

症状：自觉眼碜涩，羞明流泪，白睛抱轮红赤，用1%荧光素钠染色可见黑睛生星翳，翳色灰白。可兼见发热，微恶风寒，眉骨酸痛，头痛鼻塞，咽痛溲黄，舌苔薄黄，脉浮数。

治法：疏风清热解毒。

方药：桑菊饮或银翘散加减。

风重于热者，用桑菊饮去桔梗、杏仁、芦根，加防风、蝉蜕祛风退翳，蒲公英、赤芍清热解毒。热重于风者，用银翘散去淡豆豉、苇根，加蒲公英、板蓝根、赤芍、黄芩清热解毒。

2. 风寒犯目证

此型临床上可分为两种情况，一种为外寒直接侵袭致病，另一种则为素体阳虚，复感外邪，或寒邪滞留，损伤机体阳气，导致阳虚寒滞。

（1）外感寒邪证

症状：自觉羞明，流泪，白睛抱轮微红，黑睛生星翳。可兼见恶寒发热，寒重热轻，苔薄白，脉浮紧。

治法：发散风寒。

方药：四味大发散加减。

加减：头痛甚者加羌活、白芷、川芎，以祛散寒邪而止痛。

（2）阳虚寒滞证

症状：冷泪长流，涕如清水，目痛不剧，黑睛障色白而暗滞，白睛血丝淡红。可兼见头顶绵绵闷痛，面色苍白，畏寒怯冷，便溏，溲清长，舌淡，苔白，脉细弱。

治法：通阳散寒，温肝和营。

方药：当归四逆汤加减。

加减：可于方中加吴茱萸、川芎以温肝行气活血，加制附片以助阳。

3. 肝火炽盛证

症状：自觉眼胀痛，羞明泪热，胞睑红肿，白睛混赤，黑睛星翳渐次扩大加深。可兼见头痛，口苦，苔黄，脉弦数。

治法：清肝泻火。

方药：轻者予石决明散，重者予龙胆泻肝汤。

加减：方中可酌加蒲公英清热解毒，木贼、蝉蜕退翳明目。小便黄赤者，可加车前草、瞿麦、萹蓄，以清利小便；便结，可加芦荟，以清肝泄热通腑；抱轮红赤显著者，可加黄连，以清热燥湿。

4. 湿热蕴积证

症状：流泪，羞明，生眵，热泪，眵黏，白睛抱轮红赤，黑睛生翳，反复发作，缠绵不愈。可兼见食欲不振，头重胸闷，溲黄，便溏，口黏，舌红，苔黄腻，脉濡。

治法：化湿清热。

方药：三仁汤加减。

加减：热重，加黄芩、夏枯草、蒲公英，以清热解毒；湿重，加贯众，以除湿解毒。

5. 阴虚邪留证

症状：病情日久，迁延不愈，眼羞明较轻，眼内干涩不适，白睛抱轮微红，星翳疏散。可无全身症状，舌红少津，脉细或数。或兼见妇女经前眼胀，口中酸涩。

治法：养阴清热，明目退翳。

方药：甘露饮加减。

加减：热甚者，加蒲公英；退翳者，加乌贼骨、蝉蜕。妇女经前眼胀、口中酸涩者，可用丹栀逍遥散，以清肝和营。

三、临证心得

该病是由于 I 型单纯疱疹病毒所致，且可不定时反复发作，通常有外感、腹泻、经期、外感或过度劳累等诱因。成年人体内均有该病毒的潜伏。由于以上特点，从中医角度分析，即邪隐伏于内，待人体虚弱，此邪趁机作祟而发病。有鉴于此，该病与其他感染性角膜炎同中有异，即纯实者少，而多虚实夹杂，故治疗中要辨病辨证互参，不能只考虑其病而忽视患者全身状态。祁老认为，治疗此类眼病寒凉之药应当慎用，即非真热真火，勿用寒凉。寒凉易伤胃，用之反为所害。

高培质研究员治疗此类眼病应用生黄芪，似乎与扶正固表托毒外出相关。韦文贵老中医用赤石脂治疗翳障、陆南山老中医用钩藤治疗角膜病变之经验值得借鉴。赤石脂性味甘涩，《名医别录》云其"主益心气，明目益精"。《本草汇言》言其"渗行水，祛湿气，敛疮口"，故韦老将此与石决明相伍，治黑睛翳障。陆老谓："钩藤在眼病可以平肝泄热，而且有息风镇痉之用。"眼病流泪畏光兼有刺激症状者，用之颇为相宜。外用中药制剂治疗角膜疾病，古代记载不少，但目前已很少应用，韦文贵先生的"犀黄散"和陆老的"退云散"可进一步研究探讨。祁老认为，将内服药药渣煎汤熏洗患眼对治疗有增效意义。

四、康复治疗

病毒性角膜炎容易在自身免疫力下降的情况下发作，中医治疗重视机体自身的整体性和机体内外环境的统一性，重在提高自身免疫能力，正所谓"正气存内，邪不可干"，因此，有病毒性角膜炎时注意事项如下：①要锻炼，要有规律地健康生活，增强体质，避免罹患外感时症。②要忌烟酒，也不要吃牛羊肉等食物。③病毒性感染时最主要的还是使用抗病毒的眼药水，按照医嘱定时点用。

同时可配合针刺疗法，以太阳、阳明、厥阴及少阴经穴为主，如四白、丝竹空、攒竹、合谷、足三里、光明、肝俞、养老、瞳子髎等，每次取眼周局部1~2穴，远端1~2穴，每日1次，10天为一个疗程。

饮食方面，可多吃含有维生素A、维生素C的蔬菜和水果，饮食宜清淡易消化。含有维生素A的食物有胡萝卜、苋菜、菠菜、韭菜、青椒、红心白薯、橘子、杏、柿子等。含有维生素C的食物有各种新鲜蔬菜和水果，尤以青椒、黄瓜、菜花、小白菜、鲜枣、生梨、橘子等含量高。

五、医案精选

张某，女，58岁。2007年10月9日初诊。

右眼红痛伴畏光流泪反复发作两年多。

　　右眼红痛伴畏光流泪反复发作，近日又作，曾于多家医院就诊，点用多种眼药水效果不佳。询问复发诱因，谓多与劳累或感冒有关，此次发作即感冒后发作。自觉右眼涩痛，怕光，流泪，伴稀薄分泌物，纳可，大便略干。检查：右眼视力眼前指数，上睑缘有秃睫及倒睫，睑结膜充血（++），球结膜混合充血（++），角膜染色呈弥漫地图样着色，角膜知觉下降，有斑翳形成，血管侵入，复方托吡卡胺滴眼液散瞳可散大。左眼视力 1.0，外眼（-）。

　　诊断：右眼单纯疱疹性角膜炎，右眼角膜斑翳，右眼睑倒睫。

　　此次发病，由于天气骤冷，不慎外感风寒，诱发余毒而致。治以祛风散寒，退翳明目，用羌活胜风汤加减（药渣可煎汤，熏洗患眼）。

　　处方：羌活 8g，防风 8g，前胡 10g，川芎 8g，赤芍 10g，钩藤 20g，半枝莲 20g，蕤仁 8g，蒙花 10g，枳壳 5g。7 剂，口服。

　　局部点更昔洛韦眼用凝胶。忌食辛辣油腻。

　　二诊：经治疗眼部红痛及刺激症状明显减轻，眼球结膜充血（+），角膜染色较前减少，瞳孔散大（药物性），全身脉舌色同前，便干已缓。效不更方，原方 7 剂，熏洗同前，外用点药照用。

　　三诊：眼部疼痛已无，视物较前清楚（视力 0.1），眼球结膜充血（+），角膜染色仅有散在浅着色，新生血管减少。

　　上方加生甘草 6g，木贼 10g，生苡仁 20g，减半枝莲、钩藤，10 剂，嘱煎后内服，再用药渣熏洗患眼，外用滴剂继点，1 周后递减。

　　一个月后因右上睑有睫毛倒入，再诊请拔睫毛。检查视力 0.15，除上睑有两根小睫毛倒入，余则无明显炎症表现。嘱其注意用眼卫生，少食油腻之品。

第四节 葡萄膜炎

一、概述

葡萄膜炎是一组累及葡萄膜、视网膜、视网膜血管及玻璃体的炎症反应性疾病。可见于各年龄段患者，常见于青壮年。其病因及发病机制尚未完全明确，诊断及治疗棘手，易反复发作，为全球性主要致盲眼病之一。

根据病因，国际葡萄膜炎研究组将葡萄膜炎主要分为感染性和非感染性葡萄膜炎、伪装综合征和其他特发性四类。非感染性葡萄膜炎为最常见类型，自身免疫性炎症反应导致眼免疫微环境的稳定被破坏，是引起其发生及加重的重要机制。感染性葡萄膜炎又分为化脓性葡萄膜炎与非化脓性葡萄膜炎，化脓性葡萄膜炎主要病因为细菌感染，非化脓性葡萄膜炎病因包括结核、梅毒、弓形虫及病毒等感染。中国葡萄膜炎临床谱系调查研究表明，约44.8%患者不能明确病因和类型，在可以确定病因的葡萄膜炎患者中，VKH综合征、白塞综合征和特发性前葡萄膜炎最为常见，约占所有葡萄膜炎的1/3。由于感染性葡萄膜炎和非感染性葡萄膜炎的治疗方法大相径庭，在病因未明确情况下，经验性使用糖皮质激素和免疫抑制剂极有可能适得其反，延误病情。获取眼内标本（房水或玻璃体液）并进行实验室检查，作为新的辅助检测手段，一定程度上提高了临床诊断率，有利于指导精准治疗。

葡萄膜炎主要治疗方法有糖皮质激素、睫状肌麻痹剂、非甾体消炎药及免疫抑制剂等，但效果仍不能让人满意。某些特定类型的非感染性葡萄膜炎，尤其是难治性葡萄膜炎，对皮质类激素治疗应答不佳。随着分子生物学的发展，新型生物制剂如干扰素（IFN、IFN-α、IFN-β、IFN-γ）、肿瘤坏死因子（TNF、阿达木单抗、依那西普、戈利木单抗）、基因治疗等手段在葡萄膜炎治疗上方兴未艾。

　　急性葡萄膜炎在《中医眼科学》中称为"瞳神紧小"，慢性葡萄膜炎在《中医眼科学》中称为"瞳神干缺"。宋代的《秘传眼科龙木论》中首次出现关于"瞳仁干缺"的记载："此眼初患之时，忽因疼痛发歇，作时难忍，夜卧不得睡，即瞳仁干缺。"详细地描述了本病目珠疼痛的症状。明代王肯堂《证治准绳·杂病·七窍门》首次提出"瞳神紧小"的病名。"瞳神干缺"多为"瞳神紧小"失治误治，或因病情迁延所致，二者同为黄仁病变，"瞳神紧小"为急性期，"瞳神干缺"为慢性期，二者在病因病机和临床表现方面很难分开。本病多因外感风热，内侵肝胆；或外感风湿，郁久化热，或素体阳盛，内蕴热邪，复感风湿，致风湿与热搏结于内；或劳伤肝肾或病久伤阴，肝肾阴虚，虚火上炎。以上诸种因素皆可导致邪热灼伤黄仁，使黄仁展而不缩，以致瞳神紧小。若火盛水衰，阴精耗涩，瞳神失于濡养，则干缺不圆。中医的治疗思想是从整体出发，辨证施治，标本同治，调理全身正气，祛邪外出，同时可采用内外同治之法。内治法以祛风清热、清肝泻胆、滋阴降火等为主，祛风清热、清肝胆实火的代表方有抑阳酒连散、龙胆泻肝汤等，滋阴降火的代表方有知柏地黄丸、杞菊地黄丸等。本病在内治的同时，必须重视局部外用药物，及时散瞳，以防瞳神干缺。

二、辨证论治

1. 肝经风热证

症状：发病急骤，眼珠疼痛，畏光，流泪，视物稍模糊，轻度抱轮红赤，黑睛后壁可见少许粉尘状物附着，神水轻度混浊，瞳神稍有缩小，展缩欠灵，舌苔薄黄，脉浮数。

治法：祛风清热。

方药：新制柴连汤加减。

加减：若目珠红赤较甚，加生地黄、牡丹皮、丹参、茺蔚子等，以凉血活血，退赤止痛；神水混浊较明显者，可加泽泻、猪苓、海藻等，以利水泄热，软坚散结。

2. 肝胆火炽证

症状：眼珠疼痛，痛连眉骨颞侧，畏光流泪，视力下降，胞睑红肿，白睛混赤，黑睛后壁可见点状或羊脂状沉着物，神水混浊，甚或黄液上冲，血灌瞳神，黄仁肿胀，纹理不清，展缩失灵，瞳神紧小或干缺，或见神膏内细尘状混浊，或伴口舌生疮，阴部溃疡，口苦咽干，大便秘结，舌红苔黄，脉弦数。

治法：清泻肝胆实火。

方药：龙胆泻肝汤加减。

加减：眼珠疼痛甚，白睛混赤，或血灌瞳神者，可加赤芍、牡丹皮、茜草、生蒲黄，以凉血止血，退赤止痛；黄液上冲者，可加蒲公英、紫花地丁、败酱草，以清热解毒，排脓止痛；口苦咽干，大便秘结者，加天花粉、大黄，以清热生津，泻下攻积。

3. 风湿夹热证

症状：眼珠坠胀疼痛，眉棱骨胀痛，畏光流泪，视力缓降，抱轮红赤或白睛混赤，病情较缓，病势缠绵，反复发作，黑睛后壁有点状或羊脂状物沉着，神水混浊，黄仁肿胀，纹理不清，瞳神缩小或瞳神干缺，或见神膏内有细尘状、絮状混浊，常伴肢节肿胀，酸楚疼痛，舌红，苔黄腻，脉濡数或弦数。

治法：祛风清热除湿。

方药：抑阳酒连散加减。

加减：风热偏重，赤痛较甚者，去羌活、独活、白芷，加荆芥、茺蔚子等，以清热除湿；湿偏重者，去知母、栀子、生地黄，加广藿香、厚朴、半夏等，以祛风湿；神水混浊甚者，可加车前子、薏苡仁、泽泻，以健脾渗湿；脘痞苔腻者，系湿邪较盛，去知母、寒水石，酌加豆蔻、薏苡仁等，加强祛湿之功效。

4. 虚火上炎证

症状：病势较轻，或病至后期，目痛时轻时重，眼干不适，视物昏花，或见抱轮红赤，黑睛后壁沉着物小而量少，神水混浊不显，黄仁干枯不荣，瞳神干缺，晶珠混浊，可兼烦热不眠，口干咽燥，舌红少苔，脉细数。

治法：滋阴降火。

方药：知柏地黄丸加减。

加减：眠差者，加酸枣仁，以养血安神；腰膝酸软者，加女贞子、墨旱莲，以补肝益肾。

三、临证心得

葡萄膜炎是一种原因复杂，可致盲的眼病之一。该病常迁延不愈或反复发作，目前虽有皮质激素及免疫抑制剂等治疗手段，但仍有一些病例得不到控制直至失明。祁老认为，适当的中西医配合治疗很有必要，其前提是合理地应用激素和免疫抑制剂，认真地辨证与辨病。尤其是单纯西医治疗反复发作、迁延不愈，且原因不明及伴有全身表现者，其辨证论治尤为重要。

对于单纯西医治疗效果不佳者，尤其是迁延不愈，慢性及反复发作的患者，祁老认为可在原来西医治疗用药的前提下，认真辨证，尤其要权衡虚与实。大多患者病程较长，久病必虚，如炎症明显，中药处方中可以抑阳酒连散加相应药物，即攻补兼施，权衡以治，应视患者全身病情及眼部局部病情酌情调整所用之方，注意：西药酌情调整，不可停药过快。如此，在医患配合下，治疗往往取效。

关于急性葡萄膜炎，根据《原机启微》"强阳抟实阴"的论点，祁老非常同意高健生研究员关于对"抟"的认识，即邪气侵犯人体，机体坚实的正气奋起抗击，为不受其欺的一种应激反应。用抑阳酒连散进行治疗是证治相符的。祁老认为，大凡急性葡萄膜炎，尤其是前节者，可以辨病为主，用该方加减，配合西医治疗。

葡萄膜炎应用激素治疗，可以取得好的疗效，但激素治疗不能解决自身免疫性疾病的根本问题，且副作用大，其表现是很难彻底解决复发、严重的并发症以及对激素的依赖问题。近年来单纯运用中药治疗葡萄膜炎的报道几乎没有，大多是中药伍用激素配合散瞳，祁老认为，这种方法临床疗效确切，尤其是急性发作者。中药伍用激素治疗葡萄膜炎有以下优点：①可以减少应用激素的总量。②单纯使用激素治疗不能控制的病例，配合中药治疗后往往可以使病情得到控制直到痊愈。③对激素依赖的患者可以逐渐减量直至停用激素。④可减少复发率或控制复发。因此，目前根据辨证论治内服中药并恰当的伍用激素局部，是治疗葡萄膜炎的最佳选择。

在辨证论治基础上，伍用激素要注意：①必须对所用激素的药理作用、剂量、作用时间、禁忌证等有所掌握。②不要认为用了中药而激素用量就可减少，应当把量用足。③采用中药治疗前，必须清楚地了解患者所用激素的经过，千万不能因为有了中药而盲目地减少激素用量或停止不用，从而引起病情加重。④中药伍用激素治疗取得疗效后，激素应缓缓逐步撤掉，不能骤然停用。⑤激素减量后，应当根据患者具体情况，调整所用中药。

四、康复治疗

1. 药物疗法

已产生激素并发症，仍有炎症者，其治疗上应局部与全身相结合，且在采用中药治疗的同时，激素不能骤然停用，而应根据病情逐渐减少用量，直至全部停用。

一般渗出性葡萄膜炎者，可用抑阳酒连散加减。因此时炎症多不严重，故可去原方中生石膏、黄柏，加桑寄生、太子参，病情基本控制后可加补气滋阴软坚之品，如元参、石斛、生黄芪、浙贝母、天花粉。

葡萄膜大脑炎综合征者，如炎症明显，并伴有低烧、口渴欲饮，便秘，舌质红，苔薄黄，脉弦微数，可用加减化斑汤。炎症减轻后，可去生石膏、青黛，加太子参、石斛、生黄芪；如炎症不重，全身无力，脉数，舌质红，苔薄黄，可用竹叶石膏汤去粳米，加羚羊角粉少许；炎症消退后，可减石膏、羚羊角粉，加丹皮、天花粉、浙贝母。

白塞综合征病情转入慢性期，治当滋阴降火，兼清湿热，方用黄连解毒汤加银花、连翘、丹皮、芜蔚子、龙胆草、茵陈、生地黄、元参。

对易反复发作者，应在本病临床治愈后，继续服用一个阶段的中药，以巩固疗效，减少复发的可能。其治疗原则是在原来使用的方剂基础上，逐渐减去苦寒、解毒、散风之品，而加以养阴补血、健脾益气药物。待巩固较长一段时间后，可根据患者具体情况，治用归芍地黄丸加太子参，或生脉六味汤等，可望不再复发。

激素迟迟不能撤掉者，更需一面服用中药，一面缓慢地减少激素的用量。应用中药治疗，除应辨证论治外，还可以在所服中药中加入仙茅、淫羊藿、黄芪、太子参、紫河车等补气助阳之品，以逐渐减弱对激素的依赖，但需长期服用。另外，长期服用激素的患者，舌苔多见白腻而厚，这多是由于脾虚湿停之故，不能盲目使用清热利湿之剂。在激素减量时，如病情反复，其治疗可参考前述治疗方法，并根据患者个体情况辨证用药，尽量减少全身激素用量，可采用局部用药，例如球侧或结膜下注射，往往可以控制病情，最后撤掉激素。

2. 针灸疗法

此疗法对控制炎症、减少复发、防止反跳等均有一定疗效。可取睛明、太阳、合谷、太冲、涌泉、攒竹、临泣、足三里、照海。也可于肺俞、肝俞、脾俞、肾俞等处施以灸法，但需坚持治疗。

3. 气功疗法

对易于复发者，可运用气功疗法。动功如八段锦、五禽戏、太极拳，体质差的可练静功，姿势不限。

4. 饮食疗法

对易于复发及激素迟迟不能撤掉者，可酌情选用以下食疗处方。

（1）薏苡仁醪：生薏苡仁 100g，加水适量煮成稠米粥，再以糯米 500g 烧煮成干米饭。将二者拌匀，待冷，加酒曲适量，发酵成为酒酿，每日随量佐餐食用。

（2）八宝粥：芡实、薏苡仁、白扁豆、莲肉、山药、红枣、桂圆、百合各 6g，加水适量，煎煮 40 分钟，再加入淘净的大米 150g，继续煮烂成粥。分顿调糖食用，连吃数日。

五、医案精选

吴某，女，72 岁，门诊号 1806260316。2020 年 7 月 7 日就诊。

患者因双眼疼痛畏光 1 周。

既往有类风湿关节炎病史，曾行双眼白内障手术。曾于北京某三甲医院诊断为左眼视网膜脱离建议手术治疗、右眼急性葡萄膜炎，初以局部醋酸泼尼松龙滴眼液点眼和全身激素泼尼松口服治疗并配合散瞳，后左眼也出现同样症状，多年来病情反复。现病情再次复发，双眼均不适，目前口服泼尼松每日 5 片。自觉身热口渴，时烦躁，舌质暗红，苔薄黄，脉滑数，大便秘结，小便尚可，睡眠差，饮食欠佳。检查：视力：右眼 0.04（矫正），左眼手动/眼前，眼压：右眼 9.8mmHg，左眼 8.3mmHg。角膜透明，前房深度正常，睫状体充血（+），双眼角膜后沉着物（++），Tyn（++），cell（+++），虹膜肿胀，瞳孔直径 6mm（药物性散大），双眼人工晶体植入状态，左眼人工晶体脱位，右眼人工晶体在位，玻璃体混浊，眼底模糊。

中医诊断：瞳神干缺。

辨证考虑为肝经风热，上攻于目，治以祛风清热，健脾益肾，宁心安神。

处方：防风 6g，防己 6g，黄连 10g，半枝莲 20g，玄参 10g，生白术 20g，生薏苡仁 20g，旋覆花 10g（包煎），石斛 10g，桑寄生 10g，香橼 4g，夜交藤 30g，茯神 10g，远志 8g，肉桂 2g，琥珀 3g（冲），生牡蛎 10g（先煎），西洋参 5g。14 剂，水煎饭后服，每日 2 次。

同时配合散瞳，可的松药水滴眼，继续口服泼尼松，依病情，逐次减量。

二诊：患者视力无明显变化，右眼 0.04（矫正），左眼手动/眼前，眼压：右眼 12.7mmHg，左眼 11.6mmHg。患者自觉身热口渴、烦躁改善，心情愉悦，愿继续服用中药治疗，上方去玄参，加白芍 10g，14 剂。

三诊：患者服药后再次去三甲医院复查，医生认为炎症已控制，可以不做视网膜脱离手术，口服激素遵医嘱递减，定期复查，可继续中药配合治疗。上方黄连减至 6g，加当归 10g。

患者坚持服药 3 月后，第九次就诊，右眼视力上升至 0.08，左眼视力指数/眼前。睫状体充血基本消失，眼压：右眼 12.1mmHg，左眼 11.9mmHg，双眼角膜后沉着物（+），Tyn（+），cell（+/−），眼底已能窥见视盘。睡眠尚可，脉滑弦，舌苔薄白，舌质微红。继服中药治疗。患者症状明显改善，目前口服激素每日 2 片。上方黄连减为 4g，西洋参加至 8g，祛邪扶正。

患者坚持服药 8 个月后复诊，右眼视力上升至 0.15，左眼视力 0.01，眼底视盘边缘稍模糊，黄斑区中心凹隐见有少许色素沉着。全身症状较前明显改变，仅眼部局部点用激素，嘱继服中药治疗，上方黄连减量至 3g。

服药 1 年后，患者 2021 年 9 月 24 日复查，双眼疼痛、畏光明显好转，全身无不适症状，已停用激素及其他药物，且便秘、睡眠、抑郁均大为改善。

按语：祁老言此患者年迈体弱，病机兼杂，多脏并病，结合全身脉证，予以扶正固本，兼以祛邪，标本同治，长期治疗，取得了良好效果。

第五节　青光眼

一、概述

青光眼是一组主要与病理性眼压升高有关的临床综合征，是全球首位不可逆性致盲眼病。

青光眼的核心问题是青光眼性视神经病变（glaucomatous optic neuropathy，GON），临床表现为特征性视神经损伤和视功能损伤，组织形态学表现为视网膜神经节细胞（retinalganglion cell，RGC）轴突变性和细胞数量减少，细胞病理学显示 RGC 凋亡和死亡，分子生物学涉及多种信号通路激活和抑制的失衡。其发病机制复杂，经典的病因及病理学机制认为机械压力改变和（或）血流调控障碍起到重要作用，且各机制间又存在纵横交错的相互影响。

（1）机械压力学说：此学说强调眼压的作用，认为眼压升高和跨筛板压力差增大引起视盘处筛板各层变形、移位，产生的剪切应力对筛板、结缔组织、神经元和血管等造成机械性压迫损伤。

（2）血管障碍学说：此学说认为，由于视网膜和脉络膜血流动力学和血液流变学发生异常，造成视神经、视网膜微循环血液供应和能量代谢障碍，引起缺血、缺氧和营养物质供应及运输异常，导致对眼压的耐受力降低。

（3）分子发病机制：包括营养因子剥夺、代谢功能障碍、氧化应激损伤、视网膜胶质细胞等微环境改变引起的炎性反应和免疫异常等。其中，视网膜作为免疫豁免器官，其免疫防御系统包括视网膜免疫细胞（小胶质细胞、星形胶质细胞、Müller 细胞）和补体系统，这两种体系与 RGC 之间处于复杂的双向动态平衡中，表现出保护与破坏双重性质。

GON 的修复可分为三个层面，即保护、挽救和逆转。在临床基础研究中，对单一机制进行调控的方法以及细胞替代治疗等均被证实有一定的神经保护作用，但易感性差异日益突出。目前采用各种策略（药物、手术及联合多种方式）对青光眼患者进行眼压干预和控制，仍然是唯一经过循证医学验证的延缓视神经损伤的有效方法。此外由于青光眼发病机制的复杂性，任何单一的治疗干预措施很难存在确切疗效，因此青光眼视神经保护需要对每个患者个体进行综合分析，全面考量，消除病因学异常，才有可能缓解和阻止病情进展。

中医将急性闭角型青光眼归属于"绿风内障"的范畴，其表现为瞳神散大，眼珠变硬，瞳色淡绿，视力急剧下降，伴有头目剧痛，恶心呕吐。《太平圣惠方》首见"绿风内障"病名，文中有"治绿风内障，肝肺风热壅滞，见红白黑花，头额偏痛，渐渐昏暗，不见物者，宜服羚羊角丸"的记载。该病的病因病机不外风、火、痰、瘀等上攻于目，致使气机升降失常，阴阳失衡，气血失和，经络不通，玄府闭塞，神水瘀滞，发为该病。而瞳孔络脉不通为该病发生的局部病因。绿风内障急性发作时，实证多见，以肝风、肝火、痰饮、瘀滞为主，治当平肝息风，清肝泻火，化痰降浊。

慢性闭角型青光眼、开角型青光眼均属于"青风内障"的范畴。对于青风内障的相关记载，最早可追溯至《太平圣惠方》，其言："青风内障，瞳仁虽在，昏暗渐不见物，状如青盲。"首提"青风内障"之病名。《秘传眼科龙木论》在此基础上对此病进行了较为详细的阐述，"此眼初患之时，微有痛涩，头旋脑痛，或眼先见有花无花，瞳仁不开不大，渐渐昏暗，或因劳倦，渐加昏重。宜令将息，便须服药，恐久结为内障。"历代医家认为，青风内障的病因病机多为情志失调，肝郁气滞，气郁化火，或痰火上攻，搏结阻窍，或忧思劳神，真阴暗耗，精血不足，导致气血失和，脉络不利，神水瘀滞，酿成本病。治疗有内治和外治两大法，内治法祛邪以风热为要，补虚以肝肾为本，治郁以通达，外治法则采用针灸等手段。

二、辨证论治

（一）绿风内障

1. 风火攻目证

症状：发病急骤，视力锐减，头痛如劈，目珠胀硬，胞睑红肿，白睛混赤肿胀，黑睛雾状水肿，前房极浅，黄仁晦暗，瞳神中度散大，展缩不灵，房角关闭甚或粘连，多伴有恶心、呕吐等全身症状，舌红苔黄，脉弦数。

治法：清热泻火，平肝息风。

方药：绿风羚羊饮加减。

加减：头痛甚者，加钩藤、菊花、白芍，以增息风止痛之功；伴有恶心、呕吐者，加陈皮、半夏，以降逆止呕；目珠胀硬，神水积滞者，加猪苓、通草、泽泻，以利水泻热。

2. 气火上逆证

症状：眼症同上，伴有胸闷嗳气，恶心，呕吐，口苦，舌红苔黄，脉弦数。

治法：疏肝解郁，泻火降逆。

方药：丹栀逍遥散合左金丸加减。

加减：胸闷胁肋胀者，加枳壳、香附，以行气止痛；目珠胀甚者，加石决明，以平肝清热。

3. 痰火郁结证

症状：眼症同前，常伴身热面赤，动辄眩晕，呕吐痰涎，舌红苔黄，脉弦滑。

治法：降火逐痰。

方药：将军定痛丸加减。

加减：若动辄眩晕，呕吐甚者，加天竺黄、竹茹、藿香等，以清火化痰，降逆止呕。

（二）青风内障

1. 肝郁化火证

症状：情志不舒，眼胀不适，或头昏痛，或目眶胀痛，时觉视物昏花。早期眼前部及眼底均正常，偶尔测眼压偏高（30mmHg 左右），视野基本正常。可兼见胸胁满闷，食少神疲，心烦口苦，舌红苔黄，脉弦或弦数。

治法：清热疏肝解郁。

方药：丹栀逍遥散加减。

加减：肝郁而阴血亏虚，出现头昏眼花者，加熟地黄、女贞子、桑椹、墨旱莲，以滋阴凉血；肝郁而化火生风，出现头目眩晕、口苦、视物昏花者，加夏枯草、菊花、钩藤、石决明、珍珠母，以清热平肝息风；胸胁胀满，胃脘作痛者，加枳壳、香附、郁金、木香，以疏肝理气。眼胀，眼眶、前额胀痛且牵连头项强痛者，可用柴葛解肌汤以治头痛，解肌清热。

2. 痰浊内生证

症状：头眩目痛，时而眼胀，视物昏蒙，查视眼部未见特殊异常，有时眼压升高（达 30～40mmHg），视野检查生理盲点扩大，或弓形暗点，或鼻侧视野缺损，可兼有胸闷心悸，胃脘痞满，或咳嗽痰多，舌质红，苔白腻，脉弦或滑。

治法：燥湿祛痰，行气开郁。

方药：导痰汤加减。

加减：头眩目痛眼胀，加石决明、珍珠母、钩藤、僵蚕，以平肝息风；胸闷痞满，加瓜蒌、薤白、厚朴，以宽胸理气开郁；心悸，加酸枣仁、远志，以养心；咳嗽，痰多，加厚朴、白前、紫菀，以降气祛痰。

3. 阴虚风动证

症状：劳倦或过用目力，或熬夜后，头晕眼胀，视物昏蒙。查视眼部白睛黑睛前房如常，瞳神略有散大，呈青绿色，测眼压 30～40mmHg，眼底视盘生理凹陷扩大，杯/盘之比大于0.6，视盘色泽稍淡，血管向鼻侧移位，视野向心性缩窄。可兼见失眠耳鸣，五心烦热，口燥咽干，舌绛少苔，脉细数。

治法：滋阴养血，柔肝息风。

方药：沈氏息风汤加减或用石斛夜光丸。方中犀角用珍珠母、石决明、水牛角各 30g 代替。

加减：视物昏蒙，加桑椹、枸杞，以滋养肝肾明目；失眠者，加龙骨、牡蛎、首乌藤，以镇重安神；头晕、面红、易怒者，加生龟甲、生牡蛎、生鳖甲，以育阴潜阳；口燥咽干，加北沙参、麦冬、五味子，以滋水涵木；五心烦热，加知母、黄柏、地骨皮，以滋阴降火。

4. 肝肾两亏证

症状：病变晚期，眼珠胀痛，视物不清。查视眼部白睛、黑睛、前房如常，瞳神散大，展缩失灵，呈青绿色，眼底视盘生理凹陷加深扩大，杯/盘比例大于 0.8，呈杯状，颜色苍白，血管呈屈膝状改变，测眼压 40~50mmHg，视野明显向心性缩窄，或呈管状，可兼有头晕耳鸣，失眠健忘，腰膝酸软，舌淡，苔薄白，脉细。

治法：滋养肝肾。

方药：杞菊地黄丸加减。

加减：眼胀痛者，加石决明、珍珠母、决明子，以平肝清热，加五味子、白芍、当归、川芎、桑椹、菟丝子，以增强滋养精血之功；失眠健忘者，加龙骨、牡蛎、远志，以镇重安神；四肢不温，神疲倦怠，夜尿多，舌质淡，舌苔白，脉沉细者，为肾阳不足，可用肾气丸，以温补肾阳。

三、临证心得

原发性青光眼经过西医药物及手术治疗，大多可以取得疗效。中医治疗，重点在于眼压控制后的整体调理。部分青光眼，以及正常眼压青光眼，即使眼压控制良好，视功能损伤仍在继续，祁老认为，中医药整体调理参与其中，很有必要。

1. 急性闭角型青光眼

该型急性发作时门诊有时会误诊为高血压、急性肠胃炎

等。该病首先应考虑手术，但患者术前及围手术期如能配合中
医治疗，则大有裨益。因为该病患者多与体质有关，气郁体质
为青光眼的易感体质，且发病前多有诱因，如暴怒、悲愤、狂
喜，或过食辛辣、酗酒、便秘等。该病亦可由外邪侵袭而致。
此时应根据辨证予以相应治疗。中医治疗对于康复也极为有
利。祁老建议患者在眼科手术前后均可服用除风益损汤加减，
青光眼患者也不例外。

2. 开角型青光眼

此型青光眼的发病原因除小梁网功能异常外，患者常常有
内在因素，诸如血管神经紊乱、中枢调节失常等，患者生活起
居、用眼卫生、社会因素也是影响因素。近年来不少学者从体
质学说对该病进行分析，似乎有规律可循。该病患者眼部自觉
症状多不明显，往往视觉功能丧失在不知不觉中。因此，早期
发现、及时治疗非常关键。祁老认为，该病为小梁网通透功能
障碍，以致房水滞留，导致眼压升高，因此所用方剂中可考虑
伍用旋覆花、半夏曲、鸡内金，宣透化痰，利气散结，另一方
面，健脾利湿，以利房水流出，可伍用车前子、生薏仁，同时
配合局部滴用降眼压药物（必要时配合手术），往往有效。该
病病机常伴有肝郁气滞、血亏神损或心脾两虚，即肝病及脾，
忧思伤脾，火不生土，以此而论，病位在肝，涉及心脾，故可
试用单纯性青光眼方。

因为开角型青光眼治疗关键在控制眼内压，而目前中医药
降压效果不肯定，因此祁老认为需要局部使用降眼压药物及根
据病情选择手术治疗。

中药口服治疗，如需配合局部滴用降眼压药物，不可随意
点用，而应熟悉药物功能、适应证、浓度、次数。取效后也不
能随意停用滴眼液，应动态调整。

祁老建议，青光眼术前、围手术期及术后可根据辨证口服

中药治疗。

四、康复治疗

1. 药物疗法

青光眼常与脏腑功能失调有关，故本病的康复也多以调理相应脏腑的功能为主，以治其本。

伴肝气郁滞者，病人常表现为心情抑郁，或计较小事，过多担忧自己的眼病，急躁，头痛目眩，视物模糊，心烦胁痛，善太息等，治宜兼顾疏肝解郁。

伴肝肾阴虚者，症见头目胀痛，视物不明，耳鸣，腰膝酸痛，舌红少津，脉弦细无力等，治宜兼顾滋补肝肾。

伴心脾两虚者，症见心悸怔忡，失眠多梦，食少便溏，倦怠乏力等，治宜兼顾补益心脾。

2. 针刺疗法

（1）毫针疗法：常用穴位有球后、睛明、印堂、攒竹、翳风、风池、丝竹空、太阳、四白、阳白、肝俞、胆俞、肾俞、心俞、三阴交、足三里等。每次选眼周穴 2~3 个，远端穴 2~3 个，用平补平泻手法，留针时间稍长些。

（2）耳针疗法：取目 1、目 2、眼、肾、肝等。

3. 气功疗法

青光眼与七情内伤、脏腑功能失和密切相关，因此，练气功有利于疾病的康复。气功是运用意识对机体进行自我调节的一种方法，长期坚持练功，能使百脉和畅，阴平阳秘，收效明显。气功疗法多种多样，切记必须在正规气功医师指导下进行。

4. 饮食疗法

饮食疗法在青光眼的传统康复疗法中占有一定的地位，它在控制眼压、提高视功能方面确有疗效，且简便实用。

（1）菊槐绿茶饮：菊花、槐花、绿茶各3g，以沸水冲泡，每日数次。其能清肝明目，可预防青光眼发作。

（2）枸杞粥：鲜枸杞250g，洗净切碎，与大米适量熬粥，调入豆豉汁等调料少许。可补益肝肾。

（3）茯苓饼：茯苓研细末，加白糖等分，加水调成糊状，以微火摊成薄饼。可利水补气，适用于青光眼属脾胃虚弱者。

5. 生活调理

青光眼患者的生活调理，是防止病情发展、提高视功能的重要环节。中医认为，五风内障与情志有关，情志不舒，易于诱发。要想使情志舒畅，肝气条达，必须树立"既得之，则安之"的乐观主义精神，心平气静地积极配合治疗。如果消极悲观，心情急躁，只会加重病情。其次，生活要有规律，起居要有常度。康复期的青光眼患者可以从事日常工作，但体力活动不宜过劳，使用目力不能过度。闭角青光眼患者不要久处暗处，要少看电视、电影。要忌烟酒，少食辛辣之品。早起早睡，按时作息，保证睡眠充足。

五、医案精选

林某，男，81岁。2017年4月12日初诊。

双眼眼压高12年，诊断为"青光眼、视神经萎缩"，服中药治疗并应用拉坦前列素滴眼液和布林佐胺滴眼液控制眼压，病情较为稳定。查眼压：左眼 23.6mmHg，右眼 22.2mmHg。脾气急躁，易上火，口干，舌质淡，苔薄白，脉沉细。

中医诊断：青风内障。

辨证为肝肾不足，治宜滋补肝肾。

处方：旋覆花10g（包煎），半夏曲8g，车前子15g（包煎），楮实子 10g，栀子 8g，灯盏花 10g，葛根 10g，枸杞子 15g，石斛 10g，密蒙花 10g，当归 10g，菟丝子 15g，陈皮 8g。14 剂，水煎服，每日 1 剂，早晚温服。

二诊：服药 2 周后，自觉无不适，查眼压：左眼 21.5mmHg，右眼 21.5mmHg。舌苔薄白，舌质淡，脉沉细。宜补益肝肾，补气升阳。

处方：茯苓 12g，炒枳壳 8g，法半夏 8g，葛根 10g，车前子 10g（包煎），夏枯草 10g，黄连 4g，羚羊角粉 0.3g（分冲），铁皮石斛 6g，红景天 10g，当归 10g，楮实子 10g，生竹茹 10g，玄参 10g，炙黄芪 20g（单包），山萸肉 12g，丹皮 10g。14 剂，并嘱黄芪逐渐加量应用，水煎服，每日 1 剂，早晚分两次温服。

三诊：4 周后，患者服药后眼压上升，左眼 25.0mmHg，右眼 23.7mmHg，口舌起泡生疮，舌苔干，舌质稍红，脉沉细数稍滑。仔细询问，患者自行全量黄芪服用。

处方：茯苓 12g，炒枳壳 8g，法半夏 8g，葛根 10g，车前子 10g（包煎），夏枯草 10g，黄连 8g，羚羊角粉 0.3g，铁皮石斛 6g，红景天 10g，当归 10g，楮实子 10g，生竹茹 10g，玄参 10g，山萸肉 12g，丹皮 10g，知母 6g，黄柏 6g，生石膏 30g。14 剂，水煎服，每日 1 剂，早晚分两次温服。

四诊：6 周后，患者服药后眼压恢复平稳，左眼 20.1mmHg，右眼 17.6mmHg，全身无不适，苔薄白，脉沉细。

上方加黄精 4g，制首乌 4g，14 剂，水煎服，每日 1 剂，早晚分两次温服。

按语：本例患者二诊时，祁老根据患者眼底检查情况，考虑应用补气药（如炙黄芪等）营养神经，改善视功能，因患者体质偏阳性，故嘱其要逐渐加量内服黄芪，但患者全量服用黄芪，导致服药后出现口舌起泡生疮。三诊时祁老根据患者口舌生疮、眼压升高等情况调整用药，去掉炙黄芪，黄连加量，并加知母、黄柏、生石膏滋阴降火，用药后患者眼压恢复平稳，全身无其他不适。四诊再加黄精、何首乌等药养阴润燥，营养神经，服用月余眼压平稳，病情好转。本病案提示，治疗不能只考虑疾病本身，临床用药应考虑患者整体情况，比如偏阳体质应用补气药时应逐渐加量。由此可见，中医的体质辨证对于临床用药同样有指导意义。

第六节　视网膜静脉阻塞

一、概述

视网膜静脉阻塞，多为单眼发病，眼底主要表现为受累静脉迂曲扩张，沿视网膜静脉分布的火焰状出血，视网膜水肿、渗出等，同时可见视力不同程度下降。目前视网膜静脉阻塞的发病机制还不十分清楚，多数认为其与血流动力学、血液流变性的改变以及静脉血管内壁的损伤有关。视网膜静脉阻塞分为非缺血型和缺血性。非缺血型者，视网膜出血和水肿较轻，视力轻中度下降，视野损害较少，FFA 显示无或少量无灌注区。缺血型者，视网膜大量融合性出血，视盘和视网膜重度水肿，有棉絮斑，视力明显下降，视野损害明显，FFA 显示大面积无灌注区。常用的西医治疗方法主要有激光光凝治疗、手术治疗及药物治疗。

中医称视网膜静脉阻塞为"暴盲"，其指因视衣脉络受损导致以眼底出血、视力突然下降为特征的内障眼病。《证治准绳·杂病·七窍门》云："乃否塞关格之病。病于阳伤者，缘忿怒暴悖，恣酒嗜辣好燥腻，及久患热病痰火人，得之则烦躁秘渴。病于阴伤者，多色欲悲伤，思竭哭泣太频之故，患则类中风、中寒之起。"其病因有情志不畅，肝气失于条达，气机郁滞，血脉瘀阻，血溢络外；或年老体衰，肝肾亏虚，水不涵木，则阳亢于上，气血上逆；或饮食偏嗜，过食肥甘厚味，积湿积热，血行受阻，痰瘀互结，血不循经。其基本病机是脉络瘀阻，血溢脉外，离经之血亦为瘀，故"血瘀"是络损暴盲最突出的病机。主要治法有活血化瘀、凉血止血、益气活血、化痰除湿、祛积通络。

二、辨证论治

1. 气滞血瘀证

症状：视力下降，有黑色的混浊物在眼前飘，眼底大片出血，色暗红，胸闷胁胀，情志不舒，舌紫暗，或有瘀斑，苔薄黄，脉弦涩。

治法：行气活血。

方药：血府逐瘀汤加减。

加减：出血初期，舌红脉数者，加荆芥炭、白茅根、大小蓟，以凉血止血；眼底出血较多，血色紫暗者，加生蒲黄、茜草、三七，以化瘀止血。

2. 痰瘀互结证

症状：视物昏蒙，视物变形，眼底出血减少，有增殖膜形成，黄斑水肿，胸闷胁痛，头重头晕，舌紫暗，苔腻，脉弦涩。

治法：祛瘀化痰。

方药：桃红四物汤合温胆汤加减。

加减：视盘及视网膜水肿、渗出甚者，加车前子、益母草、泽兰，以化瘀利水消肿。

3. 阴虚火旺证

症状：视力骤降或云雾移睛，眼前有红色阴影或絮状混浊，头晕耳鸣，颧赤唇红，口干，五心烦热，舌红苔少，脉弦细数。

治法：滋阴降火。

方药：滋阴降火汤加减。

加减：兼五心烦热，口干咽燥，属阴虚火旺者，可用知柏地黄丸合二至丸加减。

4. 肝肾亏虚证

症状：视物昏蒙，视物变形，眼底出血减少，视网膜色泽变淡或污秽，头晕耳鸣，腰膝酸软，舌淡苔少，脉细。

治法：补益肝肾。

方药：六味地黄丸加减。

加减：视网膜出血色较淡者，加熟地黄、阿胶，以补养阴血；出血反复，不耐久视者，加刺五加、菟丝子，以温补阳气。

三、临证心得

1. 辨病与辨证互参

（1）辨证：有人认为本病是内在血液在眼底脉络中流通不畅，产生瘀滞，继则形成血栓造成的，其治法为活血化瘀。这从表面看没什么问题，但细酌存在诸多疑问。为什么目前西医治疗本病，基本不在考虑溶栓？因为血流不畅原因很多，不单单是瘀血，中医认为"气帅血行"，故气虚、气滞可致瘀。再则血管本身弹性减弱，增厚、狭窄、粗糙，同样也会影响血流不畅。血液本身产生病理改变，也会造成不畅。如此等等，其原因可能是单一的，也可能是叠加的，故不能只考虑活血化瘀。另外两个概念也应分辨清楚，其一是瘀血（病态血液），其二是血瘀（血流不畅），故其治疗必须辨证。以瘀血成因而论，其因即有气虚、气滞、外伤、阳虚、火灼（实火、虚火）、阴亏血少、产后血滞、外邪入侵等，如欲分清，必当辨证。

（2）辨病：本病原本属眼底血证范围，既然为血证，其治疗不外乎止血祛瘀。本病虽为瘀血所致出血，但病程初期，出血多，色鲜红，位于浅表者，应当考虑止血为先，一般可选用大小蓟、槐花、侧柏叶。如属缺血型，其血管迂曲明显，可在凉血药基础上酌加三七、花蕊石。如出血时间在 1 个月以上，色暗红，出血吸收不理想者，可用桃仁、红花、凌霄花、川芎、丹参。如血大部分吸收，但留有硬性渗出物，可选用软坚散结之品，如清半夏、浙贝、夏枯草、海浮石。如黄斑伴有水肿者，可用泽兰、益母草、车前子。如血已吸收，视力不提高者，可根据辨证，选加益气养阴之品。如西医已明确病因，如高血压、糖尿病、静脉炎、高血脂等，中医治疗中亦应考虑原发病因以治疗。

（3）辨证与辨病相结合：中医治疗本病已积累了不少经验，应辨病与辨证相结合。辨证不能草率，必须四诊合参。本病的治疗路径则应执行，但不能绝对。如辨证后确与治疗路径不符，要变通，不能胶柱鼓瑟。在辨清标本前提下，辨证与辨病应做到有机互补，不能相互代替，必须临证与医理相促。

2. 施治

（1）止血药应用：本病乃属眼底血证，故必须参考血证论治，必须熟悉止血药性能，并灵活应用活血化瘀和软坚散结之法，不能止血只知用仙鹤草、大小蓟，活血只知用桃仁、红花，软坚只知取海藻、昆布。

（2）痰瘀同治：应充分了解痰瘀相兼与痰瘀互结病机，因脉络之中非单单为血，同样包含人体所需之物，故一旦通行不畅，即可形成瘀血及痰浊。故治疗相关血瘀之证，必须考虑到痰浊，甚至有学者认为抓住了痰浊即抓住了血瘀。因此治疗视网膜静脉阻塞也涉及治瘀，掌握瘀的治法很有必要。

（3）黄斑水肿：通过临证观察，本病眼底出血经过治疗大多能吸收，而黄斑水肿，尤其是经注射雷珠单抗多次后仍然复发，应用中医治疗不失为一种良好方法。祁老曾治疗一例经多次注射抗 VEGF 而仍复发者，而且复发时间间隔越来越短，服用中药后而能控制复发（随访 5 年）。其治疗思路如下：水肿之因乃"血不化则为水"，故活血化瘀首当考虑，再则健脾利湿必须伍用。由于患者因病忧愁，以致脾运更伤，则需健脾。活血化瘀首选益母草或泽兰（活血利水）、凌霄花（通瘀散结解毒），健脾利水则用车前子、薏苡仁、炙黄芪、桂枝。祁老强调，患者应解除思想顾虑，不必为再度水肿或水肿不消而影响生活起居，要耐心服药，树立信心。

四、医案精选

程某，女，53 岁。门诊号 74326。1975 年 6 月 10 月初诊。

右眼于两个月前突然失明，经治疗无效，同时有心脏病史，在服地高辛及心得安等药。右眼视力眼前手动影，左眼视力 0.7。右眼外眼正常。裂隙灯检查见右眼晶状体后囊膜混浊，眼底检查能模糊看到视神经乳头，其色泽正常，边缘略为不清，视网膜前呈火焰状大片出血，几乎满布于全部眼底。

诊断：右眼视网膜中央静脉阻塞。

辨证：右眼于二个月前突然失明，外眼仍属正常，此为暴盲。目前眼底瘀血斑斑，舌质红，苔光剥，脉细，时涩时数，兼有心悸怔忡，脉症互参，此病由心阴不足所致。阴虚则生内热，热则迫血妄行，时下眼底出血，颜色暗紫，已属中期，属瘀血范畴。

治法：养阴清热祛瘀。

处方：生地黄 15g，天麦冬各 6g，党参 9g，丹参 9g，元参 12g，北五味 3g，当归 9g，茜草根 9g，小蓟 9g，阿胶 6g（炖烊冲服）。

治疗经过：在第一阶段的两个月内处方虽略有变更，但基本上为上方。眼底瘀血直至 8 月上旬（即服中药两个月后）大部吸收。眼底出血虽有转机，但脉象为明显的结代脉，因此处方改为炙甘草汤去桂枝、生姜。炙甘草 4.5g，党参 9g，生地黄 15g，阿胶 6g（炖烊冲服），麦门冬 6g，麻仁 9g，大枣 5个。上方继服 4 个月（中途曾停药），至 12 月 27 日检查，视网膜出血已全部吸收，视力提高至 1 米指数（患者晶状体后囊混浊影响视力）。

按语：本病治疗分两个阶段，第一段即在辨证基础上结合眼底有大面积瘀血，而治以养阴清热祛瘀为法。第二段因出现结代脉，故处方以炙甘草汤去桂枝、生姜，因瘀血已去，故将茜草、小蓟祛瘀药除去。总之，治疗本例眼底出血，始终贯彻全身和局部相合的方法，从而收到了良好的疗效。此病系 1975 年病例，当时治疗指标主要以眼底出血改善、吸收为主，对于黄斑水肿很少提及。祁老认为，对该病黄斑水肿、新生血管的治疗，中医参与很有必要。在中医治疗中，除了眼底出血外，应重视黄斑水肿、新生血管等病理改变，在处方中，考虑加减相应药物。

第七节　中心性浆液性脉络膜视网膜病变

一、概述

中心性浆液性脉络膜视网膜病变（central serous chorioreti-nopathy，CSC）是一种脉络膜视网膜疾病，可引起特发性的视网膜神经上皮层局限性浆液性脱离。

CSC 好发于青壮年，男性多于女性，大多单眼发病。按照病程可分为急性型、恢复型、迁延型和复发型，临床上将迁延型和复发型统称为慢性 CSC。急性 CSC 病程通常具有自限性，常在 3~4 个月内自行消退，且没有明显的视力损害；慢性 CSC 病程≥6 个月，伴视网膜色素上皮功能障碍及视网膜下积液（subretinal fluid，SRF），出现视力下降、中央暗点、视物变形等视功能障碍，可继发脉络膜新生血管，遗留永久性的视力损害。

CSC 发病机制目前尚未明确，有研究认为病变与视网膜色素上皮细胞屏障功能受损、脉络膜血管通透性增加及血管调节能力下降有关。危险因素可能与精神压力、高血压、皮质醇过量、睡眠障碍、幽门螺杆菌感染、精神疾病及 A 型性格等相关。

绝大多数 CSC 存在自限性，在视网膜下积液自发消退的情况下，提倡 3 个月内观察随访，而不进行任何主动干预。但对于持续 SRF、视力下降、病程迁延、复发的患者应积极干预。CSC 的多因素病因学促进多种治疗方式出现，包括消除危险因素、光动力学疗法（PDT）、阈下微脉冲激光（subthreshold micropulse laser，SML）、经瞳孔温热疗法（transpupillary thermal therapy，TTT）、玻璃体腔注射抗 VEGF 药物、口服药物治疗等。在 CSC 的临床实践中，最广泛使用的治疗方法是半剂量 PDT 和半能量 PDT 和 SML；TTT 在慢性 CSC 治疗中可能是一种有效且经济的替代方案，但需要更大规模的随机对照试验来解决有关 TTT 参数、长期疗效和安全性的问题；玻璃体腔注射抗 VEGF 药物，其费用昂贵，可用于慢性 CSC 继发性脉络膜新生血管的治疗；口服药物治疗，如抗雄激素药物、利福平和褪黑激素等，由于缺乏大规模的前瞻性和对照研究，目前并未成为 CSC 的治疗选择，需要进一步深入研究。

CSC 属于"视瞻昏渺""视瞻有色""视直如曲"范畴。

最初见于《证治准绳》，其云："视瞻昏渺证，谓目内外别无征候，但自视昏渺，蒙昧不清也。"又云："视瞻有色证，非若萤星、云雾二证之细点长条也，乃目凡视物有大片甚则通行。"《秘传眼科龙木论》云："初患之时，眼蒙昏暗，并无赤痛，内生翳膜。"其主要临床表现为视物变形、模糊、变小。中医认为本病主要与肝、脾、肾密切相关，其发生主要归因于肝经湿热、脾虚湿泛、肝肾阴虚等。

二、辨证论治

1. 湿浊上泛证

症状：视物模糊，眼前出现有色阴影，视物变小或者变形，眼底可见视网膜黄斑区反光晕轮明显，黄斑水肿，中心凹光反射减弱或消失，常伴胸闷，纳呆呕恶，大便稀溏，舌苔滑腻，脉濡或滑。

治法：利水化湿。

方药：三仁汤加减。

加减：黄斑区水肿明显者，加车前子、琥珀末，以利水化痰；纳呆便溏者，加白术、山药、芡实，以健脾除湿；失眠多梦者，可用温胆汤加减。

2. 肝经郁热证

症状：视物模糊，眼前棕黄色阴影，视物变小或变形，眼底可见黄斑水肿及黄白色渗出，常伴胁肋胀痛，嗳气叹息，小便短赤，舌红苔黄，脉弦数。

治法：疏肝解郁，清热化湿。

方药：丹栀逍遥散加减。

加减：黄斑区黄白色点状渗出较多者，可加丹参、郁金、山楂，以理气化瘀；脘腹痞满者，加鸡内金、莱菔子，以消食散结；小便短赤者，加车前子、泽泻、黄柏，以清热利湿。

3. 阴虚火旺证

症状：眼内干涩，视物模糊，眼前可见暗灰色阴影，视物变小或变形，眼底可见黄斑区色素紊乱，少许黄白色渗出，中心凹光反射减弱，兼见头晕耳鸣，失眠多梦，五心烦热，舌红少苔，脉细数。

治法：滋阴降火。

方药：知柏地黄汤加减。

加减：若眼底渗出物及色素较多者，加当归、牛膝、丹参，以增养血活血、通络消滞之效。

三、临证心得

祁老强调，不要以为 CSC 为自限眼底病变而忽视中医的治疗，该病的核心病机是湿邪为患，湿邪可致成不少内障与外障眼病。

祁老认为，凡是本病黄斑有囊样水肿者，不论新发或复发或处于慢性者，均可以将五苓散伍用于治疗方剂中。全身无明显湿证表现者，即可辨病为主，予以健脾利湿，温阳化水，酌加楮实子、炒薏仁、山药等。

本病在治疗过程中，应根据黄斑水肿病势及时调整方药。全身症状改善后，根据病情要继续治疗，争取黄斑水肿消失。黄斑水肿明显吸收可效不更方。如水肿消退，但留有硬性渗出物或色素者，可在原来处方中加旋覆花、半夏曲，或三七、浙贝、生薏仁。如水肿迟迟不能消退者，可用康复治疗中介绍方法。

四、康复治疗

1. 药物疗法

经过一个半月的治疗，眼底水肿不退，视力很差者，其药物治疗主要应根据患者个体情况之不同，进行全身辨证施治。

肝肾阴虚者可用六味地黄丸治疗，阴虚火旺者用知柏地黄丸治疗，眼底水肿明显者，加赤小豆12g，车前子15g，炒薏苡仁20g。脾气虚弱者可服益气聪明汤治之。心脾两虚者可用归脾汤治疗。

对于病变已属陈旧，但视力不能提高者，多在辨证论治的基础上加活血软坚之品，如丹参、赤芍、川芎、红花、海藻、昆布、土贝母，可根据病情选择其中2～3味。如全身症状不明显而病程较长，此时多为气虚，可在活血散结基础上加生黄芪、太子参、茯苓等。

对复发不能控制者，在本病治愈后，应抓紧时间，根据辨证论治的原则，给以恰当的丸剂或膏剂，且应坚持服用，直至彻底控制复发。如全身症状不明显者，可以服用滋阴养肝汤，如服后无不适者，也可将汤剂改成丸剂而常服。

2. 针灸疗法

根据祁老临证经验，治疗三个月后，视力不提高，眼底水肿不消者，配和针灸治疗往往收效。

（1）耳针疗法：可取交感、神门、肾、肾上腺、新眼、皮质下、枕、内分泌、目等，每次选其中4～5个穴，留针30分钟，每日1次，10次为一个疗程。

（2）体针疗法：取风池、曲池、内关、太阳、球后、睛明、承泣、目窗、头临泣等，每次选用其中3～4个穴，每日1次，留针30分钟，10次为一个疗程。

3. 气功疗法

对反复发作者可以配合气功治疗，一般以内养功为主，以提高机体抵抗力，防止复发。

4. 饮食疗法

凡具备康复指征者，均可根据病情选择相应的食疗方法。

（1）桑椹糖：适于阴虚者。白砂糖 500g，放入铝锅中，加水少许，以小火煎熬至较稠厚时，加入桑椹粉 200g，调匀，再继续煎熬至用铲挑起即成丝状而不黏手时停火，将糖倒在表面涂过食用油的大搪瓷盘中，待稍冷，将糖分割约 100 块即可。

（2）参枣汤：适于气虚脾弱者。党参 15g，大枣 20 枚，洗净，以冷水适量泡发后，以小火煎煮，半小时为一煎，共煎两次，合并煎液，每日分两次食用，吃枣喝汤。

5. 生活调养

容易复发者，应自觉节省目力，少看或不看电视，戒除烟酒，节制房事，注意营养，禁食炙煿厚味辛燥之物。

五、医案精选

李某，女，59 岁，门诊号 1107090304。2021 年 8 月 12 日就诊。

右眼视力下降半个月。

患者 2 年前无明显诱因出现右眼视力突然下降，注视点中央有暗影，曾服用中药治疗，半年后视力恢复 0.8。既往肺纤维化病史、荨麻疹病史、皮肌炎病史、类风湿病史多年。目前口服激素甲泼尼龙 5 片，环孢素软胶囊 4 粒。自觉怕冷，多汗，腰酸背痛，情志时有不畅，大便可，小便尚可，睡眠差，饮食可。舌质红，苔白腻，脉细。矫正视力：右眼 0.12，左眼 1.0。眼压：右眼 14mmHg，左眼 16.5mmHg。角膜清，前房（-），瞳孔等大等圆，光反射灵敏，双眼晶体混浊，右眼底黄斑部可见 1～3PD 大小、边界清楚的盘状脱离区，色暗，周围有反光晕，中心凹光反射消失。OCT：右眼黄斑区神经上皮与色素上皮之间脱离，出现巨大液腔，黄斑中心厚度 666μm，黄斑中心立方体积 15.4mm³，黄斑中心立方体平均厚度 426μm。

中医诊断：视瞻昏渺，脾虚湿盛。

治法：健脾祛湿，佐以安神。

处方：炒薏苡仁 20g，茯苓 12g，白术 20g，猪苓 10g，桂枝 6g，楮实子 12g，菟丝子 20g，枸杞子 12g，桑寄生 12g，西洋参 5g，香橼 5g，首乌藤 20g，茯神 12g，生龙骨 10g（先煎），生牡蛎 10g（先煎），芡实 10g，琥珀 3g。14 剂，每日 1 剂，水煎，分 2 次饭后服。

二诊（2021 年 9 月 10 日）：右眼视力上升至 1.0（矫正），左眼视力 1.0（矫正）。眼压右 14.7mmHg，左 18.4mmHg，眼科检查：右眼黄斑区水肿消退，中心凹光反。OCT：右眼黄斑区神经上皮与色素上皮之间脱离明显好转，黄斑中心厚度 272μm，黄斑中心立方体积 10.3mm^3，黄斑中心立方体平均厚度 285μm。睡眠差，四肢时有抽搐，多汗改善，脉弦滑，舌红，苔薄白。

继服上方治疗。

三诊：患者坚持服药 2 周后再次复诊，右眼视力 1.0（矫正），左眼视力 1.0（矫正），视力恢复，右眼中心暗影消失。复查眼底正常，OCT 正常。全身症状也较前明显改善。

第八节　年龄相关性黄斑变性

一、概述

年龄相关性黄斑变性，又称老年性黄斑变性，是一种以中心视力受损，随着年龄增加而发病率上升为特征的黄斑病变。好发于 50 岁以上人群，单眼或双眼受累，无明显性别差异，是发达国家老年人最主要的致盲眼病。本病的发病率呈逐年增高之势。目前确切的病因尚未完全清楚，现认为可能与年龄、遗传、种族、慢性光损伤、吸烟、中毒、营养缺乏、免疫异常、全身疾病等因素有关。因为发病机制尚不明确，已有的研究提示可能与衰老、慢性损伤过程中的自由基形成、代谢产物堆积、光感受器等组织的变性损害相关。

本病根据有无视网膜下新生血管的生成，分为干性（非渗出型）和湿性（渗出型）两类。非渗出型：几乎总是双眼发病。黄斑区色素紊乱，散在玻璃膜疣，视网膜色素上皮增生和萎缩，视网膜和脉络膜毛细血管萎缩融合，出现地图状萎缩。渗出型：黄斑部玻璃膜疣融合，脉络膜新生血管，视网膜神经上皮及/或色素上皮有浆液及/或出血性脱离，视网膜下出血、渗出，晚期形成机化瘢痕。本病的诊断依据包括：①早期改变依据眼底黄斑区出现色素脱失和增殖，或散在的软性玻璃膜疣而诊断；②萎缩性改变主要依据黄斑区内 RPE 萎缩区；渗出性改变依据视网膜下出血纤维血管膜；③荧光素眼底血管造影、吲哚青绿血管造影和光学相干视网膜断层扫描（CT）有助于诊断。

干性年龄相关性黄斑变性可以口服抗氧化剂、叶黄素、玉米黄素、维生素 C、维生素 E、锌或硒等营养剂，消除自由基，减缓病情进展。湿性年龄相关性黄斑变性，近年来首选治疗方法是球内注射抗血管内皮生长因子（抗 VEGF），目前已用于临床的药物有雷珠单抗、阿柏西普、康柏西普、贝伐单抗等。除抗 VEGF 药物外，还可以选择地塞米松玻璃体内植入剂球内注射。这是一种激素缓释剂，维持疗效较久。其他治疗包括激光治疗、光动力疗法、经瞳孔温热疗法。

中医学将年龄相关性黄斑变性归属于"视瞻昏渺"范畴，该病名始见于《证治准绳·杂病·七窍门》，其云"视瞻昏渺证，谓目内外别无证候，但自视昏渺，蒙昧不清也。"中医学认为本病在疾病早期以脏腑精气虚衰为主，随病程进展出现痰浊、血瘀，形成本虚标实、虚实夹杂之证。治疗主要采用辨证论治，针药同用，中西医联合治疗。

二、辨证论治

1. 脾虚湿困证

症状：视物变形，视物发暗，黄斑区色素紊乱，玻璃膜疣形成，中心凹反光消失，或黄斑出血、渗出及水肿。可兼见头重如裹，食少纳呆，大便溏薄，舌质淡，苔白腻，脉弦。

治法：健脾利湿。

方药：参苓白术散加减。

加减：玻璃膜疣较多者，加陈皮、半夏、竹茹，以祛痰化湿；水肿明显者，加车前子、猪苓，以利水消肿；渗出明显者，加浙贝母、鸡内金、昆布，以软坚散结。

2. 阴虚火旺证

症状：视物变形，视力突然下降，黄斑部可见大片新鲜出血。口干欲饮，潮热面赤，五心烦热，盗汗多梦，腰酸膝软，舌质红，苔少，脉数。

治法：滋阴降火。

方药：生蒲黄汤加减。

加减：出血新旧杂陈者，加生蒲黄、生三七粉、藕节、山楂、桃仁，以活血止血，消滞散结。

3. 痰瘀互结证

症状：视物变性，视力下降，病程日久，眼底可见瘢痕形成及大片色素沉着。兼见倦怠乏力，纳食呆钝，舌淡，苔薄白腻，脉弦滑。

治法：化痰软坚。

方药：化坚二陈汤加减。

加减：色素紊乱或色素沉着，或有萎缩瘢痕者，加瓦楞子、海藻、昆布、浙贝母，以软坚散结；失眠多梦者，加酸枣仁、夜交藤、合欢皮，以养心安神。

三、临证心得

该病是黄斑退行性病变，其确切原因尚不清楚，但衰老和退变与本病关系密切，故治疗首当考虑老年病理特点。一般而言以虚为本，补虚乃其根本。以五轮辨证，老年黄斑变性属瞳神疾患，瞳神在脏属肾，而病位在黄斑。近来，不少学者认为黄斑与脾关系甚密。因乙癸同源，补虚当以脾、肝、肾为主。其湿性病变之水肿、渗出、出血病理改变，祁老认为乃脾虚统摄失职，或肝肾阴亏，虚火酌煎脉络。而视网膜地图样萎缩，乃三脏功能衰退，视衣失荣，精血化源匮乏而致。从全身辨证，脾虚者，施以归脾汤加减，涉及肝肾者，宜选杞菊地黄丸。而以上二方，药偏于阴，故可伍用菟丝子、巴戟天、补骨脂，以达到阴中求阳。如肝肾亏虚，则当肝肾双补。另外老年体衰，病多兼夹，治疗本病时视病情而论。总之应全面考虑，分清标本缓急。至于眼底黄斑部之病理改变，则根据眼底情况辨证施治，如水肿则健脾利湿，渗出稀者，化痰利气，硬渗者，则软坚散结，新血应清热凉血，旧血则活血化瘀。关于新生血管，祁老以为此乃病理产物，其性脆弱，柔韧失常，乃阴血耗伤，营运无资，循环障碍所致。其治疗应以补血柔肝，药用白芍、阿胶、仙鹤草、玄参。干性地图样萎缩者，可选黄精、龟甲胶，少加鸡内金，临证之中根据全身及眼底病变具体情况，酌情组方用药。

四、医案精选

陈某，女，81岁，退休工人。

2013 年 1 月 6 日左眼突然视力下降伴飞蚊症，先后就诊于其他医院。光学相干断层扫描（OCT）示：左眼黄斑区水肿，伴脉络膜新生血管（CNV）。诊断为左眼老年性黄斑变性（湿性），左眼玻璃体积血，建议手术治疗。患者自述对多种西药过敏，因病情加重，前来求医。右眼视力 0.5，未见明显异常。左眼视力数指/10cm，前节（-），晶状体轻度混浊，玻璃体腔可见新鲜出血，眼底不入。眼压 Tn。素有高血压病，一直服用疏肝清热中药调理，稍服补药则觉燥烦。平素易口干，纳可，夜寐安，大便不爽，面色稍红，脉滑有力，舌苔黄厚干，舌质偏绛。

证属肝经火盛，治以清热凉血疏肝为主。

处方：熊胆粉 0.25g（分冲），仙鹤草 20g，白芍 12g，夏枯草 10g，生蒲黄 10g（包煎），炒蒲黄 10g（包煎），旋覆花 10g（包煎），清半夏 10g，白茅根 15g，连翘 12g，车前子 10g（包煎），防风 8g，防己 8g，密蒙花 10g，银柴胡 10g，地骨皮 10g。7 剂，水煎，分 2 次温服。

二诊：服第三剂药后全身发热，服第四剂药后自觉全身温暖舒服，之前的上冷下热症状消失，仍口干，情绪不佳，易紧张。左眼视力 0.1，自镜矫正至 1.0，右眼视力 0.5，自镜矫正至 0.8。查左眼玻璃体积血吸收，鼻侧下方有团絮状血块，余散状漂浮。左眼眼底不入，但可见微弱红光反射。脉滑，苔白腻。

上方加石斛 10g，瓜蒌皮 10g，钩藤 15g，7 剂。

三诊：左眼视力提高明显，近日烦躁，查左眼视力 0.15。眼底检查：玻璃体腔积血下沉，隐见血管，视盘色淡红，余不清。舌苔黄稍厚腻，脉滑有力。

上方去炒蒲黄，加灯盏花 10g，生石膏 20g，14 剂。

配合服用红花清肝十三味，每次随中药送服 5 粒。

1 个月后复查，左眼视力 0.6，右眼视力 0.5。

按语：祁老认为，凡见出血，尤其大量出血者，其止血为第一要务，而止血仅为权宜之计，在应用止血药时应辨证，必须遵照治病必求其本的原则，不是一味止血或无原则地化瘀，而是辨证求因，根据造成出血的原因来选择用药。一般老年人罹患目疾，以虚为多，但本例四诊合参，其证属实，故以清热疏肝为治。用药方面，祁老讲究宜忌，注重引经，强调配伍，兼顾脾胃。止血慎用或少用寒热药物，宜根据引起出血原因选择相应药物。仙鹤草配伍其中，因其性味平和，适用于诸般出血，且能健脾补虚。对于"出血必成瘀，有瘀必出血"及"无论早中晚只考虑瘀血"，祁老对这种观点持不同意见。

第九节　视神经萎缩

一、概述

视神经萎缩是指外侧膝状体以前的视神经纤维、神经节细胞及其轴索因各种原因所致传导功能障碍的一类疾病，是前视路（视网膜膝状体通路）系统损害后造成的轴突变性、神经纤维退变和坏死后的一个病理学概念和形态学后遗症，其结果是视功能不同程度损害和眼底视盘颜色变淡和苍白。表现为：①单眼或双眼视力逐渐下降，直至不辨人物，甚至不分明暗，而外眼轮廓无异常。②眼底检查可见视神经乳头色淡或苍白，边界清楚或模糊。③视野检查中心暗点或视野缺损。④瞳孔直接对光反应迟钝或消失。⑤色觉减退先红后绿。

视神经萎缩的病理机制包括：①视神经损伤的物理学机制。②细胞介导的炎症因子及脂质过氧化机制。③视神经超微结构损伤机制。④兴奋性细胞毒作用及 Ca^{2+} 超载机制。

⑤视网膜神经节细胞坏死或凋亡机制。⑥视神经轴突再生障碍机制。

西医治疗主要针对原发病进行治疗，尽快消除病因，维持和改善本病视功能。因颅内肿瘤压迫，手术摘除肿物后视功能可能一定程度得到恢复；药物（如乙胺丁醇）中毒性视神经病变，立即停用该药并给予治疗，有可能完全恢复视力；放射状视神经病变及时高压氧治疗；脱髓鞘性视神经病变选择剂量、疗程适宜的激素治疗加中医调整等。消除病因及治疗干预均可能稳定病情和恢复一定视力。另外，为改善视功能，临床常予患者以维生素、血管扩张药物、神经营养药物等。

中医将本病归于"青盲"。《神农本草经》首载"青盲"一词，该书记载有多种主治青盲的药物，但并未对此称谓进行描述。《证治准绳》中对青盲详细描述："夫青盲者，瞳神不大不小，无缺无损，仔细观之，瞳神内并无些少别样色气，俨然与好人一般，只是自看不见，方为此证。若有何气色，即是内障，非青盲也。"将青盲和广义的内障做出区别。本病基本病因为邪毒外侵、七情所伤、头目撞击、肿物压迫，或先天禀赋不足，导致气血不能濡养眼系，神光衰退，日久眼络瘀阻，神光湮灭。中医辨证治疗视神经萎缩具有一定优势。

二、辨证论治

1. 肝郁气滞证

症状：视物模糊，渐至失明，视盘色淡或苍白，视野中央区或某象限可有大片暗影遮挡，心烦郁闷，口苦胁痛，头晕目胀，舌红，苔薄白，脉弦。

治法：疏肝理气。

方药：逍遥散加减。

加减：可加郁金、枳壳、川芎、丹参，以增加行气活血之功；余热未清或肝郁化热者，加牡丹皮、栀子，以清肝泄热；阴虚者，加女贞子、生地黄，以滋阴。

2. 肝肾阴虚证

症状：双眼昏蒙日久，渐至失明，视盘色淡或苍白，边缘清或不清，口眼干涩，头晕耳鸣，腰酸肢软，潮热盗汗，男子遗精，大便干，舌红，苔薄白，脉细。

治法：补益肝肾。

方药：明目地黄汤加减。

加减：可加川芎、石菖蒲、丹参，以活血通络，开窍明目；阳虚者，加杜仲、肉桂，以助肾阳；久病不愈者，可加麝香，以通络开窍。

3. 气血两虚证

症状：视力渐降，日久失明，面色无华，唇甲色淡，神疲乏力，懒言少语，心悸气短，舌淡，苔薄白，脉细无力。

治法：益气养血。

方药：八珍汤加减。

加减：可加石菖蒲、鸡血藤，以活血开窍；失眠，加酸枣仁、远志、夜交藤，以养血安神；便秘，加柏子仁、首乌，以滋阴润肠。

4. 气滞血瘀证

症状：视力下降不复，视盘色淡白甚至苍白，或见视网膜血管变细，常见于外伤或颅内手术后，头痛健忘，舌暗红，有瘀点，脉细涩。

治法：行气活血。

方药：桃红四物汤加减。

加减：可加地龙、细辛，以增强通络化瘀之功；久病者，加枸杞子、太子参，重用黄芪等，以补益脏腑经气。

三、临证心得

1. 辨证

祁老指出，视神经萎缩是多种原因造成的结果，有的原因不明，故而诊疗应当辨证，而辨证可分两个方面：

（1）对已经明确的病因，例如炎症、缺血、外伤、眼压、肿瘤压迫等，应针对具体情况处理，如控制眼压、肿物摘除等。在此基础上根据辨证论治原则治疗，不能只考虑视神经萎缩，盲目用补益之品，而忽视辨证。

（2）对病因不明者，其辨证更为重要。通过四诊合参，辨出证候，根据其证候进行调制。曾有一名青年男性患者，罹患此病，其原因不明。经询问时有手淫习惯，嘱其戒除，再服原来所用中药，伍用镇静安神涩精之品，如龙骨、牡蛎、芡实、莲须，而后视力有所改善。

2. 辨病

眼科器械检查，扩大了望诊范围，累积了不少经验。如视盘颜色由红变淡，其苍白无华，此乃气血不足，目失所养所致，整体辨为虚证。又因足厥阴肝经直通目系，上行与督脉相汇于脑，且肝肾同源，故诊疗从辨病角度出发，治当补气血，滋肝肾。在运用补益药物时，戒蛮补与呆补。所谓蛮补即不问整体气血阴阳，大补为先，而呆补即补血不顾气、补阴不顾阳等。

治疗本病应用补剂注意：①视整体，如整体不适补益，则视病情酌情缓补或轻补。②滋补精血之中适当伍用人（党）参、黄芪、枳壳、陈皮、菟丝子和巴戟天。③目系于脑，故补益中可酌加制首乌、核桃肉、鹿茸（大虚则缓补，补虚宜少，一般可以服 0.5g，试服后根据情况，酌情加减）。④用补剂应加引经药，以助药力上行，如葛根、柴胡、防风等。

3. 辨证与辨病相结合

（1）证与病无矛盾，即可结合用之。

（2）证与病用药有矛盾时，视病情医治，急则治其标，缓则治其本，而后轻补或缓补。

（3）无证可辨，则可酌情辨病论治。

4. 针药并用

针刺与药物治疗相得益彰，取穴当以局部与全身取穴相结合。

5. 日常调摄

（1）注意调节患者情志，树立战胜疾病的信心。

（2）由于本病需长期治疗，服用汤剂取效后可改服丸剂。治疗中不能忽视临时病证的治疗（如外感、腹泻等）。

（3）重视医患配合，定期复查。

四、医案精选

陈某，男，49 岁。2016 年 12 月 14 日初诊。

右眼下方有黑影遮挡 1 个月。

患者半个月前于他院被确诊为"右眼缺血性视神经病变"，各项检查均未查明具体原因，住院半个月，予糖皮质激素及营养神经等药物治疗，右眼下方黑影遮挡症状无明显改善，遂请中医治疗。患者既往高血压病史 6 年，血压控制良好。视力：右眼 0.5，左眼 0.8，矫正均不提高。眼压正常。眼底检查：右眼视盘淡，边界清楚，左眼乳头边界欠清晰，色偏红，视网膜有硬性渗出。视野检查：右眼下方视野呈半圆形高密度暗区，下方视野严重缺损。MS11.2dB，MD15.4dB。无明显全身状况，舌质淡，苔薄白，脉细。

中医诊断：青盲。

辨证：气血亏虚。

治法：补益气血。

处方：黄芪 30g，葛根 10g，凌霄花 6g，三七 3g，制首乌 10g，石斛 10g，当归 10g，陈皮 8g，升麻 5g，玄参 10g，桑寄生 15g，全蝎 5g。颗粒剂，14 剂，早晚冲服。

二诊：患者服药后全身无不适，自觉右眼下方黑影遮挡略减轻。查视力：右眼 0.6，左眼 1.0。眼底同前。视野检查：右眼下方视野缺损较上次有所改善。MS14.1dB，MD12.6dB，sLV10.6dB。舌质淡，苔白略干，脉细。

继续服上方，颗粒剂，28 剂，早晚冲服。

三诊：1.5 个月后，患者自觉右眼下方黑影遮挡部分消退，右眼较左眼怕风。视力：右眼 0.5，左眼 1.2。视野检查：右眼下方视野缺损较上次进一步改善。MS15.9dB，MD10.7dB，sLV8.5dB。舌质淡，苔薄白，脉细。

上方加防风 8g。颗粒剂，28 剂，早晚冲服。

四诊：3 个月后。患者服药后 1 小时自觉面部发热，一般持续半小时即消退。右眼下方黑影遮挡又有好转。视力：右眼 0.6，左眼 1.0。视野检查：MS14.7dB，MD11.9dB，sLV9.6dB。

上方加枸杞子 15g，黄精 10g，鸡内金 8g。颗粒剂，28 剂，早晚冲服。

五诊：6 个月后。右眼下方黑影遮挡基本消失。视力：右眼 0.6，左眼 1.0。视野检查：右眼下方半圆形高密度暗区消失。MS19.0dB，MD77dB，sLV5.7dB。

继续服上方 28 剂，以巩固疗效。

按语：缺血性视神经病变是由于视神经营养血管发生循环障碍，引起急性视神经和视网膜的病损及其继发的视功能损害。该病可造成不同程度视野缺损而影响视力，目前中西医治疗均感棘手。本例患者无明显全身表现，血压虽高但可用药物控制良好，故治疗以辨病为主。以下为祁老治疗思路和用药特点：①该视野缺损乃由视神经缺血而致目系失养，其治疗当以补虚为主，当归身、人参、黄芪固不可少，还应考虑肾生脑髓，目系于脑，故补益药中应加补肾益脑之品，如何首乌、黄精、玄参、核桃肉等。②由于眼位至高，脉络深邃，要想使药物上达病所，则必须考虑配伍引经药。本例方剂中的葛根即是。③眼部脉络细微深邃，且其目系已萎缩，其中脉络必不通达，故方中伍用虫类药物，以达到搜剔、通经活络的作用，如方剂中之全蝎。

第十节　小儿目眨症

一、概述

小儿目眨症是一类以眼睑不自主频繁眨动为主要表现，伴见口、鼻、眉毛连动，挤眉弄眼，耸动肩膀的疾病，多为双眼发病，是一种慢性神经精神障碍性疾病，亦是眼科常见病与多发病。西医认为，该病与饮食不节、营养不足或失衡、屈光不正及精神因素有关，治疗常采用屈光矫正、抗生素眼液滴眼及心理治疗等措施，虽可缓解眼部症状，但疗程较长，对全身症状改善不明显，且部分患儿间歇数日后又复发，对其生活和学习造成严重影响。另外还有以口服抑制神经兴奋药物为主的治疗措施，但药物毒副作用及耐药性、依赖性是其主要弊端，尚未很好解决。

小儿目眨症又称为目劄症，目劄是因风邪侵目，或精血不足，目失濡养所致，以胞睑频频眨动，不能自主控制为主要表现的外障类疾病。《审视瑶函》云："目劄者，肝有风也。风入于目，上下左右如风吹，不轻不重而不能任，故目连劄也。"中医认为，本病由饮食不节，脾胃受损，脾虚肝旺，气血津液不能濡养目珠，或燥邪犯肺伤津，目珠失润，或肝肾阴亏，虚火上炎，虚火灼煎，津液不足以润泽目珠所致。中医药治疗该病在安全性方面有一定的优势。目眨症的病机，其本为脾虚，标为肝旺，或夹痰、夹湿、夹滞、夹惊，治疗终不离健脾柔肝之法。

二、辨证论治

1. 脾虚肝旺证

症状：胞睑频频眨动，眼轻度痒涩不舒，畏光，常喜揉眼，可见黑睛生星翳，多饮食偏嗜，纳差形瘦，烦躁不宁，舌淡苔薄，脉细数。

治法：健脾清热消积。

方药：肥儿丸加减。

加减：眼干涩不舒，常喜揉眼者，加太子参、山药，以益气生津；畏光，黑睛生星翳者，再加石决明、菊花，以助清肝明目。

2. 燥邪犯肺证

症状：胞睑频频眨动，眼干涩不适，白睛微红，或见黑睛细小星翳，伴咽鼻干燥，便秘，舌红少津，脉细数。

治法：养阴清热润燥。

方药：养阴清肺汤加减。

加减：可于方中加桑叶、蝉蜕，以清热明目退翳。

3. 阴亏火炎证

症状：胞睑频频眨动，眼干涩痛，白睛微红，黑睛生星翳，咽干口燥，耳鸣健忘，失眠多梦，五心烦热，舌红少苔，脉细数。

治法：滋阴降火。

方药：知柏地黄丸加减。

加减：眼干涩痛较甚者，加沙参、麦冬、枸杞，以养阴生津；黑睛生星翳较多者，加蝉蜕、菊花，以明目退翳。

三、临证心得

祁老近年来接待小儿目劄者，并不少见，应用上方多能有效，而且认为目劄不是一个症状，可能是一个病，原因是此类患儿经过检查，视力多属正常。而慢性结膜炎、沙眼者并不多见（有的按此治疗目劄大多不减甚至加重），视力多属正常。至于因维生素缺乏而酿成疳积上目者，临床所见不多。有浅层点状角膜炎，或内眦赘皮睫毛倒入者，则不应属于目劄范围。本病眼前节正常，全身及舌脉异常者多表现不显著，而主要表现为不自主地眨眼。产生此病的原因主要是饮食不节、营养过剩、环境污染和使用目力不当有关。

祁老认为，目劄其病多显形于外，但其病则藏于内，病位在脾与肝。因眼睑为肉轮，内应于脾。劄为"风掉"之列，属风甚，其脏在肝。病机是饮食不节则伤脾，过度使用目力则伤肝。治法为健脾柔肝，可用自拟方止劄散。若便溏体弱者，加山药、白术、炒薏苡仁；便秘、苔黄者，加焦槟榔、枳壳；养肝用白芍、木瓜；血虚脉弱者，加当归、柴胡；息风解痉，用防风、天麻、僵蚕；目劄兼有抽动者，加钩藤、伸筋草；若起病急，目劄兼有抽动者，为肝风夹痰，可加法半夏、天竺黄；如有抽鼻者，可加辛夷、牛蒡子，以疏风通窍。此病患儿3岁至学龄前为多。若胆小、内向，容易紧张，可加生龙骨、牡蛎各8g。

另外，祁老还建议注意纠正不良饮食、用眼习惯，少用手机，增加户外活动，家长抚慰小孩，注意解除精神压力，必要时，与老师沟通。本病治愈后，可根据患儿体质酌服定志丸，并保护视力，防止复发。

四、医案精选

张某，男，4 岁半。

双目劄动频繁 2 周。

近 2 周来患儿双目劄动频繁，无明显疼痛，曾于某院以"过敏性结膜炎"治疗，予盐酸奥洛他定滴眼液、妥布霉素滴眼液、小牛血去蛋白提取物滴眼液滴眼 1 周，效果不显，遂至祁老门诊治疗。眼部检查：双睑少许滤泡，角膜（－），眼压指压 Tn，视力双眼 0.8。患儿平素少动，纳呆，胆小内向，喜看电视、手机，患病前曾感冒，经治已痊愈。刻下：纳呆，二便调，眠差，双目偶痒，干涩，无分泌物，舌质淡，苔薄白，脉细。

诊断：小儿目劄。

辨证：脾胃虚弱，肝血失养，外感引动内风。

治法：健脾柔肝，疏风解痉。

处方：茯苓 6g，党参 4g，炒薏苡仁 10g，炒三仙各 5g，当归 5g，白芍 5g，柴胡 5g，防风 5g，天麻 5g，钩藤 12g，全蝎 3g，远志 4g，谷精草 5g，桔梗 5g，伸筋草 5g。7 剂，水煎服，分早晚两次温服。

停用滴眼液，并嘱家长调节患儿饮食，避免患儿长时间看电视、手机，注意用眼卫生。

二诊：患儿服药后全身无不适，症状基本消失，再进 7 剂以巩固疗效，嘱其注意饮食、起居。

按语：祁老认为，此案患儿素来性格胆小内向，少动易惊，情志不遂，肝脾不调，此为内因。病发前曾外邪，内外相合，肝失条达，横逆犯脾，目失所养，故见双目劄动频频。结合小儿生理病理特点，治疗当以健脾柔肝、解痉息风为大法，用止劄饮治疗。患儿见双目眨动频繁，目痒干涩，故加用全蝎息风镇痉，谷精草养肝润燥。患儿胆小易惊，胆气不足，故加远志安神益智，加党参健脾益气，以收固本之功。

第四章

用方经验

第一节　经方、传统名方

一、黄芪建中汤(《金匮要略》)

组成：桂枝、炙甘草、生姜、芍药、大枣、饴糖、黄芪。

临证备要：本方主要用于治疗阴阳气血不足，腹中拘急，自汗或盗汗，身重或不仁，脉大而虚等症。祁老在秦伯未用黄芪建中汤治疗胃溃疡获愈以及参、芪能起陷翳（即角膜溃疡或上皮迟迟不能愈合，而炎症已退）的启发下，运用该方加减治疗角膜溃疡，每获满意效果。

病案举例

1. 角膜伤口迟迟不愈合案

崔某，男，57 岁。2003 年 10 月 25 日就诊。

患者系某厂车工，国庆节前，右眼进入溅飞之铁屑，两日后到附近医院就诊，取铁屑后，至今患眼仍怕光刺痛，视物不清。检查：右眼眼睑痉挛，睫状充血（＋），角膜近瞳孔区有一较深缺损，缺损处周边浸润不明显，前房（－），瞳孔（－）。诊断为右角膜铁屑取出后伤口不能愈合，属陷翳。予黄芪建中汤加减，以建中益气，托里生肌。

处方：生炙黄芪各 20g，桂枝 6g，炙甘草 6g，生姜 2 片，白芍 12g，大枣 5 枚，饴糖 30g，蒙花 10g，三七粉 3g（分冲），防风 10g。5 剂，水煎，食后服。

二诊：怕光磨痛明显减轻，检查角膜染色（±），小凹近平复。前方加白蒺藜 12g，5 剂。

三诊：自觉症状已无，角膜染色（-），小凹平复形成小片斑翳。再予前方，每剂分两日服。

2. 角膜上皮受损迟不愈合案

伍某，男，41 岁，银行职员，2005 年 4 月 12 日就诊。

双眼异物感、羞明，视物如雾近二月。

曾因患眼胀，视疲劳，就诊于当地医院，经住院检查，诊为视疲劳。予以润舒眼药水及维生素口服等，视疲劳不减，眼胀，并加眼磨，怕光，视物不清，到北京某医院经检查诊为病毒性角膜炎，予阿昔洛韦眼药水、妥布霉素、贝复舒等治疗，经治半月余，诸症不减，故请中医治疗。检查：视力远右 0.8，左眼 0.7，近右 0.66，左 0.66，双睑结膜轻微充血，球结膜未见明显充血，角膜浅层点状弥漫着色，瞳孔前房正常，指测眼压正常，小孔眼底未见异常。询问过去仅有视疲劳史，远视力均为 1.0，自住院检查后，增添怕光，异物感，似沙粒磨眼，无分泌物，外部用药均遵医嘱滴用。患者目前睡眠差，食纳无味，思想压力很大，脉弦，舌苔薄白，舌质润。结合病史及检查，此为测眼压不当及检查过频，损伤角膜，属陷翳。乃黑睛表层受损，气机亏乏，无力滋生所致，予以黄芪建中汤加减。

处方：生黄芪 30g，桂枝 4g，炙甘草 6g，生姜 2 片，白芍 15g，大枣 5 枚，饴糖 30g，蒙花 10g，薏仁 10g，防风 10g，白术 10g，夜交藤 15g，白蔻 5g。7 剂，水煎，食后服。

珍珠明目液滴眼，每日 3 次。

二诊：用药后，怕光已无，磨痛大减，视物清，食睡均佳，远视力双眼均为 0.8，角膜染色着色明显减少。效不更方，继服 5 剂。

三诊：自觉症状已无，视力双眼均为 1.0，角膜染色仅有极少数点状着染。上方继服。

隔数月来人述伍某返回后，服药半月，至今眼如常人。

二、桂枝茯苓丸（《金匮要略》）

组成：桂枝、茯苓、牡丹皮、桃仁、芍药。

临证备要：本方能活血化瘀，缓消癥块，治妇人宿有癥块，妊娠胎动，漏下不止，及瘀血而致的痛经经闭、癥积痞块等症。有报道应用此方治疗子宫肌瘤及声带小结者。祁老于 20 世纪 70 年代初曾以此方治疗右眼眶内血管瘤（手术后复发）。方中桂枝能温经行气通阳，丹皮桃仁活血祛瘀，茯苓化瘀渗湿健脾，赤芍行血中之滞。

病案举例

眶内血管瘤案

王某，女，51 岁。于 1971 年 3 月就诊。

右眼患眼眶内血管瘤，于 2 年前到某医院行手术治疗，具体术式不清。检查：双眼视力右 0.8，左 1.0，右眼上睑皮肤略粗糙，色较暗，眼球略向前突，指测眼压 Tn，角膜透明，前房深浅正常，瞳孔对光反应良好，与左眼等大，眼底乳头色正常，静脉迂曲，黄斑中心凹隐见，视网膜（-），嘱低头伏案 10 分钟后，患眼明显外突，上下睑皮肤亦显紫暗，且有复视感。经原来手术医院检查后诊为眶内血管瘤术后复发，建议再行手术，如不手术恐压迫神经而使视力下降，甚至于摘掉眼球，患者非常恐惧，因手术甚为痛苦，不愿再行手术，故请中医诊治。

祁老接诊后，询问患者全身情况，得知该女，未曾婚配，素好清静，月事已无近 1 年，有习惯性便秘，眠可，纳佳，脉弦细，苔薄白，舌质偏绛。予以桂枝茯苓丸加柴胡、夏枯草。

处方：桂枝 5g，茯苓 12g，丹皮 10g，炒桃仁 10g，赤白芍各 10g，柴胡 10g，夏枯草 12g。7 剂，水煎内服。

二诊：服药后无不适，嘱原方再进 14 剂。

三诊：服药后患者及全身无不适，大便较前易解，并恳请予以针刺。针睛明（右）、太阳（右）、合谷（双）、曲池（双）、足三里（双），隔日一次。

四诊：针后，发现右眼睑周围皮下瘀血，患者针后自觉患眼轻松，全身无不适。再针右睛明、右丝竹空、阳陵泉（双）、三阴交、曲池（双），继服前方。

5 个月后，低头伏案，眼球已不突出，且无伴随复视，视力、眼压、眼底检查均正常，全身无不适，舌脉如常，原方（加浙贝、海浮石以加强软坚散结之力）配制水丸，早晚饭后各服 9g，每周针 1 次，逐渐停施针刺。1 年后再诊，全身无不适，眼部正常，嘱可间断服药，以防复发。

三、五苓散（《伤寒论》）

组成：猪苓、白术、茯苓、泽泻、桂枝。

临证备要：本方出自张仲景《伤寒论》，用治太阳病，发汗后，汗出脉浮，小便不利，微热消渴，中风发热，六七日不解而烦渴欲饮水，水入即吐，即水逆证。本方有利湿之效，后世医家治湿病多以五苓散加减，用之多有效。如五苓散治湿多热少之黄疸；若与平胃散合方名胃苓散，治湿盛的大便溏泻；若加附子、苍术名苍附五苓散，治阳虚而寒湿内盛的腰腿冷痛，腿酸踝肿等证；若加入人参名春泽煎，治老人正气虚衰，少气懒言，心悸息短，晨起而目胞肿。陆南山老中医认为，单纯性青光眼即与水湿上泛致使眼压升高有关，故以五苓散加减，组成"平肝健脾利湿方"，用于治疗早期宽角型青光眼（即慢性单纯型青光眼）之眼压偏高。还可以用于治疗青光眼头痛，呕吐而渴欲思饮者。在眼科专著中，明以前多注重眼的局部辨病，故祛湿法仅局限于外障眼病，如胞虚如球，状若鱼胞，而内障仅见于云雾移睛，其他则很少应用。如茯苓泻湿汤（《原机启微》）用来治疗疳积上目，除湿汤（《眼科纂要》）用来治疗睑缘赤烂，猪苓散（《银海精微》）用来治疗云雾移睛。这些方剂多从六淫中湿邪外侵着眼。清代顾锡在治湿方面虽有发挥，也多局限在外障而无内障，只提及瞳神呆钝、色淡、昏暗无光与内湿有关。由于现代眼科检测仪器引进了中医眼科，使望诊得到了延伸。祛湿法在中医眼科治疗方面，不但用于外障，而且内障眼病（由于脏腑功能失调而造成的"内湿"）也多被使用，如开角型青光眼、中心性浆液性脉络膜视网膜病变、中心性渗出性脉络膜视网膜病变、黄斑水肿、视网膜及视神经水肿等，故五苓散在眼病治疗中大有用武之地。祁老使用五苓散治疗眼病，以辨病为主，但也不忽视辨证，以五苓散为基础，再根据辨证结果伍入相应的药物。另一点是对方中的桂枝用法，因桂枝不在祛湿药物中，但为了使湿邪五苓散中桂枝，既可温扶脾阳用以运水，又可温肾阳、逐寒邪，以助膀胱气化，行水湿痰饮之邪，为治痰饮蓄水证的必备品。

病案举例

1. 中心性浆液性脉络膜视网膜病变案

车某，男，32 岁，2006 年 10 月 15 日就诊。

左眼曾患中心性浆液性脉络膜视网膜病变，经治已愈。于 4 个月前复发，曾于某医院治疗数月不效，建议用激光治疗，患者不愿接受，故请中医治疗。检查：远视力右眼 1.2，左眼 0.4，双外眼（-），右眼眼底正常，左眼散瞳检查，视盘颜色正常，边界清晰，黄斑区中心凹不见，夹杂色素，有 1 ~ 2.5PD 大小盘状光晕。眼底荧光造影示，黄斑区有墨渍样向四周扩张的渗漏点。诊断为左中心性浆液性脉络膜视网膜病变（复发）。脉濡弱，苔薄白。便偏软，纳可。此为水湿上泛，治宜五苓散加味。

处方：猪茯苓各 15g，炒白术 10g，泽泻 10g，桂枝 4g，炒薏仁 20g。7 剂，水煎，分早晚饭后服。

二诊：服药后症不减，左眼视力 0.4，眼底仍有水肿晕轮。此系脾虚失健，不能运湿，且水肿已逾四月，上方加黄芪、生姜、大枣以健脾益气。7 剂，水煎服。

三诊：纳呆、便溏、乏力症状减轻，视物仍发暗变小。左眼视力 0.8，眼底黄斑水肿减轻，水肿区隐见黄白色沉着物，舌脉同前。上方加三七 3g，石斛 10g，7 剂，水煎服。

四诊：全身无不适，舌脉同前，左眼视力 1.0，眼底黄斑中心凹水肿基本消退，硬性渗出物呈白色小点且色素紊乱。上方加象贝、清半夏以化结软坚。14 剂，水煎服。

五诊：全身无不适，左眼视力 1.2，眼底中心凹可见，水肿消失，仅见色素紊乱，嘱继服前药 7 剂后，改为早晚口服明目地黄丸各 1 丸，午后服参苓白术丸 1 袋。注意节省目力，戒辛辣厚味。

半年后复查视力 1.2，眼底如常。

2. 眼睑血管性水肿案

宋某，女，40 岁。2000 年 2 月 20 日就诊。

双眼肿胀，晨起明显，不痛，不影响视力。检查：双眼视力（远）1.0，上下双眼睑肿胀，皮色发白，扪之微凉，光亮紧绷，双睑结膜两眦充血，有少许滤泡，球结膜（-），角膜透明，前房（-），瞳孔对光反应存在，眼压 Tn。散瞳眼底视盘色偏淡，视网膜血管（-），网膜无渗出，双中心凹光反射可见。诊断为双眼睑非炎性水肿。建议做头颅 CT 检查，内科排除心肾病变后再诊。

二诊：内科会诊排除心肾病变，头颅 CT 检查结构正常。询问病史，患者春节前后家务繁忙，饮食欠规律，睡眠不佳，月事正常，偶有白带，便软，体乏，脉缓，苔净舌淡。此系脾虚不运，湿邪上泛，侵及肉轮，属眼睑血管性水肿，治当健脾利湿，兼以温阳利肺，取五苓散加味。

处方：猪苓 15g，茯苓 12g，炒白术 10g，泽泻 10g，桂枝 5g，炒薏仁 20g，防风己各 8g，桔梗 6g，杏仁 10g。7 剂，水煎服。药渣不弃，乘热湿敷双睑，以助药力。

三诊：服药后体乏无力减轻，便仍软，饮食可，眼睑水肿稍减，脉舌同前，上方加山药、人参，以加强益气之功。14 剂，服法同前。

四诊：全身不适症减，双睑皮肤肿消，隐见皱褶，眼睑开合自如，上方再进 10 剂。

五诊：双眼睑肿消如常人，全身无不适，脉濡，舌苔薄白，质淡。停服汤剂，改服参苓白术丸早晚饭后各 1 袋，以巩固疗效。

3. 慢性单纯性青光眼

李某，男，37 岁。1972 年 4 月 5 日初诊。

5 个月前，因视疲劳伴头痛，经某医院诊为慢性单纯性青光眼，当时眼压超过 30mmHg，给予 1% 毛果芸香碱点眼，眼压下降不明显，改用 2% 毛果芸香碱，并口服乙酰唑胺（早晚各 250mg），眼压降至 20mmHg 以下，但不能停药，至今仍局部用 1% 毛果芸香碱，每日 3 次，口服乙酰唑胺 250mg。因点缩瞳药后瞳孔缩小而影响视力，口服药后出现手麻不适，故请中医诊治。检查：矫正双眼远视力 1.0，近 1.0，双角膜透明，前房不浅，瞳孔小（药物性），眼底因瞳孔小，隐见视盘血管偏向鼻侧，凹陷，C/D 为 0.5，不深，房角为开角。诊断为：慢性单纯性青光眼、屈光不正。看书多则有偏头痛且视疲劳，大便稍软，睡眠尚可。脉濡，苔薄白，质偏淡。患者已婚，夫妻和谐，现有男孩一名，经济尚可，平素性情平缓，不易激动，唯编辑工作紧张。此系脾虚水湿不运，上凌目窍而致，治当健脾利湿为主，以五苓散加味。

处方：猪茯苓各 12g，炒白术 10g，桂枝 5g，泽泻 10g，山药 15g，陈皮 8g，石斛 10g。7 剂，水煎服。

局部点 1% 毛果芸香碱，口服乙酰唑胺 125mg，早晚各 1 次。

二诊：服药后，全身无不适，视疲劳改善，已无头痛，眼压 20.55mmHg。原方再服 7 剂。乙酰唑胺改为 125mg，每日 1 次。

三诊：眼压降至 17.35mmHg，全身无不适，大便已成形，视疲劳已除。嘱停服乙酰唑胺，点药及汤剂同前。

四诊：全身无不适，眼压正常，嘱改用 0.5% 毛果芸香碱点眼，每日 3 次，注意劳逸结合，上方一剂分两日服。

半年后来诊，全身无不适，眼压正常。日常工作偶尔加班，也无不适，每日仅点 0.5% 毛果芸香碱一次。嘱停服汤剂，上午服明目地黄丸 1 丸，晚饭后服参苓白术丸 1 袋，眼药水仍遵前医嘱，定期复查。

四、泻心汤（《金匮要略》）

组成：大黄、黄连、黄芩。

临证备要：本方功能泻火解毒，化湿泻热，治热盛迫血妄行，吐血咯血，或三焦实热，高热烦躁，面红目赤，口疮痈肿，及湿热黄疸、霍乱等症。眼科常用以此方加味治疗眼科病证，如大眦赤脉传睛、大眦漏、漏睛疮（急性发作）、胬肉攀睛等心经实热上攻于目等。祁老用此方治疗眼部急性出血属实热者，常取良效。祁老还认真学习唐容川的《血证论》，他认为，尽管唐容川本人对眼科的学识有限，对临证指导意义不大，但对脏腑气血认识颇深，其云："心为君火，化生血液，是血即火之魄，火即血之魂，火升故血升，火降即血降，知血生于火，火主于心，则知泻心即是泻火，泻火即是止血，得力大黄一味逆折而下，兼能破瘀逐陈使不为患……能从此悟得血生于心，心即是火之义于血证思过半矣。"

病案举例

1. 外伤性前房积血案

刘某，男，17岁，2000年1月就诊。

右眼被篮球击中，视力下降，故来急诊。检查：视力右眼前指数，左1.2，右眼肿胀，球结膜下出血，角膜上皮损伤，前房满贯出血，不见瞳孔，指测眼压Tn+1，左眼前节（-），眼底小瞳孔检查无异常。诊断为右眼顿挫伤，前房积血，继发眼压升高。嘱右眼冷敷，局部点抗生素以防感染，仿仲景泻心汤泻火止血。

处方：制大黄8g，黄连10g，黄芩10g，三七粉3g（分冲），防风8g。3剂，每日1剂，急煎，早、中、晚各服1次。

二诊：右眼肿势稍减，皮下瘀血呈青紫色，眼睑开合不利，视力右0.1+1，球结膜下出血已局限，角膜透明，前房积血达2/3，瞳孔可见上方，对光反射迟钝，眼底不见，指测眼压Tn。效不更方，再进3剂。

三诊：视力右0.4，眼睑肿胀减半，已能开合，结膜下出血大部分已吸收，前房积血明显吸收，达前房的1/3，瞳孔已见稍大，对光反射尚有，眼底可见乳头，黄斑检查不满意，眼压Tn。

上方加山萸肉、五味子、防风，减大黄，7剂，每日1

剂，水煎，早晚各服 1 次。

四诊：视力右 1.0，球结膜出血已吸收，角膜透明，前房积血全部吸收，瞳孔等大正圆，对光反应灵敏，眼底（-）。停药，如有不适，及时就诊。

2. 急性泪囊炎

王某，女，48 岁。2007 年 11 月就诊。

右眼内眦下方肿痛两个月，服消炎片无效，故请中医治疗。检查：右眼泪囊区红肿，扪之发热，肿硬核压痛明显，耳前淋巴结肿大并有压痛，恶寒不适，体温 39℃。素有右眼溢泪病史，近日食辛辣过多，便秘口干，脉弦滑有力，苔黄厚而干。此系过食辛辣，心火上炎，致使诱发漏睛疮，以清热泻火，兼以散风解毒为治。

处方：制大黄 8g，黄连 6g，黄芩 10g，荆芥 10g，防风 10g，银花 15g，皂角刺 12g。3 剂，水煎服。用煎后药渣湿热敷，每日 2 次。忌食辛辣厚味。

二诊：服药后，大便已下，右侧泪囊红肿消散减半，痛势大减，体温正常，脉滑数，苔黄厚。效不更方，再进 3 剂，并药渣湿热敷。

三诊：右眼泪囊肿痛均无，皮色如常，按之稍硬，便畅，脉数，苔厚。上方去制大黄，加花粉 10g，赤芍 10g，以助消散。

嘱两周后来门诊冲洗泪道，以排除泪道疾患。

五、参苓白术散（《太平惠民和剂局方》）

组成：莲子肉、薏苡仁、砂仁、桔梗、白扁豆、茯苓、人参、甘草、白术、山药。

临证备要：本方是在参、苓、术、草四君子汤基础上加砂仁、桔梗、山药、莲子、扁豆、薏苡仁而成，具补脾渗湿和胃之功。方中砂仁芳香醒脾理气，使之补而不滞，而桔梗为舟楫之药，可载药上行。全方配伍，药不虚设，为健脾益气之名方。故《太平惠民和剂局方》谓："此药中和不热，久服养气育神，醒脾悦色，顺正辟邪。"中医眼科受"肝开窍于目""肝受血而能视""肝主通于目"以及肝脉连目系和五轮瞳神属肾的影响，治疗内障疾患习以补益肝肾为先，而顾及脾胃者不多。脾为后天之本，气血之源泉，《内经》中论述脾与眼目关系远不及肝，李东垣在《兰室秘藏·眼耳鼻门》中补充了这一缺憾，其谓："夫五脏之精，皆禀受于脾，上贯于目，脾者诸阴之首也，目者血脉之宗也。故脾虚则五脏六腑之皆失所司，不能归明于目矣。"这一观点及学术思想被明初眼科大家倪继德所推崇和继承。祁老1982年发表论文即明确指出，《原机启微》主导思想可概括为"师承李杲，重视调补脾胃、升阳益气"。倪氏的学术思想对以后眼科学家有很大影响。祁老在20世纪60年代曾随著名眼科大家唐亮臣出诊，唐老在眼科治疗中重视全身状况，尤其重视脾胃的作用，这对他影响颇大，加之以后对《原机启微》一书的深入钻研，故在临证中，祁老非常重视患者的脾胃功能，尤其是慢性内障眼病患者，如果脾胃功能不济，则内服药物很难发挥作用，所以参苓白术散是祁老非常喜欢使用的方剂之一。如眼病患者体虚乏力，自汗便溏，形体虚弱，面色㿠白，食后腹胀，视力疲劳，脉象缓弱，舌苔白薄，舌质淡，有齿痕，甚至不考虑所患具体眼病，而径直用之。实际临证中所患眼病与脾虚有关者不在少数，例如眼底黄斑水肿、眼肌麻痹、上睑下垂、胞虚如球、视力疲劳、慢性结膜炎等，理当用此方加减治疗。如水肿日久难消者，可加桂枝、胡芦巴、巴戟天；自汗明显者，可加炙芪以益卫固表；上睑下垂，可酌加柴胡、升麻、生芪以升阳举陷；眼肌麻痹者，可伍用全蝎、天麻、胆星以通络解痉。

六、归脾汤（《校注妇人良方》）

组成：人参、炒白术、炒黄芪、茯苓、龙眼肉、当归、炒酸枣仁、木香、甘草、生姜、大枣。

临证备要：本方功能益气补血，健脾养心。治脾经失血少寐，发热盗汗，或思虑伤脾，不能摄血，以致妄行；或健忘，惊悸，怔忡，不寐，或体倦乏力，食少，或思虑伤脾，血虚发热；或肢体作痛，大便不调，妇女月事不调等。中医眼科应用此方或伍入相应方药中治疗眼底血证。其理论原理就是"脾主统血"，即李用粹《证治汇补》所言："凡血证有脾虚者，当先补脾以统血。"祁老根据此方组方原理及其临证心得认为，眼底出血证，使用归脾汤的主要指征为，脉细无力，舌质淡嫩或胖有齿痕，面色萎黄，神疲乏力，眩晕，心悸，失眠等本方所治之证候，属脉证病机相符者可投用，然而临证所见典型者病例较少，不典型者较多，此时用方，但求病机大体相同，无寒热虚实之径庭，便可据证用方。

"医者，意也，方者，仿也。"寓意极为深刻，绝非泛泛之词，仲景《伤寒论》中 101 条云："伤寒中风，有柴胡症，但见一症便是不必悉具。"刘渡舟认为："只要见往来寒热、胸胁苦满等一两个主症，即可投以小柴胡汤。"祁老认为，但见一症便是，不必悉具，即符合突出主症，参以病机之意，而非独柴胡症不必悉具，其余诸症莫不皆然。故凡眼底血证，全身有归脾汤主症者皆可用归脾汤治之，即所谓有此症用此方之意。但使用本方重视抓主症外，也不能忽略主要的兼症，即在使用归脾汤的基础药中伍用针对兼症的相应药物。凡眼底血证使用归脾汤时大多伍用相应的止血药，祁老常喜用如下药物：白及涩中有散，补中有破，祛腐逐瘀，动物实验和临床试验均证明它有很好止血作用，可内服，也可直接涂于出血的创面；

仙鹤草收敛止血，不论寒热虚实，皆可与其他药物配伍使用，不但止血，而且具有补虚强壮作用，用量宜大，一般为 20g 以上；炒蒲黄止血祛瘀利尿，炒用以助补脾之药，润血而兼止，摄血归原使不妄行；旱莲草凉血止血，兼补肝肾；阿胶，气虚血少出血证，用之为良，它不但止血还可润燥，故对眼底新生血管，包括新生血管膜之脆弱易破反复出血者，有改善作用。

归脾汤治疗眼底血证应注意的问题：

（1）归脾汤治疗眼底血证，重点在止，其次是防止反复出血。祁老认为，只要不再出血，则多少会保存一定视力，不急于促进血的吸收，其瘀血可随全身症状改善而逐渐吸收，确实出血久不吸收，而且影响视力者，有"瘀"可祛者，在使用活血化瘀药物中，要考虑"痰"是否夹杂其中，且不可过用猛药，宜缓缓图之。根据临床观察，瘀久者必有痰，故药中可伍用软坚散结之品，一般可选清半夏、天花粉、浙贝母、海浮石、硼砂等。

（2）服药期间一定要医患配合。首先是医生对患者真诚相待，真心体贴患者，与患者交心，使患者树立战胜眼病的信心，按医嘱坚持服药，安心治疗。除服药外，尚应在生活起居等方面配合，尤其是勿妄作劳，珍惜所残存的视力。曾有一糖尿病视网膜病变患者，经治疗后视力改善，病情稳定，为了职称晋升，连续参加五门课程考试，而致病情加重，视网膜脱离。归脾汤证患者一般疗程较长，如病情稳定，其药量可递减，直至按原处方配成丸剂长期服用。

病案举例

1. 高度近视黄斑出血（漆裂样纹）案

于某，女，41 岁，会计。

患者素患高度近视，近月来因工作繁忙，加班加点，发现左眼突然视力下降，视物中心有暗点，并伴视物变形，右眼视物尚可。视力右矫正-10.5DS远1.0近1.5，左矫正-11.5DS远0.2近0.16，双眼眼压Tn，眼前节（-）。散瞳后眼底检查，右眼底视盘边界清，色淡红，生理凹陷未见病理性扩大，颞侧可见近视弧形斑，视网膜呈豹纹状，黄斑中心凹隐见。左眼眼底改变同右眼，黄斑区中心可见约1/4PD大小的斑片状深层出血，周围见不规则条纹及水肿。眼底FFA及ICGA均提示黄斑中心区有清晰的漆状纹样改变，未见有CNV。诊断为左眼高度近视，黄斑出血（漆状纹样改变）。双眼高度近视眼底改变，体乏无力，月事后延，经量偏多，睡梦多，面色㿠白，脉细弱，苔薄质淡。此系脾虚统摄失职所致，予以健脾养心，益气补血，仿归脾汤加味。

处方：党参10g，白术10g，炙黄芪20g，茯苓15g，龙眼肉15g，炒枣仁20g（打碎），炙甘草6g，白蔻6g，仙鹤草20g，阿胶8g（烊化），炒蒲黄12g。7剂，水煎服。省用目力，勿妄作劳。

二诊：服药后，自觉视力改善，全身无不适，视力左矫正远0.4近0.5，眼底黄斑区未见新鲜出血，水肿减轻。前方14剂，水煎服。

三诊：服药后视力提高，全身无不适，视力左矫正远0.6近0.66，眼底黄斑出血渐薄。原方再进15剂。

四诊：左眼视力基本同右眼，唯视物仍有轻度变形，矫正视力左远0.8近1.0，眼底出血基本吸收，水肿消退，脉濡，舌苔薄白，上方改为一剂分两日服。

2. 湿性老年黄斑变性（脉络膜新生血管）案

尚某，男，56岁。

右眼视力急速下降，且伴视物变形及中央阴影，无明显疼痛，到某医院诊为右眼老年黄斑变性，建议做光动力治疗，因新近失业，经济困难，故请中医治疗。检查，右眼视力远0.3

近 0.1，左眼（-），眼压正常，前节（-），散瞳检查，屈光间质透明，视盘（-），黄斑可见呈圆盘样，网膜下出血，周围网膜水肿。OCT 检查，提示黄斑区水肿伴新生血管膜。饮食、生活不规律，失眠，大便不成形，面色萎黄，身体瘦弱，脉细弱，苔薄白，舌质淡，有齿痕。其妻谓因近月下岗，兼以眼病，故哀叹悲观。此系心脾两虚，血失统摄而致，予以归脾汤加味，并开导宽慰。

处方：炙黄芪 25g，党参 10g，白术 10g，茯苓 12g，当归 10g，远志 8g，炒枣仁 20g，白蔻 6g，生姜 3 片，夜交藤 30g，仙鹤草 20g，大小蓟各 15g，生龙牡各 15g（先煎）。7 剂，水煎服。

二诊：服药后，自觉睡眠改善，视物稍有进步。视力远 0.4 近 0.1，眼底同前。前方再进 14 剂，并嘱放松情绪。

三诊：视力明显进步，视力远 0.8 近 0.5，眼底出血见薄，水肿减轻，前方改炙黄芪为生黄芪 35g，加龙眼肉 15g，百合 20g，15 剂。

四诊：睡眠、饮食均正常，大便已成形，除轻度视物变形外，已与左眼无异，散瞳检查，右眼黄斑出血明显变少，水肿消退。脉稍有力，苔薄质淡。上方黄芪改为 40g，再服 15 剂。

五诊：右眼远近视力均为 1.0，眼底隐见黄斑中心反光，出血已大部吸收，OCT 结果显示，水肿吸收，有色素上皮改变，新生血管膜仍在。因患者自觉视力已恢复，且已找到临时工作，不愿继续治疗，经解释病情后，改服人参归脾丸，早、中、晚各服 1 丸，1 个月后再行复诊。

按：此例患者治疗仅 2 个月，收效迅速，但 OCT 检查与视力提高不符，其原因尚待进一步研究。

七、仙方活命饮（《校注妇人良方》）

组成：穿山甲、白芷、天花粉、皂角刺、当归尾、甘草、赤芍药、乳香、没药、防风、贝母、陈皮、金银花。

临证备要：该方功能清热解毒，消肿溃坚，活血止痛，主治疮疡肿毒初起，局部红肿热痛，或身热微恶寒，舌苔薄白或微黄，脉数有力。《医宗金鉴》称此方为"疮疡之圣药，外科之首方"。该方组方合理，究其根源，乃照顾全程，脓未成者，服之可以消散，脓已成者，服之可使外溃，总以消之为贵。方中用金银花以清热解毒，而配以防风、白芷以祛风除湿，排脓消肿，归尾、赤芍、乳香、没药活血散瘀止痛，贝母、天花粉清化痰热以散结，陈皮理气行滞以消胀，穿山甲、皂角刺溃脓消肿，甘草调和诸药，兼以清热解毒。祁老用此方治疗针眼、眼丹、漏睛疮、凝脂翳等原发病证，也用于治疗转移性脓毒病变，即脓毒之物侵入血液，随血液转移到海绵窦或眼球内部组织，如患眼剧烈疼痛，眼睑肿胀，眼肌麻痹，视盘水肿，及眼蜂窝组织炎，化脓性虹膜睫状体炎，脓毒性视网膜炎等。祁老使用本方灵活加减，不死搬硬套。如该方中清热解毒药物比较单薄，使用时可加公英、紫花地丁、连翘；如疮初起，发热、恶寒等表证明显者，可加荆芥、豆豉，或重用白芷；若疮势红肿焮痛重者，可酌加黄连、生石膏以增泻火解毒之功。如属转移性脓毒病变，多为脓毒侵入血液，多为紧急之证，且多能损坏眼目，甚至危及生命，可按热毒侵犯血分论治，可于本方中加水牛角、羚羊角粉、生石膏、生地黄、玄参以清热凉血，并配合必要的西药，以免贻误病情。

病案举例

1. 急性泪囊炎案

关某，女，48 岁。

左眼内前下方红肿热痛，牵及额部及牙齿疼痛已两天。检查：左眼泪囊区红肿而硬，蔓延到鼻根部，明显压痛，耳前淋巴肿大压痛。诊断为左急性泪囊炎。患者平素流泪，未做检查及治疗。轻度恶寒，口干，大便不爽，脉数，苔薄黄。此系热毒上攻而致，予以清热解毒，消疮散结，仿仙方活命饮。

处方：银花 20g，连翘 15g，公英 20g，防风 10g，荆芥 8g，赤芍 10g，生甘草 10g，花粉 10g，杏桃仁各 10g，皂角刺 15g。3 剂，每日 1 剂，水煎服，早晚饭后各一次，温服。药渣煎汤局部温热敷。忌食辛辣。

二诊：服药后疼痛大减，肿势亦消，泪囊区红肿明显减轻，眼开合自如，脉同前。上方加浙贝母以化结消肿，去荆芥（因已不恶寒），3 剂，用法同前。

三诊：左眼患处肿痛已消，建议 1 周后来门诊冲洗泪道，以排除慢性泪囊炎。

2. 外睑腺炎案

肖某，女，12 岁。

左眼患针眼二天，曾服消炎药及点药不愈。检查：左眼上睑明显红肿，偏外眦肿甚，有一硬结压痛明显，外眦白睛肿如鱼泡，耳前淋巴结压痛。诊断为左眼上睑睑腺炎。患者大便偏干，并有恶寒发热，脉数，苔薄黄。此系毒邪上攻胞睑而致，予以清热解毒，兼以散风，仿仙方活命饮治之。

处方：银花 12g，公英 12g，皂角刺 10g，赤芍 8g，生甘草 6g，荆芥 8g，防风 8g，黄连 3g，白芷 8g，枳壳 6g。3 剂，水煎口服，用药渣湿热敷。

二诊：服药及湿热敷后疼痛大减，肿已消，大便已解，无恶寒发热。检查：左眼肿胀明显减轻，外眦肿核仍在，白睛鱼泡消退。脉苔同前。前方加夏枯草 8g，穿山甲 8g，以促其肿结消退，3 剂，水煎内服，用药渣湿热敷。

三诊：左眼肿消，外眦硬结已退，白睛微红，脉数苔白。为清余毒，上方去山甲、夏枯草、黄连、荆防，加芦根 12g，花粉 10g，3 剂，以善其后。

八、龙胆泻肝汤 (《兰室秘藏》)

组成：龙胆草、生地黄、当归、柴胡、泽泻、车前子、木通。

临证备要：该方功能泻肝胆实火，清三焦湿热，主治因肝胆湿热内蕴所致的目病。本方所治目疾甚多，似可与逍遥散并列为眼科内服方之首。龙胆泻肝汤为泻肝火最常用的方剂，从病机而论，眼病属肝热肝火者较多，故其应用广泛。龙胆泻肝汤多用于眼科的重证、急证，这些疾病发展快，反应强烈，危害性强，多表现为胁痛、口苦、目赤、耳聋、小便淋浊、阴肿、阴痒、妇女带下等，脉弦数，苔黄厚干等。内外障眼病，如急性泪囊炎、单纯病毒性角膜炎、原发性青光眼、葡萄膜炎、视神经炎等皆可使用。

病案举例

1. 急性闭角型青光眼案

万某，女，58岁。

昨晚因剧烈头痛，伴呕吐，到我院急诊，诊为高血压，服药及输液后症稍缓后，回家至半夜仍头痛、呕吐不减，又来急诊测血压仍高，再按高血压诊疗，症不减。早晨接班医生建议到眼科诊治，眼科检查：右眼视力眼前指数，左眼（-），右眼球结膜混合出血（+++），并有水肿，角膜雾状水肿，前房极浅，隐见瞳孔散大呈竖椭圆形，瞳孔隐见青绿色，眼压80⁺mmHg。诊断为右眼闭角型青光眼急性发作。近日繁忙，便秘溲赤，口苦，耳鸣，两胁胀痛，脉弦数，苔黄厚而腻，舌质偏红。此属肝胆湿热上攻于目而致，予以泻肝胆实火，清三焦湿热，龙胆泻肝汤急煎服用，局部滴用2%毛果芸香碱（5~10分钟一次）。

处方：龙胆草10g，生地黄12g，当归10g，柴胡10g，泽泻 10g，车前子 15g（包煎），木通 6g，生石膏 30g（先煎），羚羊角粉 0.3g（冲服）。3 剂，水煎服。

下午二诊：按医嘱点药并口服中药后，头痛目胀均减，恶心呕吐已无，眼压降至 40mmHg 以下，脉苔如前。嘱继服中药，因仍便秘，故加熟军 10g（后下）。

翌日再诊：服药大便排出燥屎后症状明显减轻，且已思食。检查，右眼视力 0.2，左 0.8，右眼球结膜充血水肿，角膜已转透明，角膜后壁可见棕色沉着物，瞳孔已较前缩小（5mm），对光反应迟钝，眼底隐见乳头，眼压 30mmHg，舌脉同前。嘱将熟大黄减半后下，2% 毛果芸香碱可改为每两小时一次。

两日后再诊：按医嘱口服及局部点用后，视力明显提高，症状已无。二便正常，血压已降至正常。检查：右眼视力 0.5，球结膜充血（±），角膜透明，瞳孔仍偏大，眼底可见乳头正圆，边界清，视网膜动脉细，有压迫征，眼压 20$^+$mmHg。脉弦细，苔薄黄。

原方去熟大黄、羚羊角粉，再进 3 剂，滴用药水改为每日 4 次。

停服汤剂后，改服龙胆泻肝丸午饭后服一袋，明目地黄丸早饭后口服 1 袋，2% 毛果芸香碱眼药水滴眼，每日 3 次（右），忌食辛辣厚味，慎过劳，忌恼怒。半月后复查。

2. 急性虹膜睫状体炎案

沈某，男，32 岁。

左眼虹膜睫状体炎复发已 5 日，曾散瞳及点用醋酸可的松，仍感目珠坠痛，视物模糊，羞明流泪，眼红不减，故请中医治疗。检查：右眼视力 1.0，前节（－），左眼视力 0.5，睫状压痛（＋＋），球结膜睫状充血（＋＋），角膜透明，角膜后灰白色沉着物（＋＋＋），前房可见房水闪光（＋＋），瞳孔散大

（药物性），晶体前有褐色附着物，虹膜充血，暗红纹理不清，眼底隐见乳头，眼压 17.30mmHg。诊断为左眼虹膜睫状体炎（复发）。

询问复发诱因及全身情况和以前治疗情况，得知该眼半年前曾患虹膜睫状体炎，做过多项检查，均不能提示与本病有关，发病原因不明。其治疗为局部阿托品散瞳，点用可的松眼水，局部湿热敷，1周后治愈。此次用同样治疗效果不明显，发作诱因可能与食羊肉、饮酒有关。

患者烦躁口渴，大便秘结，已 3 日未行，溲黄，纳呆，胁胀，脉弦数有力，舌苔黄厚偏腻，舌质红。此系酒肉辛膻诱发肝胆湿热上壅于目而致，予以清肝泻火，利湿导滞，龙胆泻肝汤加减内服，局部散瞳，滴用激素，用药渣煎汤湿热敷，忌食辛辣厚味及烟酒。

处方：龙胆草 10g，生地黄 15g，当归 10g，柴胡 10g，泽泻 10g，车前子 15g（包煎），山栀 10g，茺蔚子 12g，生石膏 30g（先下），枳实 10g，熟大黄 8g（后下）。3 剂，水煎内服，用药渣煎汤湿热敷。

二诊：经上述治疗，疼痛明显减轻，视物较前清楚，大便已行。检查：左视力 0.6，睫状压痛（+），球结膜睫状充血（+），角膜透明，KP（+），房水闪光（+），瞳孔散大（药物性），眼底乳头（-），血管偏饱满。脉弦数，苔薄黄。原方熟大黄减半，5 剂；阿托品散瞳，隔日 1 次；激素滴用同前；仍用药渣湿热敷。

三诊：自觉症状已无，视力提高，纳可便调。检查：视力 0.8，睫状充血（±），角膜透明，前房闪光（-），灰白色 KP（+），瞳孔散大（药物性）。上方去熟军，5 剂（每剂分二日服），阿托品散瞳 4 日一次，激素同前，忌食辛辣烟酒。

四诊：症状皆无，视力 1.0，前节（-），瞳孔仍大（药物性）。停服中药，阿托品停用，激素递减，慎饮食。

九、玉屏风散（《丹溪心法》）

组成：黄芪、防风、白术。

临证备要：玉屏风散益气固表止汗，主治表虚自汗。表虚自汗乃卫气功能失调而致，因卫气能温分肉，充皮毛，肥腠理，司开合，此皆卫外而为固也。卫气失调，功能不足，则人体常表现为自汗，易患感冒，或出现皮肤瘙痒，打喷嚏，皮肤起疹，鼻流清涕，怕冷等，眼部则可表现为怕光，遇风则流冷泪，视力疲劳（尤以暗光或荧屏环境下）等。治疗上述诸病其根本在于调整卫气的功能，所以以生黄芪益气固表止汗为君。白术健脾益气，合黄芪以补脾而助气血生化之源，使气充血旺，则固表实卫之力更著，故以为臣。防风可助黄芪益气以御风邪，两药相配，一补一散，相反相成，相得益彰。黄芪得防风补中有疏，固表而无留邪之弊，防风得黄芪能引黄芪之气达于肌表而御风邪，不致发散太过，祛邪亦不伤正，故为本方之佐。诸药合用，配伍成方，共奏益气固表止汗之效，既可防风邪之内入，又可祛风邪以外出，犹如屏风之可避风，故名"玉屏风"。祁老认为，本方治疗由于卫气不足、防御功能失调而致的病证，更重要是在于用于预防。由于该方补中有疏，散中寓补，故能长期服用，可增强机体防御卫外之力，用以预防感冒以及过敏性病患。

病案举例

1. 迎风冷泪案

邓某，女，40岁。

迎风冷泪多年，近1年来逐渐加重，曾到多家医院眼科检查，泪道通畅，给多种眼药水，均效果不佳。检查：双视力正常，泪点位置正常，泪道冲洗正常。患者遇风流泪，遇冷则流之更甚，夏日减轻，易患感冒，劳作后较常人汗多，脉细苔薄，月经正常。此系表虚卫外失职而致，治以益气固表之法，玉屏风颗粒内服。

二诊：服玉屏风颗粒两个月，全身无不适，体力较前改善，出汗亦减，遇风泪基本不流，嘱继服前药一个月。

服药 3 个月，流泪已无，且很少感冒，饮食、大便均可，甚悦。

2. 视力疲劳案

钱某，男，30 岁。

视力疲劳，看电脑屏幕 1 小时即感眼干涩，不愿睁眼，已近半年。检查：双眼视力 1.2，眼压正常，屈光检查（-），角膜染色（-），泪液分泌正常，眼底（-）。一般阅读视疲劳不太明显，看电脑屏幕不到 1 小时即感眼疲倦不堪，全身无不适，脉苔正常，诊断为视疲劳。此系卫气功能低下而致，治当益护卫气，予玉屏风颗粒，连服 1 个月再诊。并嘱电脑前加保护装置。

二诊：经服药及电脑屏幕加保护装置，目前已能操作电脑 1 小时，但超过则仍感疲劳，全身（-），继服 1 个月再诊。

三诊：经治后操作电脑 1 小时无疲劳感，偶尔加班连续操作 2 小时亦不感疲劳，嘱继服前药，操作电脑 1 小时即休息，到室外活动，最好不超过一个半小时。前药可改为每日服 1 次，以巩固疗效。

十、五子衍宗丸（《医学入门》）

组成：枸杞子、菟丝子各八两，五味子一两，覆盆子四两，车前子二两。为细末，炼蜜为丸，梧桐子大，空腹服九十丸，睡前服五十丸，温开水或淡盐汤送下，冬日酒送下。

临证备要：本方由五种子药组成，从各自剂量即可看出其君臣佐使不同位置，其中枸杞子、菟丝子为君，各为八两，覆盆子为臣，四两，五味子为使，而车前子渗利湿热，起着反佐作用，可以达到补中有泻，涩中有利，泻中寓补，使之久服而不腻。诸药合用，共奏益肾补精、助阳止遗之功，为平补肾之阴阳之剂。肾为先天之本，藏先天之精。又肾主藏精，乃生精之本，而精能生髓，而脑为髓海，且脑之延续而为目系，而目系则为视网膜总汇。所以有关与生俱来的遗传眼病以及视网膜视神经病变均可考虑用五子衍宗丸进行治疗。因此祁老以五子衍宗丸为主，结合全身辨证进行加减，治疗遗传性视神经病变、视网膜色素变性、锥细胞先天发育不良等。因该药组方之初主要针对慢性先天禀赋不足，或不珍惜奉养自我毁伤，日积月累所致，或急性暴发之病经治病情已属稳定，但过伤元精，当需填补调养者，因其补中有泻，泻中寓补，久服而不腻，实良方妙剂也。

十一、香砂枳术丸（《景岳全书》）

组成：木香、砂仁各五钱，枳实一两，白术二两。为末，荷叶裹烧饭为丸，梧桐子大，每服五十丸。

临证备要：本方功能顺气宽胸，和胃快脾，主治气滞停食，心胸满闷，不思饮食。《类证治裁》将本方加陈皮、半夏亦名香砂枳术丸。其特点是消补兼施，使祛邪不伤正，扶正不碍邪。本方主治病证主要是脾胃虚弱，运化失职，致食滞湿停，气机受阻，故治以补气健脾第一要药白术为君，木香、砂仁、枳实、荷叶调畅气机，如木香乃三焦气分之药，能升降诸气，砂仁则行气醒脾，枳实更是破气行痞，荷叶功在升清降浊，这样就可使脾胃得健，气消湿化，清升浊降，而诸症得平。祁老在论述散结法时谓："消者，去其壅也，脏腑、经络、肌肉之间，本无此物，而忽有之，必为消散，乃得其平。"而所结有形之邪，无论气、血、痰、食、水、虫，欲求其散，通调气机，当不可少。故凡脾虚气弱者患慢性眼疾，如初期老年性白内障、眼底陈旧性病变视功能差者，尤其是有机化改变，或瘢痕化者，或小儿多发或复发霰粒肿者，钝挫伤后视功能受损者，结合具体眼病，可单独使用香砂枳术丸或与相应药物配伍使用，以达到消散所结之邪，而改善病情。如眼底陈旧性病变，可配合明目地黄丸或四物五子丸；钝挫伤者，可配合丹七片；角膜云翳者，可配合拨云退翳丸。祁老认为，众多白内障眼病，常须服用补益气血、养阴补肾、滋补厚重之品，而且服用周期较长，故每可辅用香砂枳术丸，以防脾胃呆滞，气机郁阻。

十二、夏枯草散（《张氏医通》）

组成：夏枯头（即夏枯草）一两，香附二两，炙甘草三钱。上药为末，每服四钱，茶水调下。

临证备要：本方出自《张氏医通》，用来治疗肝虚目珠疼痛，至夜疼剧。并言痛久血伤，加当归、白芍、生地黄、黄芪。《审视瑶函》引前贤医案："楼全善治男子，每夜至目珠连眉棱骨痛，头亦半边肿痛……遂用夏枯草、香附子各二两，甘草四钱，共为末，每日后茶清调服钱半，下咽痛即减半，七日痊愈。"故疑张璐《张氏医通》乃录之前人。李时珍在《本草纲目》中亦引楼全善之夏枯草治目珠疼至夜者神效。夏枯草散以善治目珠夜痛，李时珍所言可作参考，其云："盖目珠连目本，肝系也，属厥阴之经，夜甚及点苦寒药反甚者，夜与寒亦阴故也。夏枯草禀纯阳之气，补厥阴血脉，故治此如神，以阳治阴也。"李时珍此言虽未明言夏枯草寒热属性，但说明夏枯草其性属阳，不苦寒。观其治瘰疬，破癥散结，皆以宣通泄化见长，必禀温和之气，方能消释湿痹，疏通壅滞，而非寒凉所能耳。

祁老应用此方加减治疗目珠疼痛、眉棱骨痛或目疾兼目痛，每每取效，且不局限于肝火上炎而致者。应用此方治疗肝血不足或气虚血少之目珠痛珠，伍用归身、白芍，或参、芪，其效亦上佳，即焉有以苦寒之品施治于气血亏损者之理。凡因风热上扰致目珠疼痛，兼鼻流浊涕，舌红苔薄，脉浮而数者，可加防风、柴胡、黄芩、白芷，以祛风清热；若因鼻渊而致眉棱骨痛者，可加杏仁、薏苡仁、辛夷、白芷、僵蚕、桔梗，以利窍消浊；若因风痰上扰血压升高，兼见头目昏眩，苔黄，脉弦滑者，可加天麻、清半夏、白蒺藜、枳壳、生石决明，以清肝化痰；若肝血不足，症见怕光羞明，目珠酸痛，不耐久视，目睛无力，苔白，脉细数，可加归身、白芍、龙眼肉、蔓荆子、太子参，以补益肝血；若因久视电脑，用脑过度，长坐少动，而致视力疲劳，怕光羞明，目睫无力，目珠酸甚者，此多为气阴两亏，可加生黄芪、白术、枸杞、红景天、桑寄生，以补气养阴；若因肝火上炎，症见眼眶骨和前额骨皆痛，目珠胀痛而赤，口苦咽干，小便短赤，大便干结，舌红，苔薄白或薄黄，脉弦数，可加龙胆草、柴胡、生石决明、决明子，以清肝泻火。

祁老临证时遇目珠胀痛或眉棱骨痛者，每多考虑青光眼或屈光不正等，而较少考虑眶上神经痛。其实诊断并不困难，只要左手托住患者枕部，右手拇指或食指按压眶上神经，如有明显压痛，往往属于眶上神经痛。

病案举例

1. 眉棱骨痛

葛某，男，65岁。

左侧目珠胀痛牵及前额及太阳穴处半月余。

平素血压偏高，口服降压药控制良好。痛甚时服用止痛片，暂时缓解。检查：视力右1.0，左0.8，眼压正常。眼底双视盘边界清，颜色正常，视网膜静脉显饱满，动脉细反光增强，有交叉征。左侧眶上神经明显压痛，太阳穴处亦压痛。患者素无鼻塞流涕病史，无虹视目昏，便秘，溲黄，血压135/80mmHg，食呆，睡可，脉弦滑有力，苔黄厚，舌红。此系风痰上扰，湿热瘀阻而致，予以搜风化痰，清热止痛，仿夏枯草散加味。

处方：夏枯草12g，香附10g，生甘草6g，天麻10g，龙胆草10g，清半夏10g，全蝎10g，枳实10g，蔓荆子10g。5剂，水煎服。

忌食辛辣厚味，降压药照服。

二诊：服药后，眼目胀痛明显减轻，仍便秘，眶上神经压痛明显减轻，脉弦滑，苔黄厚。上方加杏桃仁各10g，5剂，水煎服。

三诊：眼目胀痛已消，血压、大便正常，食欲大增。左眼眶上神经压痛已无，脉滑稍弦，舌质红，苔薄黄。上方加白芍、怀牛膝，减胆草，去全蝎，7剂。

2. 目珠酸胀案

何某，女，32岁。

近月来双眼酸胀，不耐久视，入夜更甚，经某医院诊断为视疲劳、屈光不正，给予维生素及奈维多滴用，经治疗症状不减，故请中医治疗。检查：双眼矫正远1.2近1.5，眼压正常，眼前节（-），眼底正常，眶上神经压痛不明显，辐辏功能正常。眼痛前曾做人流术，至今已逾2个月，未见月经来潮，体乏无力，夜寐多梦，食可，便调，脉细数，舌苔薄白，质偏淡。此系肝血亏虚，目失所养所致，予以夏枯草散加滋肝养血之品为治。

处方：夏枯草10g，香附10g，炙甘草6g，当归身12g，白芍 15g，龙眼肉 15g，太子参 10g，桑寄生 12g。7 剂，水煎服。

二诊：服药后，眼酸胀如失，且月事已见，脉苔同前，为巩固疗效，上方夏枯草减为 8g，香附减为 8g，龙眼肉减为 10g，加陈皮 8g，再服 7 剂。

3. 眉棱骨痛案

迟某，男，42 岁。

近 5 日来双眼痛胀红赤，便秘溲黄，易怒，自服牛黄上清丸，并点氯霉素眼药水不减，故来求治。检查：双视力 1.0，眼压 14.2mmHg，双睑结膜充血，角膜透明，前房深，瞳孔直径 4mm，对光反应好。双侧眶上神经明显压痛，脉弦数有力，舌质偏红，苔黄稍厚。大便两日一次，溲黄，口苦思饮。此系肝火上炎所致，予以夏枯草散加清肝泻火之品。

处方：夏枯草 12g，香附 10g，生甘草 8g，胆草 10g，栀子 10g，决明子 12g，僵蚕 10g，酒军 10g（后下）。3 剂，水煎服，忌食辛辣厚味。

二诊：服药后，眼胀痛大减，大便已下，上方调整，夏枯草 10g，香附 8g，生甘草 6g，去酒军，加花粉、元参各 10g 以养阴润燥。如服后便通痛无，可原方每二日服一剂。注意起居饮食调整。

第二节　眼科常用方

一、通脾泻胃汤（《银海精微》）

组成：麦门冬、天门冬、茺蔚子、防风、大黄、黄芩、知母、元参（另方无此药）。

临证备要：该方最早见于《银海精微》，为胞肉胶凝症治方（且只有此一方），无相应方解。《秘传眼科龙木论》应用此方治疗黄膜上冲。从其症状描述看与匐行性角膜溃疡合并前房积脓类似。《审视瑶函》云："此症于风轮下际，坎位之间，神膏内初起而色黄者，如人指甲根白岩相似，若凝脂之症，但凝脂翳从轮外生，点药可去，此在膏内，点药所不能及者。若漫及瞳神，其珠必破，不可误为涌波治之，此是经络塞极，三焦关格，火土诸邪之盛实者，故大便秘而小便塞，则膏火蒸作脓，若上冲失治　凸眼之患必矣。"陆南山教授在使用本方时，则进一步从经络走行、功能方面阐述，如谓："阳明为目下纲"，"足阳明胃经起于鼻孔两侧，经眼内角而进入眼眶下之承泣和四白穴等。"据此推论前房积脓的病因乃为阳明大热。祁老则认为，本方的方名即已明确本病定位在脾胃而用通与泻，即实则泻之意。本方即从《伤寒论》阳明篇的两张方子化裁而来，即治阳明热证之白虎汤（石膏、知母、甘草、粳米）和治阳明腑实燥屎已成的大承气汤（厚朴、大黄、枳实、芒硝）。韦文贵老大夫治疗此病的眼珠灌脓方同样是由大承气合白虎汤化裁而来。祁老在治疗前房积脓时亦用此方见此证则用此方，只不过根据眼部及全身表现、舌脉调整药味而已，如热重而未便结腑实者，可从白虎，若热结便结者则从承气，如兼角膜病变时，酌加清肝明目退翳之品，如柴胡、胆草、白蒺藜、谷精草等。一般随着前房积脓吸收，角膜病变也多缓解，此时可根据病情，减掉苦寒泻下之品，而以明目退翳为主。

病案举例

匐行性角膜溃疡案

杨某，女，53 岁，1977 年 9 月就诊。

右眼于 10 天前秋收时被枝叶碰及，治疗 3 日后仍怕光流泪，右眼肿痛，且视力明显下降，经某医院给予眼水散瞳及结膜下注射治疗，诸症不减，痛肿加重，口苦，大便数日未行，故求治于中医。检查：视力右眼前指数，左 0.8，右眼睑肿红，明显痉挛，球结膜混合充血（+++），角膜中央有灰白色溃疡，边缘有掘状进展缘，前房下方有淡黄色积脓，已近前房 1/3，隐见瞳孔散大（药物性），虹膜欠清晰，泪道冲洗通而不畅。诊断为右眼匐行性角膜溃疡伴前房积脓。素有迎风流泪病史。平素大便偏干，有高血压史，服药可控。患者口干苦，大便已三日未行，腹胀满，不思饮食，脉洪数，舌质红，苔黄厚而干。此系阳明结热，燥屎已成，拟通脾泻胃汤加味治之。

处方：麦冬 10g，茺蔚子 10g，防风 10g，生大黄 10g（后下），知母 10g，枳实 10g，芒硝 10g，厚朴 8g，白蒺藜 12g，谷精草 10g。3 剂。

局部用抗生素及阿托品（散瞳），忌辛辣厚味。

二诊：眼部疼痛、怕光大减，大便通而不畅，口苦无减。球结膜充血减轻，角膜溃疡较前收敛，前房积脓大部分吸收，前房隐见虹膜，脉数，舌苔黄厚，舌质红。效不更方，3 剂。外用药同前。

三诊：眼部刺激症状基本消除，视力提高至 0.1，球结膜充血（+），角膜水肿消退，溃疡面较清洁，前房积脓完全吸收，可见角膜实质层皱褶，大便通畅，口苦已无，但口渴明显，脉数有力，苔黄质红。

上方生军减为 5g，加石斛 10g，生地黄 12g，以补实热所伤之阴。

四诊：眼部已无刺激症状，充血消失，角膜染色弱阳性，并形成较厚白斑，大便已正常，口渴亦减，脉数，苔薄黄，质偏红。

上方去大黄，加密蒙花 10g，元参 12g，5 剂，水煎服。汤剂服完后继服明目蒺藜丸，早晚各 1 袋，以清热明目退翳。外用药递减，停散瞳药。注意饮食起居。

二、猪苓散（《银海精微》）

组成：猪苓、车前子、木通、大黄、栀子、黑狗脊、滑石、萹蓄、苍术。

临证备要：该方出自《银海精微》蝇翅黑花证下。根据蝇翅黑花证症状之描述，其与《证治准绳》《审视瑶函》之云雾移睛相类。《审视瑶函》在云雾移睛症中将猪苓散引为治疗之首方。《银海精微》认为，本证乃肾水亏，不能济于肝木而肝木枯，胆气弱，故有黑花如蝇翅，乃为虚证耳。而猪苓散药物组成与《太平惠民和剂局方》之八正散（车前子、瞿麦、萹蓄、滑石、栀子仁、炙甘草、木通、大黄）相类似，其功能主要是清热泻火，利水通淋，而非补剂，那么为什么虚证而用此清利之剂呢？《审视瑶函》谓："治之须用猪苓散顺其肝肾之邪热，次用黑参汤以凉肝，则胆经清净之府，亦无邪热之所侵，后用补肾丸黑花自消。"即先去其邪，邪去则再予以补，此符合中医之治则，故理解此方不能断章取义。祁老认为，本方可用来治疗后葡萄膜炎以及严重的前葡萄膜炎所致的玻璃体混浊，或由于眼内炎症引起的玻璃体混浊。此类眼病病情紧急，发展迅速，如不及时治疗，其后果严重。另外，也不能因为此类病情紧急而不敢使用中药或应付门面而不认真对待。

病案举例

后部葡萄膜炎案

朱某，男，34岁。

右眼前有棉絮样混浊，并有视物变形、闪光感两天。检查：右眼视力0.5，角膜后偶见沉着物，眼压正常，散瞳后可见玻璃体有棉絮样混浊，眼底欠清，隐见黄斑，中心凹不见，视网膜可见水肿，视网膜血管充盈。左眼前节（-），眼底未见异常。诊断为右眼后部葡萄膜炎。否认既往此类眼病病史。口苦咽干，大便秘结，溲黄，脉数稍滑，舌红，苔黄腻。此系湿热上壅所致，予以清热利湿，猪苓散加减。

处方：猪苓 12g，车前子 10g（包），川木通 8g，熟军 8g，栀子 10g，滑石 10g，萹蓄 10g，决明子 10g，防风 10g，防己 10g。3 剂，水煎服。

局部散瞳，地塞米松 2mg 球后注射，每日 1 次。

二诊：经治后，自觉眼前阴影减少，视物变形无减，大便已通。右眼瞳孔散大（药物性），玻璃体混浊，眼底同前，水肿较前吸收。脉苔同前。

原方去熟军，加三七粉 3g，4 剂。继续球后注射，每日 1 次；阿托品散瞳，隔日 1 次。

三诊：全身无不适，视力右 0.8，前节（-），瞳孔散大（药物性），玻璃体混浊明显减少，视网膜水肿明显吸收。脉数，舌红苔黄。

上方加苍白术各 8g，再进 6 剂。球后注射隔日 1 次。

四诊：视力 1.0，前节（-），眼底黄斑中心隐见，脉数，苔薄黄。

上方去木通，加茯苓 12g，薏苡仁 20g，5 剂。球后注射每周 2 次，2 周后停。

三、抑阳酒连散（《原机启微》）

组成：独活、生地黄、黄柏、汉防己、知母、蔓荆子、前胡、川羌活、白芷、生甘草、防风、山栀、黄芩、寒水石、酒黄连。

临证备要：该方治疗瞳神紧小症，即渐如菜籽大许，神水外围相类虫蚀者。其病机乃阳气亢盛，揉弄（搏）阴精，而阴精坚实，奋起抵御，即"强阳搏实阴"，治当以抑阳缓阴之法，故方名为抑阳酒连散。"强阳搏实阴"之病与前部葡萄膜炎相类，故抑阳酒连散可用于此类眼病。祁老认为，瞳神紧小之病机与现代自身免疫疾病发病机制有近似之处，故在临证中常用此方加减治疗前部葡萄膜炎如急性虹膜睫状体炎等，并引申到治疗后部病变。祁老于 20 世纪 90 年代发表了"中西医结合治疗葡萄膜炎 50 例疗效观察"，其 50 例患者均用抑阳酒连散加减治疗，西药治疗为局部点用散瞳药、激素类眼药，其中有 15 例严重者则采用全身激素治疗。由于色素膜血管丰富密集，血流缓慢，故加丹皮、赤芍、红花以活血化瘀。另外该病常有明显的渗出，故加生薏仁、萆薢以清热利湿解毒。治疗方即：防风己各 10g，酒制黄连 10g，生石膏 30g（先下）（替代寒水石），白芷 10g，生地黄 12g，生甘草 10g，丹皮 10g，生薏仁 20g，盐知柏各 6g，羌活 10g，蔓荆子 10g，连翘 10g。因本方使用以辨病为主，而葡萄膜炎尤其是反复发作、缠绵不愈者与全身有关，故祁老强调使用本方时，必须辨证与辨病相结合，不能胶柱鼓瑟。

治疗葡萄膜炎使用激素尤其病势急剧者，已成中西医的共识，但在应用中药过程中伍用激素要注意：①凡伍用激素者，医生必须对所用激素的药理、剂量、作用时间、服法、禁忌等有所掌握。②不要认为用了中药激素用量就可以减少或当陪衬，而应当把量用足。如果激素用量不足，则起不到控制炎症的作用。③运用中药治疗前，必须清楚地了解患者使用激素的情况。④中药伍用激素治疗取得疗效后，激素也应当逐步撤掉，不能骤然停用。⑤撤掉激素后应当根据患者具体情况调整所用中药。

病案举例

1. 急性葡萄膜炎按

杨某，男，35 岁，住院号 13861。

患者自 1979 年 3 月左眼发红，滴眼药水无效。半月后由某医院诊为"虹膜睫状体炎"，用中西药治疗半月余，症状加重，视力下降明显。1979 年 4 月 2 日来我院就诊，诊为"左眼急性葡萄膜炎"，收住院治疗，初以中药苓桂术甘汤加减，并配合散瞳，局部和全身应用激素治疗。经治疗 20 天后，视力及症状均无好转，4 月 23 日检查，右视力 1.2，前、后节（−），左眼视力远 0.1，睫状充血（＋），前房大量羊脂状沉着物，房水混浊（＋＋），浮游物（＋），因房水混浊，故只能看到上半部虹膜，虹膜肿胀，瞳孔直径 6mm（药物性散大），晶体前囊有大量渗出物，玻璃体大量絮状混浊，眼底不能窥入，眼压右 17mmHg，左 10mmHg。自觉身热口渴，不欲饮，时有左太阳穴处痛，舌质暗红，苔薄黄，脉滑数，大便秘结，小便上午次数多。综合脉证，系脾胃内蕴湿热，风邪外乘，内外合邪，上攻于目，予以清热利湿，散风活血，内服抑阳酒连散加减，另用番泻叶泡水代茶饮。同时配合散瞳，可的松药水滴眼，口服泼尼松，球后、结膜下注射地塞米松。

处方：防风 10g，防己 10g，酒制黄连 10g，生石膏 30g（先下），白芷 10g，生地黄 15g，生甘草 10g，丹皮 10g，羌独活各 8g，盐知柏各 10g，蔓荆子 10g，萆薢 10g，红花 10g。7 剂，水煎，分 2 次饭后服。

二诊：治疗 20 天后，左视力上升至 0.6，睫状充血基本消失，左眼压 12mmHg，角膜后沉着物减少变薄，已能窥见乳头，血管迂曲，网膜欠清，黄斑有轻度水肿。大便已畅，日一行，头不痛，脉滑弦，苔薄白，舌微红。

上方去红花、萆薢、独活，加连翘 12g，茯苓 12g，当归 10g，石斛 12g，7 剂，水煎，饭后温服。

三诊：治疗 1 个月后，视力提高到 1.2，除瞳孔 6 点处有粘连外，余均正常。眼底视盘边缘稍模糊，黄斑区中心凹隐见有少许硬渗及色素沉着。自觉腰酸腿软，倦怠。

上方减苦寒散风之品，加太子参 10g，茯苓 15g，白术 10g，陈皮 8g，赤白芍各 10g，丹皮 10g，决明子 10g，蒙花 12g，红花 8g，水煎服，饭后早晚温服。

随访 3 年半，未见复发。

2. 交感性眼炎案

文某，男，26 岁。

1980 年 2 月 25 日左眼眶裂伤，5 天后眼球剧痛，视力明显下降。经佳木斯某医院诊治认为左眼球不能保留，建议摘除，患者不同意，后到天津某医院治疗，仍建议左眼球摘除，患者不同意，后返佳木斯，在伤后 20 天行左眼球摘除术。于术后第 12 天，健眼发炎，诊为"交感性眼炎"，用地塞米松静点，每日 10mg，共 26 天，无改善。改用地塞米松口服，每日 3 次，每次 0.75mg，球后注射地塞米松，治疗 1 个月，症状未能控制。5 月 26 日来我院住院治疗。检查：左眼球摘除，右眼视力远 0.4，小孔 0.6，角膜后灰色沉着物偶见，房水闪光（±），瞳孔散大（药物性），玻璃体混浊，眼底视盘色红，边缘非常模糊，静脉充盈迂曲，乳头近颞侧下方有浅出血，中心凹反光不见，周围网膜水肿，累及黄斑区视网膜有皱褶。颜面及颈部皮肤密布红色丘疹，皮肤科诊为激素反应。食睡正常，便黏不爽，脉沉细弦，舌质略胖大，苔白腻。此病为外伤致眼部经脉受损，复受风邪，久之气血瘀阻，湿热郁结，治当清热化湿，散风活血，抑阳酒连散加减，西药按常规激素维持量，随后根据病情调整。

处方：防风己各 10g，酒制黄连 10g，生石膏 30g（先下），白芷 10g，生炒薏仁各 20g，茯苓 15g，三七粉 3g（冲），红花 10g，羌活 10g，生甘草 8g，藁本 10g。14 剂，水煎，每日 1 剂，早晚饭后各服 1 次。

二诊：症状趋缓，视力提高，右眼前节（-），玻璃体轻混浊，眼底乳头边界较前清楚，中心不见，网膜皱褶已消，全身无不适，脉细稍弦，舌苔白，质偏红。上方减苦寒之品，加补益脾胃之品。

处方：防风 10g，黄连 8g，炒薏仁 20g，白芷 10g，蔓荆子 10g，茯苓 15g，山药 20g，三七 3g（冲），桑寄生 15g，茺蔚子 20g，山萸肉 12g，当归 10g，巴戟天 10g。14 剂，水煎，每日 1 剂，早晚饭后各服 1 次。

三诊：视力提高到 1.2，前节（-），眼底乳头边界欠清，网膜皱褶消失，中心凹可见。上方每日服半剂。石斛夜光丸早晚饭后各服 1 丸。激素递减。

四、石斛夜光丸（《原机启微》）

组成：石斛、天门冬、人参、茯苓、五味子、菊花、麦门冬、熟地黄、菟丝子、山药、枸杞、牛膝、杏仁、生地黄、蒺藜、肉苁蓉、川芎、炙甘草、枳壳、青葙子、防风、黄连、决明子、犀角（用代用品）、羚羊角。

临证备要：石斛夜光丸乃中医眼科常用之方，蜚声中外。①出处：《中医大辞典》言其出处是《原机启微》，《中国基本中成药》谓其出处是《瑞竹堂经验方》，《中医眼科学》教材参考丛书言其出自《审视瑶函》，《中华本草（精选本）》石斛项下药论说《苏沈良方》石斛夜光丸"专治目光不敛，神水散大"。经查，《苏沈良方》及《瑞竹堂经验方》中均无该方出现，而《审视瑶函》之石斛夜光丸是傅氏照录倪维德《原机启微》之方，故其出处应遵《中医大辞典》。②本方补阴与益气并举，其意在于阳生阴长，正符合倪维德重视脾胃升阳益气之宗旨。方中之肉苁蓉与菟丝子，不但补肾之阴，亦照顾肾之阳，即阴阳互补，相辅相成，较单纯补阴更胜一筹。肾阴亏虚，日久必累及肾阳，故采取阴阳并补。方中重用天麦冬（因剂量为二两），取养肺津，滋肾阴，金能生水，母子同补之意。方中药味众多，寒热错杂，补泻兼施，用于虚实并存、寒热相兼之复杂病证，宜也。③方中羚羊角和犀牛角剂量不小，祁老曾撰文探讨犀牛角和羚羊角在眼科内服剂中的应用价值（见《中国中医眼科杂志》2004 年第 4 期）。祁老通过对古代文献和近代著作分析，认为犀牛角和羚羊角使用率日趋减少，其原因不能完全归责于犀牛角被禁用，关键在于其疗效以及与之相对应的内外障眼病不断减少。再则目前和古代二角既有代用品，如《日华子本草》就有水牛角代替犀牛角之说，《本草纲目》有玳瑁清热解毒之功同于犀角之说，现代药理研究同样提出水牛角可代犀牛角使用，只是药力较逊，使用时剂量可加大为犀牛角的 5～10 倍。羚羊角同样可用山羊角代替。目前市售石斛夜光丸配方中已将犀牛角改为剂量增加一倍的水牛角浓缩粉，余则与《原机启微》药味相同不变。同仁堂生产的石斛明目丸其药味组成与目前石斛夜光丸相同，仅将羚羊角去掉，而代之以生石膏和磁石（煅醋淬）。④明目地黄丸和石斛夜光丸之区别：明目地黄丸重在平补肝肾，兼以明目退翳，而石斛夜光丸除补肾阴外，还兼顾肾阳，同时注重升阳益气。另外，倪氏为防补之过腻，还在方中用了苦杏仁、川芎、枳壳、防风以行气导滞。

病案举例

1. 青睫综合征案

冷某，男，32 岁。

右眼患青睫综合征二年余，前后共反复发做过四次，近日又发，经局部点降眼压药水及典必殊后，眼压已控制，唯残留 KP 不消，故请中医治疗。检查：右眼视力 1.0，眼压 17.30mmHg，睑球结膜（－），角膜透明，前房有数个棕灰色角膜后沉着物，闪光（－），深浅正常，瞳孔正圆，与左同大，对光反射好，眼底视盘颜色正常，边缘整齐，凹陷不大，诊断为青睫综合征。患者平素体乏无力，好生口疮，发作诱因与工作紧张熬夜有关，大便偏稀，不成形，睡眠差，有盗汗，脉细数，沉取尺较寸有力，苔薄白，质偏红。此系阴虚气弱，口服石斛夜光丸，早晨淡盐水温服 1 丸，午后及晚上饭后各服 1 丸。嘱递减局部激素用药，降眼压药物亦递减。

二诊：服药后无明显不适，右前房角膜后 KP 已无，眼压正常，舌脉同前。停局部用药，前药口服，注意生活节奏，省用目力。

三诊：1 个月后来诊，眼部无不适，体乏无力好转，便已成形，盗汗减，偶尔睡眠不实，检查双眼（－），脉缓，苔薄白，舌质偏红。继续服用石斛夜光丸，早晚饭后各 1 丸。注意生活节律，省用目力。

连服半年，目疾未见复发。

2. 慢性闭角型青光眼术后眼压不稳案

冯某，女，59 岁。

双眼青光眼，左重右轻，已 4 年，1 年前双眼行手术治疗，目前右眼眼压已能控制，左眼点毛果芸香碱，仍控制不理想，有时高过 20mmHg，双眼视物模糊，自觉不适，干涩无泪，且有胀酸感，甚则累及太阳穴及眉骨胀痛，眩晕耳鸣，双下肢乏力怕冷，口苦咽干，大便燥结难下，睡差梦多。有高血压病（控制尚可），糖尿病两年（口服药控制，但有时空腹超过 7mmol/L）。检查：视力右眼 0.8，左眼 0.4（不能矫正），眼压右 17mmHg，左 25mmHg。右眼前房偏浅，瞳孔对光反射好，晶体皮质轻度混浊，眼底视盘生理凹陷偏大，视网膜静脉饱满，动脉偏细，反光强，偶见压迫征，黄斑中心凹反光不清，无出血及渗出。左眼前房偏浅，瞳孔中等大小，不圆，对光反射迟钝，晶体皮质轻度混浊，眼底视盘凹陷偏大，C/D约0.6，血管偏鼻侧静脉迂曲，动脉细，反光强，有压迫征，黄斑中心凹光反射不清，色素紊乱，无出血及渗出。双虹膜上方可见楔形缺损。诊断为慢性闭角型青光眼（抗青光眼术后）、老年性白内障（初期）、视网膜动脉硬化。脉弦细而尺滑无力，苔薄黄，根部稍腻，舌质偏胖。此系上盛下虚，阴虚气弱，虚中夹实，痰瘀血滞。治当扶正祛邪，明目除翳，石斛夜光丸主之。并嘱左眼点噻吗心胺，每天2次。继续控制高血压、糖尿病。

二诊：点服药一周后，双眼及头部胀痛减轻，仍便秘，口苦，眼压右15mmHg，左20mmHg，眼局部检查结果同前，脉象无变化。嘱左眼局部点药，口服石斛夜光丸、新清宁片。

三诊：点服药半月后，眼部自觉清亮，几无痛胀，便已爽，血压、血糖控制良好，双眼压17mmHg，左眼瞳孔如前，脉细数，苔薄黄，质暗红。递减新清宁片，余者同前。

每月来诊，眼压均在正常范围，视力无变化。

五、明目地黄丸（《中华人民共和国药典》）

组成：熟地黄、山茱萸、枸杞子、山药、当归、白芍、牡丹皮、白蒺藜、石决明、茯苓、泽泻、菊花。

临证备要：明目地黄丸乃中医眼科治疗内障眼病常用的方剂之一，本方系平补肝肾、明目除昏剂，多用于治疗单纯性青光眼、老年性白内障等内障眼病，表现为头目眩晕，耳鸣耳聋，目涩咽干，腰膝酸软，舌红少苔，脉细弱或数。本方所治眼病多系慢性眼疾，必须长期耐心服用，方能有效。饭后服用，可使药力上达目所。如患者无纳呆便溏，可空心淡盐汤送服。关于服用剂量，如系新发者，可适当加大，病情缓解或趋于稳定者，可按常规用量。明目地黄丸出处不同，组成有异，其功效也不同。《太平惠民和剂局方》明睛地黄丸，其处方组成为：生熟地黄、杏仁、牛膝、石斛、枳壳、防风。功能：补肝益肾，祛风明目。20世纪60年代同仁堂所配制的明目地黄丸组成与《局方》同，此为最早的明目地黄丸。《万病回春》明目地黄丸，处方为：山药、熟地黄、知母、黄柏、菟丝子、独活、枸杞、川膝、沙苑蒺藜。功能：生精养血，补肾益肝，祛风明目，并治外障之暴赤热眼，赤膜遮睛。1963版药典之明目地黄丸即出此书，实则与目前药典之药组成相差甚远。《审视瑶函》明目地黄丸其药味组成为：生熟地黄、泽泻、山药、山萸肉、牡丹皮、柴胡、茯神、当归身、五味子。该方组成与《原机启微》益阴肾气丸相似，仅归尾易成归身，茯苓易为茯神，其实即六味地黄丸加柴胡、当归、五味子。连同药典的同名而药异的计有四张方剂，所以不能笼统地理解为四张方剂的功能皆为补益肝肾明目。其实四张方同中有异。《局方》方中加石斛以增明目之功，且石斛能滋肾阴，降虚火。如石斛夜光丸中之石斛即是此义。防风伍入，其一为驱散风邪（故可治混睛冷泪，翳膜遮睛）；二是可升举滋阴明目之品上升至目窍。牛膝可引药下达肝肾。杏仁、枳壳则可理气消滞，以缓生熟地黄之腻。《万病回春方》方与《局方》方大同小异，即加强了滋阴降火之作用，如知母、黄柏，加了菟丝子、枸杞子、沙苑子，因子能明目，而独活功同防风且力较雄。《审视瑶函》方乃仿《原机启微》之益阴肾血丸，似乎更能专一治疗肝肾阴亏所致的内障病证，其中加归尾以辅丹皮行血导滞之功，而柴胡除升发清阳外，尚有引诸药上行精明之窍，五味子除增补肾填精之功外，尚能收敛瞳孔（内障重者往往瞳孔散大）。药典方其处方组成乃杞菊地黄丸加当归、白芍以补血（乃乙癸同源），再配以石决明、白蒺藜以增明目退翳之功。若将此方变成汤剂时，祁老认为，在方中加柴胡，不但遵承古训，也可增加疗效。因柴胡有引入厥阴之窠，即引经之用也。再则凡患目痛，多可致郁，而柴胡又能疏肝解郁。

在临床中使用该方时还应分清是丸剂（指《药典》配方）还是应用其化裁加减的汤剂，因其功能主治不尽相同。祁老认为使用丸剂（《药典》方），不要违背该方义。如老年性初发期白内障、单纯性青光眼（眼压已控制但视功能已受损者）多用此配合银杏胶囊或益脉康，以维护视功能；中心性浆液性脉络膜视网膜病变（恢复期或稳定期）、老年黄斑变性者，可用焦三仙（神曲、麦芽、山楂）煎汤送服该丸；糖尿病性视网膜病变初期，在控制血糖前提下可兼服本丸。其他如视疲劳、干眼症等均可使用，但要长期耐心服药。病情急者，则宜根据辨证与辨病相结合原则，将此丸剂易成汤剂。

六、正容汤（《审视瑶函》）

组成：羌活、白附子、防风、秦艽、胆星、白僵蚕、制半夏、木瓜、甘草、黄松节（茯神心木）、生姜、酒。

临证备要：本方出自《审视瑶函》，治口眼㖞斜，仪容不正，服此即能正之。《中医眼科学》称本病为"风牵偏视"，相当于西医的麻痹性斜视。本方乃傅仁宇根据《杨氏家藏方》牵正散（白附子、僵蚕、全蝎）加味化裁而来。《中医眼科学》风牵偏视，脾虚湿盛，风痰阻络型，以此方合六君子汤进行治疗。祁老使用本方主要治疗后天性眼外肌麻痹，尤其是急性发病者。对原因不明者，应请神经内科会诊，以排除脑部占位性病变。近来，因患糖尿病而眼外肌麻痹者也不少见，在控制血糖前提下，应用本方，疗效亦显。应用本方多以辨病为主，辅以辨证进行加减。因胆星与半夏性味相近，如无必要祁老多用半夏而少用胆星，以防过度辛燥；去僵蚕而易全蝎，因全蝎通经络较僵蚕力强；加赤芍、当归以增活血之力。如系外

伤而致者，则可加三七粉、藁本以化瘀止血，活血定痛，且可
上达目窍；如属阴虚血少者，可酌减羌活、白附子，而加白
芍、生地黄；如年老人或病程较长者，可加生黄芪、桑寄生以
益气补肾；如系感染发炎而致者，可加清热解毒之品，如银
花、连翘之属。总之，使用本方以辨病为主，辨证为辅。为了
增强疗效，也可配合针灸治疗。

病案举例

1. 原因不明右眼外直肌麻痹案

王某，女，53 岁。2006 年 11 月 5 日就诊。

双眼复视 20 天。

20 天前出现复视伴头晕，曾到成都某医院就诊，经眼科
诊为右眼外直肌麻痹。经神经内科会诊及生化、头颅核磁、口
腔、五官等科检查，原因不明，故而来京就诊于某医院，经过
检查，诊断同前，为寻找病因仍嘱重复检查，故请中医试诊。
询问病史，发病前，因赶写论文而加班熬夜而出现复视，来京
后因病因未定，至今未做针对性治疗，因此心情烦闷，口干，
便秘，眠差，头晕。脉弦细稍滑，苔白微腻，质偏红。

此系工作紧张，心脑失荣，兼以风邪阻络而致，予以正容
汤加减。

处方：羌活 10g，白附子 8g，防风 10g，秦艽 10g，全蝎
6g，清半夏 10g，木瓜 10g，甘草 6g，天麻 10g，柴胡 10g，白
芍 15g，生姜 2 片。7 剂，水煎，分两次饭后温服，饮药前药
液中加黄酒一小盅。

二诊：药后复视大减，头晕已无，饮食、睡眠、二便均正
常，右眼外展角膜缘达外眦，脉细稍弦，苔白。原方继服
7 剂。

三诊：服药后，复视已无，右眼外展自如，舌脉正常。原
方去羌活，白附子减半，加当归 10g，太子参 12g，以益气活

血，每剂分2日服，并嘱注意休息，勿食辛辣之品。

2. 糖尿病致左眼动眼神经不全麻痹案

张某，男，65岁。2004年12月8日就诊。

双眼复视伴头晕两个月。

素有高血压，服药可控制，睡可食佳，大便偏干。发病前无明显诱因。检查：左眼除外展运动不受限外，余运动均不到位。脉稍沉且弦滑有力，苔黄厚而干。嘱空腹抽血测血糖。治用正容汤加减。

处方：羌活8g，白附子6g，防风10g，秦艽12g，清半夏10g，全蝎5g，木瓜10g，生甘草6g，黄连10g，枳壳10g，茯苓12g，葛根20g。7剂，水煎，分两次早晚饭后温服。忌食辛辣厚味，戒烟酒。可配合针灸治疗。

二诊：服药后复视减，头晕缓，大便已润。空腹血糖11mmol/L。脉沉弦滑，苔黄厚，舌质胖。上方加赤芍12g、山萸肉15g以养阴润燥，桑寄生15g以活血通络，7剂，水煎服。嘱请内分泌科会诊控制血糖。

三诊：口服降糖药后，血糖控制近正常，复视基本消除，左眼运动已正常，脉苔同前。按医嘱服降糖药。

处方：防风10g，白附子6g，秦艽12g，清半夏10g，枳壳8g，全蝎5g，木瓜10g，生甘草10g，黄连8g，夏枯草12g，三七粉3g（分冲），山萸肉12g。7剂，水煎服，每日1剂。戒烟酒及辛辣厚味。

3. 顿挫伤后右眼上直肌不全麻痹案

王某，男，15岁。

2002年3月右眼被篮球扣伤，右眼皮下瘀血、肿胀，经冷敷及口服云南白药，现已肿消，唯感双眼视物复视，且视物不如左眼。检查：视力右眼0.6，左眼1.2。右眼眼睑青紫，眼球上下转动受限，上转尤甚，角膜（-），前房（-），瞳孔等大正圆，对光反射良好，眼压正常，眼底乳头（-），血管（-），网膜欠清晰，中心凹欠清。左眼前节（-），眼球转动灵活。诊断为右眼外伤性上直肌不全麻痹、视网膜振荡。全身及舌脉无异常。予以正容汤加减。

处方：羌活 10g，白附子 8g，防风 10g，防己 10g，秦艽 10g，清半夏 8g，僵蚕 10g，木瓜 10g，甘草 6g，三七粉 3g（分冲），藁本 10g，桑寄生 15g。7 剂，水煎，饭后温服。

二诊：视力 1.0，复视消失，眼球运动不受限，全身（-）。再进 5 剂汤药，以善其后。

七、四物五子丸（《证治准绳》）

组成：当归、川芎、熟地黄、白芍药、枸杞子、覆盆子、地肤子、菟丝子、车前子。

临证备要：本方见于《证治准绳》"七窍门"眼病类的"目昏花"，用以治疗因心肾不足所致的眼目昏暗。其方乃由《太平惠民和剂局方》四物汤合《医学入门》五子衍宗丸，去菟丝子，加地肤子而成。四物汤为补血调经最常用方剂，且补而不腻，使营血恢复，而五子衍宗丸功能填髓补精，疏引肾气，两方相合，养阴补血，补益心肾。五子衍宗丸中有五味子，但四物五子丸中无五味子而加地肤子，祁老认为这个问题值得探讨。五味子和地肤子本不相类，而且区别甚大，前者性温，主收敛固涩，益气生精，而后者性寒，主清利湿热，祛风止痒，两者不能相代。《本经》言地肤子可补中、益精气，久服耳目聪明，但后代本草学家均持异议。如张山雷认为，地肤子有清热利湿之功，用之则湿热不扰而精自安，断不可拘泥而为补益之品。王肯堂认为，五味子伍入五子衍宗丸中酸涩动火而用地肤子取代，但该方中为防止覆盆子、枸杞子、菟丝子、五味子过于动阳涩精，故用了车前子。正如《本草新编》所言："用车前之小利，用通于闭之中，用泻于补之内，始能利水而不耗气……非车前子能种子也。"祁老认为在使用这首方剂时，如患者湿热不重，小便清利，即虚象明显，无虚中夹实者，应将地肤子改为五味子为宜。

凡患眼病，全身有精亏血弱或心肾两亏，症见心悸怔忡，面色淡白无华或萎黄，头晕目眩，耳鸣，腰膝酸软，男子精少，女子少经，脉细数，苔薄质红，即可应用本方或使用补肾强精或益心补血效不显者也可应用。原因是精能化血，血能生精，精血互生。本方用于慢性眼病者多，而急重者用之少，如服后有口干便秘或纳呆者，可用焦三仙、菊花煎水送丸药即可。

八、除湿汤（《眼科纂要》）

组成：连翘、滑石、车前子、枳壳、黄芩、川连、木通、甘草、陈皮、白茯苓、防风、荆芥。

临证备要：本方出自《眼科纂要》，主治睑弦赤烂，包括西医之鳞屑性睑缘炎、溃疡性睑缘炎、眦部睑缘炎等。方名为除湿汤，乃针对脾胃蕴积湿热，蒸灼睑缘，复感风邪而设。祁老治疗睑弦赤烂非常强调内因，认为患者脾胃蕴积湿热为病之本，而外感风热毒邪乃为标。使用本方以辨病为主，辅以辨证，即有斯病即用斯方，再根据辨证灵活加减。若睑缘赤烂，灼热疼痛，甚则睫毛成束状或脱落者，此为湿热互结，有成毒之虞，加生石膏以增清泻热之功；若兼便结者，熟军亦当应用；而毒重成脓者，则一银花、地丁为必用之品；若睑缘皮肤红赤焮肿者，可加赤芍、丹皮以解血热，甚者可加水牛角；若睑缘湿烂，而红赤不显，此乃湿重热轻，可加生薏仁、地肤子、苍术以增祛湿之力；若痒甚者，此乃兼风邪作祟，可加白鲜皮、白蒺藜、蝉蜕以祛风止痒；若睑缘皮肤干燥起皮屑者，此乃风热耗伤津液，可加天花粉、杏仁、蕤仁以养阴润燥；若病变局限于眦角，重用黄连、木通、生甘草以清心导赤。

治疗本病祁老除重视内治外，对外治也颇重视。在涂抹相应眼膏之前，必须让患者用所服汤剂的药渣重煎熏洗患部，而且药液要温热。除去睑缘之痂皮、鳞屑后，用食指指腹将药膏涂抹患部而且要适度按摩，以便药膏渗透到病变处。在治疗期间患者必须注意不食辛辣厚味，并注意省用目力。

本病容易复发，治疗时要注意：第一，要彻底治愈，特别是局部用药至少两周。第二，要生活起居亦遵照医嘱。第三，要检查患者是否为屈光不正，特别是远视，如有应及时矫正。溃疡性睑缘炎，不但影响仪容，而且还可致使睑缘收缩，眼睑变短，引发眼睑内翻，甚者眼睑不能闭合，因此要及时正确治疗。

病案举例

1. 溃疡性睑缘炎案

郑某，女，40岁。1999年秋就诊。

双眼睑肿赤湿烂痛热，经常涂抹眼药膏，时轻时重，已近半年。检查：视力双眼0.8，双侧睑缘肿胀充血，附有黄色痂皮，睫毛呈束状，除去痂皮，于毛囊根部显露溃疡及小脓点，部分睫毛已经脱落，睑结膜充血，角膜染色（－）。患者系农村妇女，长期烧柴草做饭，且喜食辛辣，体胖，便秘溲黄，脉滑数有力，苔黄厚而干。

此系脾胃蕴热，日久上熏眼睑，予以除湿汤加减。

处方：生石膏30g（先煎），熟军10g（后下），银花20g，连翘15g，滑石10g，车前子10g（包煎），枳壳10g，黄芩10g，黄连10g，甘草8g，防风10g。3剂，水煎，每日1剂，饭后服。药渣煎汤局部熏洗后上药膏，每日2次。

除去痂皮，涂抹抗生素眼膏，并嘱忌食辛辣油腻。

二诊：服药后大便通畅，眼部肿胀痛热均明显减轻，舌脉同前。效不更方，再进5剂。

三诊：服药后大便每日2次，偏稀，眼部肿痛已无，睑缘轻度充血，已无痂皮，睫毛稀疏，脉滑，苔薄黄。

上方去生石膏、熟军，加赤芍、生地黄以活血，茯苓、生炒薏仁以健脾。

四诊：眼部无不适，便润，眼部已无炎症，唯睫毛稀少，睑缘轻度肥厚，脉稍滑，苔薄黄。

上方7剂，每剂分两日服，继续熏洗后涂抹眼膏，逐渐减少用量，戒食辛辣厚味，保持眼部清洁。

2. 鳞屑性睑缘炎案

段某，男，32岁。1978年3月就诊。

双睑缘红赤微痒，并有灰白色头屑样痂皮附着，且伴有视力疲劳，已有1年许，近1个月来加重，自上药膏，效果不显，故来诊。检查：双眼睑缘充血，睫毛及睑缘附有细碎灰白色鳞屑，拭去鳞屑可见眼睑充血，无溃疡，眼底可见双侧乳头边界齐，色暗红。患者为油漆工，近1个月来工作紧张，须加夜班，吸烟瘾重，大便偏秘，饮食不规律。脉细滑，苔灰稍厚。此乃生活饮食不节，湿热内蕴，予以除湿汤加减。

处方：滑石10g，车前子10g（包煎），枳壳8g，黄芩10g，黄连8g，生甘草6g，防风10g，荆芥8g，白蒺藜10g。5剂，每日1剂，水煎内服，药渣再煎局部熏洗，再涂抹四环素眼膏。

二诊：眼部痛痒不适明显减轻，但皮屑未减，脉稍滑，苔灰薄。为了减轻滋生鳞屑，上方加花粉、杏仁、蕤仁以养阴润燥。

三诊：患部痛痒已无，屑皮明显较少，二便调。上方5剂，服用同前。并嘱注意饮食起居，最好戒烟。

九、明目蒺藜丸 (《北京市药品标准》1980 年)

组成: 黄连、山栀子、连翘、黄芩、黄柏、当归、赤芍、川芎、生地黄、防风、荆芥、蔓荆子、白芷、蝉衣、薄荷、菊花、木贼草、炒蒺藜、决明子、密蒙花、生石决明、旋覆花、甘草。

临证备要: 本方系清热祛风、散瘀退翳之剂,用于治疗因内热而复感风热外邪而致的外障眼病。与防风通圣散相类,皆为解表通里、疏风清热之剂,但方中药味体现了眼科用药特点,即众多退翳明目和清肝平肝药物,如蝉衣、木贼、密蒙花、刺蒺藜及生石决明、决明子。方中黄连、山栀子、连翘、黄芩、黄柏等苦寒之品为君,以清三焦实火;防风、荆芥、蔓荆子、白芷、薄荷祛风止痛,为臣;蝉衣、木贼、刺蒺藜、密蒙花退翳明目,当归、赤芍、川芎、生地黄行血凉血,为佐;生石决、决明子清肝,旋覆花、甘草理气散结,为使。诸药合用,共奏清热泻火、散风活血、平肝明目、退翳之功。肝经热者,可选加胆草、青黛、秦皮、芦荟。应用祛风药要辨明风寒或风热,方中荆芥、防风、白芷可散风寒,而菊花、蔓荆子、薄荷可疏风热,从中选择用之。如热毒炽盛,肿痛焮热者,可酌加清热解毒之品,如银花、公英、地丁、鱼腥草等;退翳药应辨明新翳及老翳而后选用;血分药则应根据需要,活血则用川芎、赤芍,理血则用当归,养血则用白芍、生地黄。这样就可作为内有蕴热、外感风邪的通用方施用于临床。

病案举例

1. 急性卡他性结膜炎案

吴某,女,32 岁。

双眼磨痛眵多,下午加重 3 天,点眼药水效不明显。检查: 双眼睑轻度红肿,双睑结膜充血明显,球结膜周边充血水肿（++），穹窿部有脓性分泌物，角膜、瞳孔（-），指压 Tn。口渴心烦，小便黄，脉数有力，质红苔黄。此系心肺蕴热，复感风邪所致，予以清热祛风，表里双解，仿明目蒺藜丸。局部滴用抗生素眼药水，嘱其与他人隔离，忌食辛辣烟酒。

处方：防风 10g，薄荷 10g（后下），蝉衣 8g，黄芩 10g，黄连 8g，赤芍 10g，归尾 10g，连翘 12g，杏仁 10g，生甘草 8g。3 剂，水煎服。

局部点氧氟沙星眼药水，每日 6 次，睡前点红霉素眼膏。

二诊：经治后，双眼肿痛及分泌物大减，眼睑红肿已消，睑球结膜充血（+），水肿（-），角膜透明。上方再进 3 剂，继续局部点药。

三诊：症状全消，双眼已无充血，视力正常，脉数，苔薄黄，汤剂可停，改服明目蒺藜丸早晚饭后各服 1 袋。点药照用，两周后可停。忌食辛辣食物。

2. 眦部结膜炎案

孙某，女，26 岁。

右眼内眦红磨不适 1 周，点眼药效不明显。口干，烦热，溲赤，便秘，月事正常。检查：右眼内眦局限性充血，颜色鲜红。脉数有力，苔黄稍干，舌质红。此系大眦赤脉传睛，属心火亢盛，兼夹风邪而致，予以清心肺之热，兼以祛风退翳，仿明目蒺藜丸加减。

处方：黄连 10g，栀子 10g，生甘草 8g，防风 10g，连翘 10g，赤芍 10g，生地黄 12g，木贼 8g，白蒺藜 10g，决明子 10g。3 剂，煎汤内服。

局部点利福平眼药水。忌食辛辣厚味。

二诊：内眦赤脉已消，痛磨大减，心烦口渴亦减，大便已润。右眼内眦充血（+），余（-）。上方 3 剂，点药同前。

3 剂汤药服完后改服明目蒺藜丸，早晚各 1 袋。

十、障翳散（浙江省药品检验所）

组成：炉甘石、牛胆干膏、羊胆干膏、珍珠、琥珀、天然冰片、麝香、硼砂、海螵蛸、黄连素、核黄素、怀山药、无水硫酸钙、地力粉、丹参、红花、茺蔚子、青葙子、决明子、蝉衣、没药、黄芪、昆布、海藻、木通。

注意事项：忌用量过多，且不可点于下睑穹窿部，否则会有损黑睛，如点后磨痛不适即停药。

临证备要：此方乃外用粉剂，即所谓干眼药。本药基本是按传统外用散剂工艺制备而成，其药味组成大多为传统干眼药的常用药物（伍用部分现代加工成品或半成品如羊胆干膏等）。适应证为初期老年性白内障及角膜翳（即角膜炎经治疗已结瘢后 3 个月即所谓光滑瓷白者）。因老年性白内障之形成每多与精气不足有关，而角膜翳乃黑睛病患愈合遗留之瘢痕，往往与精液两亏相关，故用牛羊胆膏、核黄素、怀山药养阴明目固本，为君；因元气无力推动精血上承，久则玄府脉道瘀阻，角膜翳形成也会阻碍正常气血运行，故臣用活血行滞散结之品，如丹参、红花、没药、黄芪等，以退翳明目，助气行滞祛瘀；再佐以消障退翳之药，如珍珠、琥珀、炉甘石、硼砂、海螵蛸、地力粉等；麝香、冰片辛窜上达病所，为使。诸药配伍，以达养阴明目、退翳行滞、退瘀消障之功。

障翳散属干眼药，为中医传统剂型。它基本上保持了干眼药的原貌。由于粉剂在往眼内点施时，有一定难度，尤其是老年患者，为此障翳散进行了改革，即将粉剂溶于配制好的溶剂瓶内，摇匀后即可滴用，从而方便了使用，而且也大大减轻了粉剂对眼部特别是角膜的刺激，故提高了安全性。祁老曾观察了一例老年性白内障患者，该患者坚持滴用障翳散 5 年之久，不但视力有所进步，而且自觉点后清亮爽快。障翳散除上述功效外，还可将粉末调成糊状涂于睑缘以治疗慢性睑缘炎以及慢性结膜炎伴奇痒者。

第三节　自拟经验方

一、散霰通用方

内服药：炒三仙、皂角刺、浙贝母、僵蚕、赤芍、地丁、防风、桔梗、杏仁。水煎，早晚饭后服（视小儿年龄确定适合剂量和汤液量）。

外用药：硼砂、皂角刺、蜂房、路路通、凌霄花、夏枯草、山慈菇、半枝莲、薏仁、黄芪、防风。水煎，早晚热敷（视小儿病情考虑是否加白芥子）。

临证备要：本方主治胞生痰核即霰粒肿（睑板腺囊肿），言散者即使痰核消散之意，而通用乃指不论初发、多发、反复发作，或形成肉芽息肉、继发感染，或术后形成瘢痕者，皆可应用此方加减而获效。霰粒肿病位在上胞下睑，内应脾胃，即为痰核，亦应责之脾胃。其病机多为饮食不节，或过食肥甘厚味，或过食生冷，致使脾胃蕴热，或呆滞不化，湿热蕴结成痰，上乘胞睑，气血经络受阻，而酿成此疾。故治当消食导滞化痰之法，仿化坚二陈汤合保和丸组成本方。有脾胃素弱，过食肥甘生冷而致者，则加太子参、茯苓、白术、砂仁等；如痰核较大，日久酿发息肉者，可加僵蚕、浙贝母、皂角刺，以增化结软坚之力；如痰核皮色红赤肿痛者，此乃继发感染，则加清热解毒之品，如银花、白芷、地丁等，慎用苦寒，以防伤胃，或使痰核僵化；如单纯痰核，皮色红赤不痛者，则加三七（冲服）、海浮石等。若大便时有秘结，则加桃仁（为便干1号方）；若大便长期秘结，则再加枳实、厚朴（为便干2号方）。外用药以软坚散结、托毒排脓为主，初期以消为主，中后期以托为主。托毒排脓时，应加大黄芪用量，并酌加白芥子。再辅以外涂中药眼膏。肿结长于睑外者，药膏涂于睑外即可，睑内不涂；长于睑内者则涂于下睑内，上下均可吸收；初期不明显，无法判断时，则先外敷观察，待其明显时则根据实际情况涂药。

祁老认为，每位患者的病情、病势、病程、病性都不一样，应根据不同患者病情交代医嘱用药。应向患者交代清楚，病情的发展有两种情况：一是用药后可能肿结变小，逐渐消退；二是用药后肿结逐渐变大，最后破溃，此均为正常。忌用手挤压，反复破溃多次后将平复愈合。取得患者的信任和配合是极其重要的。必须叮嘱患者一定要节制饮食，忌食辛辣甜甘厚味。本病重在调整脾胃功能，注重辨证施治，兼以培养患儿正确饮食习惯，而手术乃治标之策。

病案举例

1. 过食肥甘，痰核蕴结案

朱某，女，4.5岁。

2001年3月20日患儿同祖母来就诊求治白内障，祁老见患儿双睑上下痰核环生，特询问其祖母为何不予治疗。其祖母谓患儿曾在某医院做过3次手术，至今仍接二连三患生霰粒肿，不愿再施手术。患儿素好肥食，少进菜蔬，平素大便秘结，且嗜饮可乐，面色红赤丰满，两胞上下痰核环生，苔黄稍干，脉数有力。

处方：防风6g，炒三仙各4g，鸡内金4g，连翘6g，黄连3g，清半夏4g，莱菔子5g，僵蚕5g。7剂，水煎服。

并嘱少食肥甘，停饮可乐，按时服药。

二诊：按医嘱调整饮食并服上方，患眼痰核明显缩小，眼睑皮色略红，再服上方5剂。

三诊：患儿双眼痰核均消，大便正常，嘱患儿千万要注意饮食及眼部卫生。用炒三仙煮水代茶饮。

2. 脾虚不运，痰核蕴结案

黄某，男，5岁。2002年4月15日就诊。

其父代述，患儿右眼上下胞睑患生霰粒肿已经月余，左下睑霰粒肿半月前以手术切除，至今仍未全消。某医院建议右眼手术治疗。患儿面色不荣，脉细，质淡苔白，右上下胞睑生痰核如绿豆许。其父并述患儿饮食不馨，不食蔬菜，大便不成形。此为脾胃虚弱，湿邪停滞，蕴积成痰，上乘胞睑，治当健胃醒脾，运湿化痰，予散霰方加减。

处方：炒三仙5g，防风5g，砂仁3g，茯苓8g，太子参6g，白术5g，砂仁10g，陈皮4g，清半夏4g。7剂，水煎服。

二诊：饮食较前增进，便已成形，痰核已明显缩小，左睑术后残留肿块已消。上方加浙贝母5g，连翘5g，7剂，水煎服。

三诊：患儿饮食、大便均正常，左眼肿核已消。嘱早晚饭后口服参苓白术丸半袋，少进肥甘黏腻之品，多食蔬菜。

3. 痰热蕴结，复感风邪案

付某，男，9岁。2003年10月15日就诊。

右上睑霰粒肿已有时日，近日突发肿赤疼痛。右上睑红赤肿痛，相应睑内微突且紫赤。此系痰热蕴结，复感风邪所致，予散霰方以清热解毒散结。

处方：炒三仙各5g，防风8g，鸡内金5g，连翘8g，清半夏5g，黄连4g，赤芍8g，皂角刺10g，白芷8g，枳壳5g，花粉6g。5剂，水煎服。

二诊：右上睑红肿已消，唯留痰核。上方去黄连、白芷、赤芍，7剂，水煎服。

二、清肺退赤丸

组成：桑白皮、黄芩、山栀、连翘、牛蒡子、花粉、桔梗、生甘草、丹皮、生地黄、赤芍、归尾。

临证备要：清肺退赤丸为东直门医院眼科院内制剂，研制于20世纪60年代，至今已40余年。该方由《审视瑶函·目疣》泻肺汤加味而来，主要用以治疗白睛病变，如慢性结膜炎（白涩症）、疱疹性结膜炎（金疳）、浅层巩膜炎（火疳）、球结膜下出血（白睛溢血）等。泻肺汤源于钱仲阳《小儿药证直诀》的泻白散（又名泻肺散）。泻白散组成为地骨皮、炒桑白皮各一两，炙甘草一钱，为粗末，加粳米一撮水煎，食前服。功能清泻肺热，止咳平喘。治肺热咳嗽，甚则气喘，皮肤蒸热，午后尤甚，舌红，苔黄，脉细数。《审视瑶函》泻肺汤仿其方义，于方中加黄芩以增清泻肺热之力，热盛则伤阴，故加麦冬、知母，而桔梗伍入可引药上行于目。应用此方治疗儿童疱疹性结膜炎确有疗效。但在治疗成人患者，特别是病情严重者，如巨大疱疹或浅层巩膜炎效果往往不显。究其原因乃泻肺清热之力不足，故在泻肺汤中加用桑白皮，由于肺气不利则血滞不行，故加丹皮、生地黄、赤芍、归尾以增行滞退赤之功。金火二疳，白睛病生颗粒结节，非佐化结软坚不能消散，故加连翘、牛蒡子、花粉。加入栀子、生甘草则可清利三焦，导热下行，使邪排有出路。诸药合用，共奏清肺利气、散结退赤之功，从而扩大了治疗范围，并提高了疗效。如若将此丸剂变成汤剂，可视病情辨证加减，如用于小儿疱疹性结膜炎，则可酌加杏仁、麦冬，减去山栀、牛蒡子、归尾。

祁老回忆，曾经给西学中眼科医生讲用此方治疗疱疹性结膜炎后，因当时可的松眼药水货源紧张，有时断贷，无奈只得开具此方，患者服药后效果不错。其后有的医生见到疱疹性结膜炎，不论有无可的松眼药水，统统应用此方。如系疱疹性角结膜炎（白膜侵睛），可加决明子、白蒺藜以清肝退翳。若金疳反复发作或病缠绵难愈，颗粒淡红不实，疼痛较轻者，此系肺脾功能不足，卫外失职而致，其治不宜套用此方，应用培土生金之法，酌加杏仁、防风、桔梗即可收效。若系火疳结节高隆，瘀赤痛甚者，可加葶苈子、桃仁、红花、夏枯草、炮山甲、生石膏，以增泻肺清热、祛瘀散结之力。若因剧烈咳嗽而致白睛溢血，亦可用此方，去归尾、赤芍、花粉、山栀，加杏仁、紫菀、款冬花、蝉蜕、紫草即可。若便秘而致者，可去归尾、赤芍，加熟军、决明子，以泻大肠之结热。总之，凡由肺气不利，郁热而致白睛疾患，均可根据辨证与辨病原则，使用本方加减进行治疗。

病案举例

1. 单纯性浅层巩膜炎（火疳）案

王某，男，45 岁。1974 年 6 月就诊。

左眼胀痛，外眦肿赤 3 天，点用氯霉素眼药水、红霉素眼膏治疗无效，故来就诊。检查：视力右 1.0，左 0.8，眼压正常，右眼前节（-），左眼上睑轻度水肿，外眦部表层巩膜及其相应球结膜局限性充血及水肿，色紫红，巩膜表层血管迂曲扩张，局部明显压痛，角膜前房、瞳孔检查均未见异常。诊断为单纯性浅层巩膜炎（火疳）。患者多年前左眼也曾有过类似病变，具体治疗不详。近日备课熬夜，工作紧张。食、睡、便均可，脉细稍滑，苔薄白，质正常。此系肺气不利，郁而上熏白睛所致，治以清肺利气，兼以退赤散结，清肺退赤汤加减。

处方：桑白皮 10g，黄芩 10g，山栀 10g，连翘 12g，牛蒡子 10g，花粉 10g，桔梗 6g，生甘草 6g，丹皮 10g，生地黄 12g，赤芍 10g，归尾 10g。5 剂，水煎服。

配可的松眼膏外涂。

二诊：服药后，病情有所减轻，患眼红肿减半，压痛大减，效不更方，再予5剂。

三诊：服药后肿痛已无，眼部轻松如常，检视患眼，火疳基本平复，脉细，苔薄白。上方减山栀、归尾、牛蒡子，加沙参、百合以益肺阴。

处方：桑白皮10g，黄芩10g，连翘10g，花粉10g，桔梗6g，生甘草6g，丹皮10g，生地黄10g，赤芍10g，百合15g，沙参10g。5剂，水煎服。

2. 反复再发结膜下出血案

吕某，女，62岁。2008年6月初就诊。

右眼白睛反复出血已近两个月。在西医院诊治，血压、血糖均正常，无便秘、咳嗽及外伤，仅给予消炎药水，至今出血仍不吸收，且有所加重。检查：视力双1.0，眼压正常，右眼偏内眦及下方结膜下片状鲜红色出血，下方部分呈橙黄色，角膜前房、瞳孔均正常，眼底乳头正常，可见视网膜动脉细，反光增强，压迫征不明显。诊为右眼结膜下反复出血。该眼以前也曾出过血，但一般1周即可自行消退。此次出血两个月不吸收且反复，诱因不明。饮食清淡，不食辛辣厚味，有习惯性便秘，脉细稍弦，苔薄黄，质偏红。此系肺气不利，郁热上扰所致，兼以年老脉络脆弱，予以清肺利气，兼以润燥为治，仿《审视瑶函》泻肺汤加减。

处方：桑白皮10g，黄芩8g，麦冬12g，知母6g，百合12g，阿胶6g（烊化），紫草10g，桔梗6g。7剂，水煎服。

二诊：服药后，白睛出血已大部分吸收，舌脉同前，原方5剂，每剂分两天服。

三诊：右眼出血全部吸收，原方再进5剂（仍两天服一剂）。

三、小儿止劄饮

组成：防风、天麻、僵蚕、炒三仙、茯苓、木瓜、白芍。

临证备要：目劄（目眨）是以眼睑频频眨动，不能自主为主要症状的眼病，儿童多见。此病在《审视瑶函》一书中论述较详，其谓："目劄者，肝有风也，风入于目，上下左右如风吹，不轻不重而不能任，故目连劄也。此恙有四：两目连劄，或色赤，或时拭眉，此胆经风热，欲作肝疳也，用四味肥儿丸加龙胆草而瘥。有雀目眼劄，服煮肝饮兼四味肥儿丸而明目不劄也。有发搐目劄，属肝胆经风热，先用柴胡清肝散治，兼六味地黄丸，补其肾而愈。因受惊眼劄或搐，先用小柴胡汤加芜荑、黄连，以清肝热，兼六味地黄丸以补其肾而痊。"《中医眼科学》"目劄"一节，在沿袭以上论述外，还增加了如下内容："目劄只是一个症状，必有其原发病。若由沙眼、慢性结膜炎、浅层点状角膜炎等引起者，经治疗一般预后良好。若系角膜软化症，失治则预后不良。若习惯不良者，只要注意教育使其纠正即可。"

另外，诸多文献关于目劄的描述都是围绕小儿的，《审视瑶函》中所述目劄，究其文献来源也是从《证治准绳》小儿疾病中摘要而来的，故建议教科书中将"目劄"前加"小儿"二字，以便与成人目劄相区别。小儿目劄的病机主要与小儿生理特点相关，即脾常不足，而肝常有余。

祁老诊治儿童目劄者不少，应用上方多能有效。祁老认为目劄不是一个症状，可能是一个病。慢性结膜炎、沙眼者并不多见，有的按此病治疗，目劄大多不减甚至加重。因维生素缺乏酿成疳积上目者，临床所见不多。浅层点状角膜炎，或内眦赘皮睫毛倒入者，则不应属于目劄范围。目劄患者眼前节多正常，多无全身症状，舌脉异常多不显著，主要表现为不自主地眨眼甚至伴有咧嘴扭颈。祁老认为，目劄病显形于外，但其病则藏于内，病位在脾与肝。眼睑为肉轮，内应于脾，劄者乃"风掉"表现，属风，其脏在肝。病机是饮食不节则伤脾，过度使用目力则伤肝。治当健脾柔肝。若便溏体弱者，加山药、白术、炒薏苡仁；便秘，苔黄，加焦槟榔、枳壳；血虚脉弱者，加当归、柴胡；目劄兼有抽动者，加钩藤、伸筋草；若起病急，目劄兼有抽动，为肝风夹痰，可加法半夏、天竺黄；如有抽鼻者，可加辛夷、牛蒡子以疏风通窍。在治疗过程中，纠正饮食习惯及省用目力等调护工作很有必要。

病案举例

脾失健运，肝血失养案

患者，孙某，男，8岁。

近两周来发现患儿双目眨频繁。曾于某医院诊断为慢性结膜炎，点妥布霉素及重组人表皮生长因子衍生物滴眼液1周，症状不减，且伴有抽鼻扭颈现象。患儿易急躁。检查：视力双1.0，睑结膜两眦有少许滤泡，球结膜（−），角膜（−），眼压指压 Tn。诊断为目劄。近日饮食欠规律，有挑食习惯，大便每日一行，脉弦细，苔薄白，质偏红。此系饮食不节，过度用目，而致脾失健运，肝血失养，予以止劄饮内服。

处方：防风 10g，天麻 5g，僵蚕 5g，焦三仙各 4g，茯苓 8g，木瓜 6g，白芍 8g，柴胡 5g，钩藤 10g，伸筋草 6g。7 剂，水煎服。

局部点用前药，注意饮食规律，少看电脑及手机。

二诊：经治疗，目劄大为减轻，有时仍有，效不更方，再进 5 剂，余则同前。

四、软坚散结方

组成：防风 10g，陈皮 8g，清半夏 10g，茯苓 12g，连翘

10g，杏仁 10g，焦三仙各 6g，生牡蛎 15g（先煎），浙贝母 10g，白术 10g，香附 10g，川芎 8g，水煎服，每日 1 剂，早晚饭后各服一次。

临证备要：软坚散结方是在继承的基础上结合具体实践而逐渐形成的。本方乃在二陈汤基础上加白术，其旨在健脾燥湿化痰，再加理气之香附、川芎，因欲求其散，必通其气，连翘、杏仁、焦三仙、浙贝母、牡蛎乃为散结软坚之品，诸药合用，共奏散结软坚之功。

散结软坚之法治疗眼病有多种。眼部疮疡肿疖，可加荆芥、白芷、花粉、鱼腥草、银花；疱疹性结膜炎及巩膜炎，可加黄芩、瓜蒌皮、牛蒡子、夏枯草；眼底增殖性改变及硬性渗出，可加瓜蒌皮、花粉、海藻、海浮石、鸡内金；视网膜血管阻塞性疾病，加活血化瘀之品；眼底某些退行性眼病，可加茺蔚子、王不留行、玄参、鳖甲、毛冬青、漏芦；眼底钝挫伤后期，可加泽兰、三七、地龙、槟榔等。

病案举例

1. 深层巩膜炎案

相某，女，53 岁。

右眼深层巩膜炎复发两周余，曾于某医院结膜下注射地塞米松（5 次）无效，而来求治于中医。症见右眼黑睛边际 2 点处，白睛深层局部充血，呈紫红色，局部肿胀隆起，明显压痛，左眼巩膜呈青蓝色，黑睛边际有舌形混浊，胸胁胀闷，鼻干气热，便秘溲赤，颈有瘰疬，脉数有力，舌苔薄黄，舌质红。证属肺热亢盛，气机不利，血行不畅，血滞留于白睛，治当泻肺利气，兼以散结。

处方：桑白皮 10g，杏仁 10g，牛蒡子 10g，连翘 10g，黄芩 10g，地骨皮 10g，白蒺藜 10g，红花 8g，防风 8g，生甘草 6g。7 剂，水煎服。

递减地塞米松。

二诊：药后白睛红赤大减，结节隆起明显减退，原方再进5剂。

经治疗后病情基本控制，半年后随诊，右白睛已呈瓷白色。

2. 视网膜中央静脉阻塞案

仲某，女，18岁。

视网膜中央静脉阻塞，曾服汤剂百余剂，并于发病后两个月加用泼尼松口服，球后注射地塞米松35次，因效果不佳而停用。

入院检查：左眼视力0.04，前节（-），左眼底乳头红，边界不清，以视盘为中心呈放射性火焰状大片出血，静脉迂曲怒张，黄斑水肿，下方呈放射状。纳果，月经提前，舌苔薄白，边有齿痕，脉细。证属气阴亏虚，痰瘀结滞，用滋阴补气、软坚散结之法。

处方：生黄芪30g，枸杞子15g，茯苓15g，菟丝子10g，山茱萸10g，牛膝10g，泽泻10g，柴胡10g，浙贝母10g，海藻10g，昆布10g，生牡蛎10g（先煎），法半夏10g，地龙10g，桑寄生15g。7剂，水煎服。

二诊：视力提高至0.2，视盘周围及黄斑水肿明显减退，出血无减轻，全身无不适，前方再进7剂。

三诊：视力提高至0.6，眼底视盘边界可辨，黄斑仍有水肿，出血吸收而代之为黄白色硬性渗出。

上方生黄芪加至30g，去海藻、昆布，加当归10g，15剂，继服。

半年后复查视力0.7，眼底出血全部吸收，静脉有白鞘，网膜仍有黄白色渗出，黄斑色素紊乱。嘱黄芪煎汤送服四物五子丸，以巩固疗效，提高视力。

3. 眼部钝挫伤玻璃体积血案

程某，男，11 岁。

左眼被空竹击中，当时到某医院急诊，诊为左眼前房积血、玻璃体积血。经治疗目前前房积血已吸收，但玻璃体积血不吸收，视力仅为手动，故请中医治疗。检查：左眼前指数，眼压正常，眼前节（-）。B 超提示：左眼玻璃体积血，部分机化。此系撞击伤目，脉络受损而致，予以除风益损汤加减。

处方：防风 6g，藁本 6g，前胡 6g，生地黄 6g，白芍 6g，当归 6g，仙鹤草 12g，三七粉 2g（分冲），焦三仙各 4g，浙贝母 5g。7 剂，水煎服。

二诊：视力 0.2，眼底隐见黄光，询问视力提高，全身无不适，上方加花粉 6g，7 剂。

三诊：视力 0.3，眼底可见玻璃体内有条絮样机化混浊，余窥不满意，全身无不适，脉苔正常，上方加焦槟榔 5g，连翘 6g，皂角刺 6g。7 剂，水煎服。

四诊：视力 0.5，眼底可见玻璃体有条絮状混浊，为防止玻璃体机化条索牵拉造成视网膜脱离及提高网膜功能，前方加沙苑子、枸杞子，并嘱一剂药分两日服。

处方：防风 5g，藁本 5g，白芍 5g，当归 5g，生地黄 5g，沙苑子 8g，枸杞子 10g，三七粉 2g（分冲），清半夏 5g，焦四仙各 4g，皂角刺 6g。7 剂，水煎服，每日服半剂。

五诊：视力提高到 0.8，眼底玻璃体亦有条状阴影，黄斑中心可见有少量色素，全身无不适。将上方加石斛 8g 制成水丸，每日早、中、晚各服 4g，以巩固疗效。

五、眼部挫伤通用方

组成：当归 10g，赤白芍各 10g，川芎 8g，生地黄 12g，前胡 8g，防风 10g，藁本 8g，川连 4g，丹皮 10g，连翘 10g，生甘草 6g，水煎服，早、晚饭后温服。

临证备要：眼部钝挫伤属中医撞击伤目范围，因致伤物多为钝性物质，故无穿通之虞。眼部所受外力大小及所伤部位不同，其伤势可轻可重，轻者不治自愈，重者往往预后不良。中医眼科著作在此方面论述颇多，《原机启微》曰："今为物所伤，则皮毛肉腠之间，为隙必甚，所伤之际，岂无七情内移，而为卫气衰惫之原，二者俱召，风安不从，故伤于目之上下左右者，则目之上下左右俱病，当总作除风益损汤主之。"由于此方治疗眼部外伤效果比较理想，故屡有报道。前胡伍入本方，一则驱散风热，二则散结，即消散因血脉壅滞所致气滞血凝痰结。藁本除祛风外，尚可引诸药上达头部作用于目。眼部受伤乃特别是钝挫，伤其血脉与经络，而外伤同时易引风热入侵和情志的变化，故祁老在除风益损汤原方基础上加味组成"眼部挫伤通用方"。凡病情紧急出血多者，可加制大黄 10g以止其血；前房积血新鲜者，减川芎、赤芍，重用生地黄、白芍，加槐花 10g，紫草 10g；出血日久吸收缓慢者，重用川芎、当归或归尾；虹膜肿胀发炎，瞳孔紧小者，加蔓荆子 10g，防己 10g，白芷 10g，茺蔚子 10g；瞳孔散大者，加五味子 10g，山萸肉 10g；视网膜振荡水肿者，加生薏苡仁 15g，赤小豆10g；水肿迟迟不消退者，加五苓散；眼底出血较多且吸收缓慢者，加浙贝母 10g，丹参 15g；形成机化条索或硬性渗出者，加花粉 10g，海浮石 10g，昆布 10g，内金 8g；体虚气弱者，加生黄芪 25g，太子参 12g；角膜血染者，加三七粉 3g，木贼 10g，白蒺藜 12g；视功能差者，加黄精 12g，茺蔚子 12g，枸杞子15g，桑寄生 15g；思想压力大，情志抑郁者，可加郁金 10g。

病案举例

1. 眼部钝挫伤前房积血案

孙某，男，15 岁。

左眼被篮球击中，来急诊求治。检查：右眼（-），左眼视力眼前指数，眼睑肿胀，伴皮下瘀血，眼睑开合不利，球结膜下出血，角膜浅擦伤，前房积血已达 2/3，不见瞳孔，指测眼压 Tn。全身无不适。诊为左眼钝挫伤，并前房积血。局部点氯霉素眼药水，涂红霉素眼膏，防止感染，半卧位少动为宜。口服中药眼部挫伤通用方加减。

处方：防风 10g，藁本 8g，前胡 10g，仙鹤草 20g，生地黄 15g，白芍 12g，黄连 6g，丹皮 10g，连翘 12g，生甘草 6g。1 剂，水煎服。

二诊：左眼视力 0.2，眼部皮下瘀血，呈青紫色，稍能睁开，球结膜下出血，角膜透明，前房积血 1/2，隐见瞳孔，对光反射迟钝，眼底欠清，但有红光反映，指压 Tn，全身无不适。上方加茺蔚子 10g，3 剂。平卧少动，点药同前。

三诊：左视力 0.6，前房积血沉于前房下方，瞳孔稍大，对光反射正常，眼底可见视盘，黄斑中心凹不清，无明显水肿。全身无不适。

上方加生炒薏苡仁各 15g，防己 8g。5 剂。

四诊：左视力 1.0，眼部瘀血明显吸收，开合自如，结膜下出血吸收，前房积血全部吸收，眼底（-），上方 6 剂。

1 个月后复诊，眼压、视力、瞳孔、眼底均正常。

2. 眼部钝挫伤黄斑振荡案

胡某，男，25 岁。

右眼昨晚被玩具碰伤，继则发现视物如雾，且变形。今日清晨起来仍感视物变形且雾视感。检查：左眼（-）。右眼视力 0.5，眼压正常，球结膜下，轻度出血，角膜轻度擦伤，前房深浅正常，闪光（+），瞳孔（-），散瞳后查眼底，屈光间质清楚，乳头边界清楚，视网膜静脉稍饱满，黄斑中心不见，其后极部水肿增厚，呈乳白色雾样混浊，边界不清。诊断为右眼钝伤后黄斑振荡。此系外伤后眼内脉络损伤而致，予以眼部挫伤通用方加减。

处方：防风 10g，防己 10g，前胡 10g，藁本 10g，三七粉 3g（分冲），赤芍 10g，当归 10g，生地黄 15g，蔓荆子 10g，生薏苡仁 20g，茯苓 15g。5 剂，水煎服。

嘱其少用目力。

二诊：服药后视物较前清晰，雾视感减轻，变形减轻，视力 0.8，眼压正常，小瞳孔看眼底，黄斑区水肿较前减轻。原方再进 5 剂。

三诊：右眼与左眼无明显视物变形及雾视感，视力 1.0，眼压正常，散瞳查眼底，乳头（-），血管（-），黄斑中心隐见，水肿消失，有少量色素改变。停服中药汤剂，改服明目地黄丸，早晚各 1 粒，饭后服。

3. 眼钝挫伤后瞳孔散大案

柴某，女，31 岁。

左眼被羽毛球击伤后已近 2 个月，目前视力、眼压均正常，唯瞳孔散大不收。检查：右眼（-）。左眼视力 0.6，小孔 1.0，外眼（-），角膜透明，前房（-），瞳孔边缘整齐，直径大约 6mm，对光无反应，眼压正常。诊断为左眼外伤后瞳孔散大。此系外伤脉络受损，瞳神约束失灵所致，予以眼部挫伤通用方加减。

处方：当归 10g，白芍 20g，川芎 6g，生地黄 15g，前胡 10g，藁本 10g，山萸肉 15g，五味子 10g，防风 10g，防己 10g。7 剂，水煎服，每日 1 剂，早晚饭后各服 1 次。

二诊：服药后无不适，瞳孔仍散大，对光无反应，眼压（-），脉细，苔薄白，舌质淡，有齿痕，体虚乏力，便不成形。以上方加生黄芪 30g，山药 20g，以增益气固卫之功，7 剂。

三诊：服药后体虚乏力大减，患眼怕光，视物不清，左侧瞳孔对光可有轻度收缩。上药已见成效，原方再进 10 剂。

四诊：服药后自觉怕光好转，视物亦较前清楚，瞳孔已缩小为 5mm，对光反应较右眼迟钝，眼压、眼底（-），脉缓苔薄，原方继服 7 剂。

五诊：左视力 1.0，瞳孔 4.5mm（接近右眼），对光反应良好。原方每剂分二日服，连服半个月，并省用目力，以巩固疗效。

六、单纯性青光眼方

组成：当归 10g，白芍 12g，柴胡 6g，茯苓 12g，白术 10g，薄荷 6g（后下），丹皮 10g，栀子 8g，车前子 10g（包煎），远志 6g，炒枣仁 15g，枸杞子 15g，香附 10g，珍珠母 30g（先煎）。

临证备要：慢性单纯性青光眼属原发性青光眼开角型，多采取局部点药治疗，必要时可行手术。西医一般很少考虑全身因素，而本病恰恰与血管神经紊乱、中枢调节失调、生活不规律或用眼不当关系密切，因此除局部治疗外，配合合理的中药治疗实属必要。所谓合理，主要是指正确的辨证论治，但眼病患者，早期自觉症状多不明显，这会给辨证论治带来难度，但只要医患密切合作，耐心地进行问诊，结合舌脉，是有可能办到的。根据临床观察和有关报道，不少早期患者或患病前后多有失眠多梦，情绪异常，心烦口苦，胸胁满闷，视力疲劳，眼胀头痛，饮食无味，女子月事失调等。归纳上述诸症，其病位主要在肝，涉及心脾，而核心在于肝郁气滞。肝郁气滞则会目胀头痛，胸胁胀满，月事不调，头晕目眩。肝木即旺，多传于脾，脾虚则运化失常，故见倦怠，口干，纳呆，呕恶，大便失调，甚则后天失养，血无以生，目失所养，而见视力疲劳或下降。至于心悸、失眠、心烦，则为心血不足所致。故治当调和肝脾，养心安神，故在丹栀逍遥散的基础上加味，名为单纯性青光眼方。其中当归、白芍、枸杞、枣仁以柔肝养血，柴胡、香附、薄荷、栀子以清肝解郁，茯苓、白术、车前子以培土运湿，远志、珍珠母以安心宁神，丹皮可疏通瘀滞，诸药合用，共奏调和肝脾、养心安神之功。因慢性单纯性青光眼系慢性眼病，需较长时间调理方可有效，故可将此方制成水丸以方便服用。如有条件，治疗开始即可在此方基础上结合患者具体情况进行辨证加减，以汤剂为主。待病情稳定、眼压正常，再以所用之方配成丸剂久服。

病案举例

肝郁气滞，脾土受侮案

陈某，女，35岁，工人。

1977年11月因眼胀，头痛，视力疲劳，心烦呕恶，测眼压右37.31mmHg，左34.39mmHg，本市某医院诊为青光眼，给1%毛果芸香碱滴眼，开始能控制眼压，但后来眼压间断升高，1978年3月，眼压右35mmHg，左43mmHg，改点2%毛果芸香碱，每日6次，还曾口服甘油。1979年1月，眼压又高，右25.81mmHg，左43.28mmHg，予醋唑酰胺250mg，每日2次，并动员其手术治疗。因患者不愿手术，于2月7日来我院请中医治疗。症见头痛，眼胀，心烦，呕恶，脉弦细，苔薄白。检查：远视力0.8，视野向心缩小，视盘边界齐，生理凹陷扩大并偏向鼻侧，房角为宽角，瞳孔缩小（药物性）。诊断为双侧单纯性青光眼。中医辨证为肝郁气滞，脾土受侮，兼以心血不足，治当调和肝脾，养心安神，予单纯性青光眼方水煎内服。

处方：当归10g，白芍15g，柴胡8g，茯苓15g，白术10g，薄荷8g（后下），丹皮10g，栀子8g，车前子15g（包煎），远志 8g，炒枣仁 30g，香附 8g，珍珠母 30g（先煎），炙甘草 6g。7 剂，水煎服。

局部点用 2% 毛果芸香碱，并嘱安心治疗，调节性情，配合治疗。

二诊：全身及眼部症状减轻，且月经已来 3 日，眼压右 22.38mmHg，左 24.38mmHg，舌脉同前。前方加龙眼肉 12g，山萸肉 12g，7 剂。2% 毛果芸香碱点眼，右眼 3 次，左眼 4 次。

三诊：视力 1.0，眼压 22.38mmHg，全身症状改善，舌脉同前。2% 毛果芸香碱点眼，早晚各 1 次。上方 7 剂。

四诊：视力 1.0，眼压 20.55mmHg，全身症状改善，视力疲劳已无，舌脉同前。上方 7 剂。

五诊：视力 1.0，眼压 20.55mmHg，全身及眼部症状基本消除，上方改为每两日口服 1 剂。

六诊：视力、眼压均正常，舌脉同前，便调，月经顺，将汤剂按比例配成水丸，每日早、中、晚各服 6g。定期检查。

七、糖尿病视网膜病变出血阻断方

组成：阿胶 10g（烊化），仙鹤草 30g，白芍 15g，玄参 15g，杏仁 10g，白蔻 6g，水煎服。

临证备要：糖尿病视网膜病变反复出血多见于增殖期，西医多以光凝治疗。但临床有做过激光治疗多次，仍不能控制其反复出血者。祁老根据临床实践结合中医理论提出，糖尿病视网膜病变进入增殖期，与患病眼球内形成"内燥"有关。关于燥的论述，外燥之论比较丰富，如喻嘉言提出的清燥救肺汤即是，到了吴鞠通则更为详尽，而内燥之论相对不多，比较系统的论述仅见于清代石寿棠《医原》："阴血虚则营养无资而成内燥，气结则血亦结，血结则营运不用而成内燥。"并提出内燥与肺、胃、肾关系密切。刘河间提出的"诸涩枯涸，干劲皱揭，皆属于燥"，也有参考意义。综上所述，内燥产生多由阴血耗伤而营运无资，即津血不能滋润脉络而致，故使眼球内脉络脆弱，柔韧失常，而极易破裂出血。对此病态脆弱之脉络，只宜维护补益滋润为治，法取润燥养血柔肝。故取味甘性平之阿胶以补血润燥，白芍苦酸微寒以养血柔肝，为君；仙鹤草苦涩平，以收敛止血补虚，为臣；杏仁苦微温，以润燥降气，元参甘苦咸微寒，以清热凉血，滋阴解毒，为佐；为防上药滋腻，则伍用白蔻，为使，以理气醒脾。凡见因糖网病视网膜病变进入增殖期而反复出血者，祁老常以此方为基础，再结合患者整体情况配伍相应的药物。糖尿病视网膜病变进入增殖期，其整体情况多虚实兼杂，寒热交错，其治疗必须辨证，辨证与辨病相结合，才能取得疗效。

病案举例

糖尿病性视网膜病变案

赵某，女，51 岁。

糖尿病已近 20 年，目前注射胰岛素维持血糖平稳，左眼因患眼底反复出血，已经失明两年，眼压高达 50mmHg 以上，点降眼压药仍不能控制。近 1 年来右眼又发现眼底出血，已做激光治疗 4 次，但仍间断出血，视力明显下降，故请中医治疗。检查：右眼视力 0.1，眼压 15.4mmHg，外眼（-），散瞳后晶体周边楔形混浊，眼底乳头（-），视网膜散在片状浅出血，颞上方出血几乎满布，已波及黄斑区，并有散在硬渗及棉絮样渗出，周边网膜可见激光斑。左眼无光感，眼压 50mmHg以上，混合充血，角膜水肿，隐见瞳孔椭圆形散大，晶体混浊。形体偏胖，面色萎黄，脉细无力，苔白质胖，齿痕明显，睡眠差，大便秘结，动则自汗，倦怠乏力，月事一年来数月而至，且量少色暗。此系脾虚气弱，血运乏力，致使气滞血瘀，眼内血脉无资而酿内燥，予以补脾益气、润燥养血为治。

处方：生炙黄芪各 20g，山药 20g，白术 10g，党参 12g，仙鹤草 20g，阿胶 10g（烊化），杏桃仁各 10g，白芍 15g，当归 10g，夜交藤 30g，桑寄生 15g，元参 12g，白蔻 6g。7 剂，水煎服。

继用胰岛素，左眼局部滴用降压药水，并加派立明滴眼液，每日 2 次。

二诊：服药后睡眠改善，大便较前有力，视物亦清楚一些，汗仍多。检查：右眼视力 0.1，眼底与前诊同，左眼压 35mmHg。脉苔同前。前方加生龙牡各 15g，14 剂。

三诊：服药后全身症状改善明显，唯汗多，视物清楚些，没见出血。检查：视力右眼 0.2，散瞳查眼底出血明显吸收，黄斑区可见散在硬渗斑及增殖膜，左眼压 25mmHg。脉细，舌苔白，质胖淡。原方加肉苁蓉 10g，菟丝子 10g，以温补肾阳。14 剂，水煎内服。

四诊：视力提高，右眼 0.3，右眼底无新鲜出血。左眼压在点降眼压药的情况下，已下降为 17mmHg，角膜清亮。全身出汗明显减少，大便每日一行，倦怠乏力已无，血糖控制在正常范围。前方再进半个月，如无不适可将原方每剂分两日服。

随访四个月右眼视力仍为 0.3，且没再出血。

第五章

用药经验

第一节　祛风药

　　大学本科《中药学》教材，祛风药未被单独列出，其内容包括在解表药中，但眼科治疗药物中祛风药使用比例较大，故将祛风药单列。祛风药在眼科的功用为：①引经报使，疏肝解郁。眼位至高，内服剂中伍用风药，取其升散，使药力直达病所，而发挥作用。另则凡患眼病，皆可致肝气闭郁，不能通达于外，目力即损，而风药大多有疏肝解郁之功。外障方配伍祛风药中自不必言，内障方中也多配伍祛风药，如《太平惠民和剂局方》之明睛地黄丸中之防风，李东垣益阴肾气丸中之柴胡，倪维德石斛夜光丸中之防风，傅仁宇生熟地黄丸中之防风、羌活，滋阴地黄丸中之柴胡。诸方中伍用风药，恐不单取其祛风之用，而意在引经解郁。②疏风解毒，祛痒止泪。风为百病之长，其性属阳，易侵乎上，故眼病尤其是外障之因多责之风邪作祟。《一草亭目科全书》在外障治法中云："世谓眼病属火，然非外受风邪，眼必不病，因腠理为风邪所束，内火不得外泄，夹肝木而上奔眼窍，血随火行，故患赤眼……外障者，风凝热积血滞也，法当除风散热，活血明目，须用加减金液汤主之。"该方组成为前胡、桔梗、防风、独活、芍药、知母、荆芥穗、薄荷、蔓荆子、柴胡、黄芩。综上所述，外障眼病病因以风邪为主，故治疗外障方剂中多用风药即在情理之中。同时风邪可乘外伤之隙加害于目，如《原机启微》治"为物所伤之病"用"除风益损汤"，该方中即有前胡、防风、藁本。目前应用此方治疗外伤眼病的报道屡见不鲜。③疏风退翳，活血解毒。曾有学者对从晋至清 50 部眼科著作进行统计，治黑睛病变属新翳者方剂中风药所占比例最大，246 张方剂中防风出现 113 次，羌活 76 次，荆芥 63 次，细辛 59 次，菊花 95 次。学者还对目前 5 家西医医院及 4 家中医医院治疗新翳的各 10 张方子进行分析，统计结果显示，风药也占较大比例。至于宿翳治疗方中，蝉衣、白蒺藜、木贼、谷精草、蒙花、青葙子等亦为多用。上述药物，虽属明目退翳类，但其也都有疏散风热之功，亦可归属风药之中。④升清降浊，益气助阳。风药的这种功能，充分体现在李东垣用于治疗眼病的方剂中。其中有 9 首被《原机启微》引用，虽然这 9 张方子主治眼病虽有不同，但都有风药伍用其中，如助阳活血汤中有防风、柴胡，冲和养胃汤中有柴胡、葛根与防风，泻热黄连汤有升麻、柴胡，益气聪明汤中有升麻、葛根。其他 5 首也是如此。近来高健生研究员根据研究结果提出了祛风药还具有益精升阴的作用，如明睛地黄丸之防风，为风中润药，升发阴精而无燥烈伤阴之弊，当属首选。此论值得同道参考。

一、发散风寒药

本类药物性味多辛温，辛以发散，温可祛寒，故以发散肌表（眼目）风寒邪气为主要作用。主治风寒表证，症见恶寒发热，无汗或汗出不畅，头身疼痛，鼻塞流泪，口不渴，舌苔薄白，脉浮紧等。眼病如聚星障，除全身表现及恶寒发热外，眼局部表现为黑睛生翳，抱轮微红，流泪羞明。部分发散风寒药还兼有祛风止痒、止痛、止咳平喘、利水消肿、消除疮疡及明目退翳、收泪作用。

麻黄眼底水肿初起可用

麻黄味苦，性辛、温。功能发汗解表，宣肺平喘，利水消肿。

1. 发汗解表，散寒宣窍

用于治疗感冒风寒，目赤眵泪，紧涩不爽，黑睛生翳，羞明怕日，并有头身疼痛，无汗恶寒，苔薄白，脉浮紧。如大发散（《眼科奇书》，麻黄、细辛、蔓荆子、藁本）。《眼科奇书》乃清代重庆李氏家藏秘本，书中提出"外障是寒"，治以四味、八味大发散（麻草一两或二两，蔓荆子一两，藁本一两，北细辛五钱至一两，老姜一斤或八两为引），与世俗"目不因火则不病"之说相悖。近日又有学者发表了有关"火神派"的文章，其基本思路与《眼科奇书》相吻合。由于时代变迁、疾病谱的变化以及受温病学说影响，辛温发散药如麻黄等在眼科中应用似乎比辛凉解表少，祁老建议，应本着继承发扬的精神，做到"胆欲大，心欲细"，在临证时不要怕麻黄、细辛、附子等辛散而搁置不用。

2. 清热宣肺

如麻杏石甘汤（《伤寒论》，麻黄、杏仁、石膏、甘草），治疗风热上乘，白睛红赤，眵多流泪，羞涩眊燥，黑睛翳障，羞明疼痛等。

3. 利水消肿

除与黄芩、桑白皮等配伍用于治疗肺经风热侵袭不散所致白睛壅肿浮赤，甚则遮掩黑睛，痛涩难开等以外，尚可用于治疗眼底水肿尤其是初发者，往往收效。麻黄，古人称为"青龙"，能开肺利气，因肺能通调水道，肺气一利，则水湿之邪

流下，无处潜藏，故而湿得以驱除。但用量不宜过大，一般
3~5g 即可。祁老在治疗水湿为患的眼底病中，常将生麻黄 3~
5g 伍用于三仁汤、五苓散等方剂中。

桂枝之六用

桂枝味辛、甘，性温。其功用古人归纳为六点，《本草疏
证》云："桂枝其用之道有六，曰和营，曰通阳，曰利水，曰
下气，曰行瘀，曰补中，其功之最大，施之最广，无如桂枝
汤，则和营其首功也。"

1. 用于和营

如桂枝汤（《伤寒论》，桂枝、白芍、生姜、大枣、甘
草），治疗天行赤眼，目赤痛痒，怕热羞明，涕泪交流，或睑
肿头痛，恶寒发热等。

2. 通阳利水

如五苓散（《伤寒论》，桂枝、茯苓、猪苓、白术、泽
泻），因本方能通阳利水，健脾祛湿，故眼科常用于治疗水湿
上泛的内障眼病，如视瞻有色、视瞻昏渺或眼前有阴影浮动
等。祁老曾用此方治疗一例中心性浆液性视网膜脉络膜病变黄
斑水肿一年半不消退的患者，效果良好。

3. 用于行瘀

如桂枝茯苓丸（《金匮要略》，桂枝、茯苓、牡丹皮、桃
仁、芍药），其功效为活血化瘀，缓消癥块。目前该方已配成
中成药用于治疗子宫肌瘤等。祁老曾用此方治愈一患眶内血管
瘤手术后复发病人，使其免于摘除眼球之苦。

4. 用于补中

如小建中汤（《伤寒论》，桂枝、生姜、炙甘草、大枣、
芍药、饴糖），其功能为温中补虚，和里缓急。20 世纪 60 年

代秦伯未老中医曾用此方治疗胃溃疡而获效。祁老在此启发下，曾用此方治疗不少陷翳，其中一例因频繁测量眼压而致角膜上皮剥脱而迟迟不愈合的患者。

此外，如眉棱骨痛源于感受风寒者，可于夏枯草散方中伍用桂枝 4g，以温阳通络止痛。同样，风牵偏视日久不愈者，亦可于正容汤中伍用桂枝 4g，黄芪 20g，温阳补气，通调脉络，从而提高疗效。

紫苏解表散寒，行气宽中

紫苏性味辛温，功能解表散寒（紫苏叶），行气宽中（紫苏梗）。但其发散之力较为缓和，病情轻者可单用，重者须与其他发散风寒药合用。因其兼有行气宽中、化痰止咳之功，故风寒感冒兼有胸腹胀满、恶心呕逆或咳嗽痰多者用之为宜。

眼病患者如在服药过程中，出现有呕恶欲吐，脘腹满闷者，除嘱其食后 2 小时服药外，可于方中伍用苏藿梗各 8g，以理气止呕。

韦文贵老中医用紫苏治疗偏正头风，如偏正头痛方（《韦文贵眼科临床经验选编》，防风、荆芥穗、木瓜、苏叶、蝉衣、甘草），取其散风止痛之功。

荆芥为治风病、血病、疮病之要药

荆芥味辛，微温，归肺、肝经。《本草纲目》谓："荆芥入厥阴经气分，其功长于祛风邪，散瘀血，破结气，消疮毒，盖厥阴乃风木也，主血而相火寄之，故风病、血病、疮病为要药。"眼科临证用药也多从之。内服不宜久煎，发表透疹宜生用，止血宜炒用。

1. 疏风发散

常与防风、苏叶等同用，治感冒风寒，风邪袭于头目，而致目赤、羞明流泪、泪多眵少者。

2. 祛风止痒

常与蝉衣、川芎、防风等同用，治疗睑弦湿痒或痒极难忍。

3. 疮毒瘰疬，赤肿痛硬

常与白芷、当归、牛蒡子等相配，治眼睑肿胀如杯，睑硬睛痛，眼丹等。

4. 止血祛瘀

常与防风、生地黄、赤芍、丹皮、当归等为伍，治疗眼部挫伤、术后瘀血停留或眼底出血等。

防风通治一切风邪

防风味甘辛，微温，功能祛风解表，胜湿止痛，止痉升阳明目。临床用之甚广，眼科更不例外。张山雷在《本草正义》中谓："防风通治一切风邪，《本经》以'主大风'三字为提纲……故防风为风病之主药，《本经》所主，皆风门重证，故首以'主大风'一句，表明其功用。"眼科多用风药，防风当其首列。又因防风性微温，味甘辛而轻微，故为风药中之润剂，即言之药力平和而不刚烈，用之不伤阴也，既常用，又较稳妥。

1. 疏风发散

常与荆芥、羌活等伍用治疗感受风寒，侵袭头目，目赤羞明，泪多眵少而清稀，黑睛生翳等。

2. 祛风胜湿

常与羌活、独活、藁本、当归、川芎等合用，以散风寒湿邪，如周身关节酸痛，四肢挛急，目痛羞明，胞轮红赤，黑睛生翳。

3. 祛风止痒

常与荆芥、蝉衣、川芎、苦参、白蒺藜等合用，如《秘传眼科龙木论》之乌蛇汤（藁本、乌蛇、防风、羌活、白芍、川芎、细辛），治睑弦湿痒或奇痒若虫行。凡目痒必当选用。

4. 用于痈疽疮疡

如防风汤（《外科十法》，防风、白芷、甘草、赤芍、川芎、归尾）以及仙方活命饮，以治胞睑痈疽疮毒。

5. 升阳明目

如助阳和血汤（《兰室秘藏》，炙甘草、黄芪、当归、防风、蔓荆子、白芷、柴胡、升麻）治疗脾虚清阳不升，阴火上乘，邪害清窍之目红而痛，其痛应太阳，眼睫无力，常欲垂闭，不能久视，久视则酸痛，或黑睛生翳，皆成下陷，日久难愈者。

6. 用于引药入目

如明睛地黄丸（《局方》，牛膝、石斛、枳壳、杏仁、防风、生熟地黄），治疗视瞻昏渺、青盲、圆翳内障等。

除以上所治疗病证外，祁老认为，防风尚有软坚散结之力，如《原机启微》之防风散结汤及《医宗金鉴》之化坚二陈汤，其方中均有防风，故常以此治疗胞生痰核以及眼底陈旧机化病变。防风不仅能祛外障之湿，而内障之湿邪作祟，防风亦为当用之品，如房水混浊、角膜深层水肿、玻璃体混浊、眼底渗出水肿等。

羌活治疬证、目证、风证

《本草汇言》云："羌活体轻而不重，气清而不浊，味辛而能散，性行而不止，故上行于头，下行于足，遍达肢体，以清气分之邪也。其功能条达通畅血脉，攻彻邪气，发散风寒风湿。故疡证以之能排脓托毒，发溃生肌；目证以之治羞明隐涩，肿痛难开；风证以之治痿痉、癫痫、麻痹、厥逆。"此言已概述羌活所治要点。

1. 疏散风寒

治疗因感冒风寒而致眼目赤痛，眵泪羞明，黑睛生翳，如羌活汤（《医极》，羌活、独活、防风、甘草、荆芥、陈皮）。

2. 用于疮疡肿毒

常用治疗眼部丹毒、眼睑肿胀如杯及眼部疮疡等，一般多与紫花地丁、蒲公英、白芷、荆芥相伍使用。

3. 祛风胜湿

如羌活胜湿汤（《内外伤辨惑论》，羌活、独活、藁本、防风、川芎、蔓荆子），治疗关节风寒湿痹、目痛羞明、胞轮红赤、肿痛难开。

眼科常用此伍于补脾益气方剂中，起升阳明目作用，治疗脾虚气弱，体内清阳之气不能上升于目而致之视物昏花，不能久视，视久则酸胀等。

祁老常用羌活伍用商陆、槟榔、木通、泽泻治疗眼内急性水肿，如急性葡萄膜炎而致视网膜水肿等，使湿邪内外分消而解。

白芷善治阳明头面诸疾

《本草求真》对白芷功用所论言简意赅，其谓："白芷气温力厚，通窍行表，为足阳明经祛风散寒主药，故能治阳明一切头面诸疾，如头目昏痛，眉棱骨痛，牙龈骨痛，面黑瘢疵者是也。"祁老凡遇眶上神经痛、过敏性眼炎、慢性鼻窦炎、眼目疖肿、鼻塞流泪、眼睑皮肤乌暗等，皆用白芷伍于相应方剂中。

1. 祛风止痛

配羌活治太阳头痛，伍柴胡治少阳头痛，合升麻治阳明头痛，与黄芩相配治疗风热与痰互结之眉棱骨，如祛风上清散（《审视瑶函》，黄芩、白芷、羌活、防风、柴胡梢、川芎、荆芥、甘草）。

2. 通窍止泪

如川芎丸（《银海精微》，白芷、川芎、白术、甘草），治疗头风冷泪。

3. 消肿止痛，排脓生肌

常与蒲公英、银花、大黄、赤芍等同用，治疗眼生疔肿、眼丹、肿胀如杯。脓未成可配皂角刺、穿山甲，有排脓拔毒之功。已成脓溃破者，配当归、白芍，和营以生肌。

4. 散风升阳

如助阳和血汤（《兰室秘藏》，柴胡、白芷、升麻、当归、羌活、防风、蔓荆子、甘草），治疗由清阳之气不能升运清窍而致白睛红赤、多眵泪而无疼痛、隐涩难开、视物不清等。

5. 退赤消瘀

如炉硝散（《经验眼科秘书》，羌活、防风、黄芩、菊花、蔓荆子、川芎、白芷、火硝、炉甘石），外用治疗胬肉攀睛。

细辛应用必须配伍得当

细辛药性辛温，有小毒，归肺、肾、心经，功能解表散寒，祛风止痛，通窍，温肺化饮。

1. 散寒化饮

目疾多兼头痛，故临证中凡因寒湿或痰饮停留而致偏正头痛，常于方剂中伍用细辛以化痰祛风止痛，如细辛汤（《审视瑶函》，细辛、陈皮、川芎、制半夏、独活、白茯苓、白芷、炙甘草）。

2. 开窍升清

常配以补益剂治九窍不通。凡由清气不升而致头目昏沉、或头痛、目酸、耳聋，或睑眦赤烂、羞涩难开、眵泪日久等症，用作引经药，可以利窍，如无比蔓荆子汤（《原机启微》，蔓荆子、黄芪、人参、黄连、柴胡、当归、葛根、防风、生甘草、细辛叶）。

3. 用于沉翳、陷翳

如黑睛生翳，红肿疼痛，日久难愈，或翳深而沉，或翳陷下者，可伍用之，如红肿翳障方（《韦文贵眼科临床经验选》，生地黄、赤芍、蒙花、白芷、夏枯草、石决明、赤石脂、焦冬术、细辛、川芎、黄芩、生甘草）。

使用注意

（1）细辛、麻黄、桂枝的区别：三者皆能表散风寒，然用之有别。麻黄发汗作用较强，主治风寒感冒无汗之重症；桂枝发汗解表作用较为和缓，凡风寒感冒无论表实无汗，还是表虚有汗，皆可用之。细辛辛温走窜，达表入里，发汗之力不如麻黄，但散寒止痛力强。

（2）明目利九窍：《本经》谓："细辛明目利九窍。"防风可治"目盲无所见"。这提示我们，凡属暴盲或青盲者，根据辨证，方中酌加防风、全蝎、细辛、蜈蚣、麝香以开关通络搜剔，而不只是使用菖蒲、远志类，因后者之力逊于前者。

（3）引经作用：用以携养阴助阳之品达于目窍。《本草正义》谓："细辛，芳香最烈，故善开结气，宣散郁滞，而能上达巅顶，通利耳目，旁达百骸，无微不至，内之宣络脉而疏通百节，外之行九窍而直达肌肤。"故可作为眼科之引经药。

（4）细辛用量：《本草新编》谓："细辛，止可少用而不可多用，亦止可共用而不能独用。多用则气耗而痛增，独用则气尽而命丧。"此乃经验之谈，值得参考。宜遵细辛不过钱（3g）之说。若因症情需要最好不要超过 6g，且先煎为宜。研末吞服不可取。在处方中不要单独使用，应根据病情适当配伍，如治风热头痛可配石膏或黄连、黄芩，治风痰头痛配南星、半夏，治风眼泪下、目生翳障配防风、地黄、羚羊角，治鼻塞配辛夷、白芷，治口舌生疮配黄柏。

二、发散风热药

本类药物性味多辛苦而偏寒凉，辛以发散，凉可祛热，故以发散风热为主要作用。其发汗解表作用较发散风寒药缓和。主要适用于风热感冒以及温病初起，邪在卫分，症见发热、微恶风寒、咽干口渴、头痛目赤、舌边尖红、苔薄黄、脉浮数等。部分发散风热药分别兼有清头目、利咽喉、透疹、止痒、止嗽解毒的作用，又可用治风热所致目赤多泪、咽喉肿痛、麻疹不透、风疹瘙痒以及风热咳嗽等。

薄荷解郁之妙用

薄荷辛、凉，归肺、肝二经。

1. 疏散风热

其疏散风热之功医者尽知，眼科常用于风热外邪或疫疠之气所致眼表疾患，如天行赤眼之祛风散热饮子（连翘、牛蒡子、羌活、薄荷、大黄、赤芍、防风、当归尾、甘草、川芎、栀子）、聚星障之银翘散（银花、连翘、桔梗、薄荷、淡竹叶、甘草、荆芥穗、淡豆豉、牛蒡子、芦根）等。

2. 疏风透表止痒

用以治疗睑弦赤烂，刺痒不舒，风赤疮痍，或药物过敏之目赤、刺痒、流泪等。不但内服，而且可以煎汤熏洗。

3. 疏肝解郁

如逍遥散（《和剂局方》，柴胡、当归、白术、白芍、茯苓、薄荷、煨姜、炙甘草）。因眼病多郁，故此方为眼病最为常用之方剂。

祁老认为，逍遥散中之薄荷不要误以为用于解散风热之邪，其解郁之功优于香附。《本草新编》谓："薄荷，不特善解风邪，尤善解忧郁，用香附以解郁，不若用薄荷解郁之更神。"张锡纯云："薄荷若少用，亦善调和内伤，治肝气胆火郁结作痛，或肝风内动，忽然痫痉瘈疭。"故用于解郁少用为宜，5g后下即可。治疗单纯疱疹性角膜炎热毒不重者，用薄荷与银花相配伍似较应用苦寒之鱼腥草更为妥当，因疱疹病毒侵犯往往与患者免疫功能减低有关，苦寒太过，往往损伤正气，使病难愈。

桑叶眼科三用

桑叶甘、苦、寒，归肝、肺二经。不但可疏风散热，治疗眼表疾患应用亦较为广泛。因其表散之力缓而不伤阴。

1. 清肝明目

常与菊花、决明子相配伍，治疗肝火偏盛，肝阳僭越，而致头目眩晕，目赤视昏等。如高血压、高血脂患者，脉弦滑，舌苔厚腻，便秘不爽，兼有目疾者，均可伍用于相应方剂中。

2. 益肝明目

常与黑芝麻、熟地黄、何首乌、女贞子等相配伍，治疗肝阴不足，眼目昏花，云雾移睛，内障初起等，如桑麻丸（《医极》，桑叶、黑芝麻）。眼科名老中医韦文贵治疗老年性白内障习用桑麻丸配菟丝子、五味子、制首乌、凤凰衣、石决明、蕤仁、沙苑子等。韦玉英老中医用此丸加味治疗玻璃体混浊。

3. 凉血明目

可与生地黄、大小蓟、茜草同用，治疗因火邪迫血，溢于络外之白睛溢血，及眼内之各种新鲜出血。

菊花芳香不燥

菊花其味芳香，但不辛燥。徐大椿云："凡芳香之物皆能治头目肌表之疾，但香则无不辛燥，唯菊花不甚燥烈，故于头目风火之疾，尤宜焉。"张秉成在《本草便读》中谓："甘菊之用，可一言蔽之，曰疏风而已，然虽系疏风之品，而性甘寒，与羌、麻等辛燥者不同，故补肝肾药中可相须而用也。"故眼科所用甚广。

菊花有白菊、黄菊、野菊花三种。白菊味甘，清热力较弱，长于补肝明目；黄菊花其味苦重，清热力较强，常用于疏风散热；野菊花清热解毒之力强，善解痈肿疮毒。白菊可内服，亦可外敷（鲜品）或泡茶代饮，或做枕头明目之用。

1. 疏风清热

如桑菊饮（《温病条辨》，杏仁、连翘、薄荷、桑叶、菊花、桔梗、甘草、芦根），用以治疗感受风热之邪之目疾初起，如天行赤眼、聚星障等。

2. 益肝明目

如菊睛丸（《和剂局方》，甘菊、巴戟天、苁蓉、枸杞），治疗肝肾不足之眼目昏蒙，无时冷泪等。

3. 平肝息风止痛

常与石决明、僵蚕、羚羊角同用，治疗肝阳上亢，肝风上扰所致的头晕目赤，偏正头风，目珠胀痛欲脱。

4. 清热消肿

常与银花、蒲公英、紫花地丁等同用，治疗疔疮肿毒、胞睑疖肿等。

柴胡为治疗内外障常用之品

柴胡味苦、辛，微寒，归肝、胆经。为眼科治疗内外障等目疾常用之品。

1. 解表退热

如羌活胜风汤（《原机启微》，柴胡、黄芩、白术、荆芥、枳壳、川芎、白芷、防风、独活、前胡、薄荷、桔梗、甘草），用于治疗风热外侵之目疾，因其组成寒热搭配，非一派寒凉，且有调和胃气之白术、枳壳，故可用于因免疫失调引起的单纯疱疹病毒性角膜炎之复发者。

2. 疏解少阳

善治邪在少阳之寒热往来，口苦咽干，邪热随目系上乘而致暴盲，如小柴胡汤（《伤寒论》，柴胡、黄芩、半夏、人参、甘草、生姜、大枣）。

3. 疏肝解郁，清利玄府

如加味逍遥饮（《审视瑶函》，当归身、白术、茯神、甘草梢、白芍、柴胡、炒栀子、丹皮），用以治疗热病后邪热稽留，或肝经邪热而致气机郁滞，玄府不利，目窍失养之暴盲、视物昏渺等。

4. 疏利导滞

如血府逐瘀汤（《医林改错》，当归、生地黄、赤芍、川芎、桃仁、红花、牛膝、柴胡、桔梗、枳壳、甘草），治疗眼内气郁血滞，脉道阻塞，甚则闭塞，瘀血不散等。

5. 通利阳气

如助阳活血汤（《东垣试效方》，炙甘草、黄芪、当归、蔓荆子、白芷、柴胡、升麻），治疗眼病因服寒凉药太过，阳气被遏，不得升发，其气不得通达九窍，而致热壅白睛，红赤多泪，无痛而隐涩难开，及眼目昏花不明；或柴胡复生汤（《原机启微》，柴胡、苍术、白茯苓、黄芩、白芍、甘草、薄荷、桔梗、羌活、独活、蔓荆子、藁本、川芎、白芷、五味子），治疗黑睛生翳皆陷下，红肿羞明，泪多眵少，脑颠沉重，睛珠疼痛，常欲闭重，不欲久视。

6. 升举阳气

如补中益气汤（《脾胃论》，党参、黄芪、陈皮、炙甘草、当归身、升麻、柴胡、升麻），治疗气虚下陷，清气不能升运濡养目窍而致两目紧涩，不能瞻视，视瞻昏渺，青盲，高风雀目，胞睑下垂，视一为二，目偏视，以及目珠塌软等。

7. 引药入肝胆

用于肝胆二经之引经药，将补益之品引入少阳、厥阴之经脉。如柴胡参术汤（《审视瑶函》，人参、白术、熟地黄、白芍、甘草、川芎、当归身、青皮、柴胡）及益阴肾气丸（《兰室秘藏》，茯苓、泽泻、当归尾、丹皮、五味子、山药、山萸肉、柴胡、熟地黄、生地黄、辰砂）。

针对以上柴胡所治目疾，欲使其所用取效，祁老认为必须有二条：一是在于与全身辨证相符，二是药味配伍得当。

升麻不独用于升阳举气

升麻味辛、微甘而寒。

1. 升阳举陷

临床多用于升举阳气，如补中益气汤（《脾胃论》，党参、黄芪、白术、陈皮、炙甘草、当归身、升麻、柴胡）。眼科多用于因气虚下陷，目失濡养之胞睑下垂、黑睛生翳久不愈合（陷翳）、久视目胀酸痛、青盲、雀目、目珠塌软等。

2. 清热解毒

升麻尚可用于疹后余毒上攻眼目，如消毒保目汤（《眼科纂要》，连翘、牛蒡子、桔梗、柴胡、荆芥、酒芩、薄荷、栀子、防风、蝉蜕、甘草、升麻、赤芍、灯心）。还可用于清热解毒，治疗因脾胃积热，眼目暴发赤肿痠痛，风弦赤烂，如泻热黄连汤（《东垣试效方》，升麻、生地黄、龙胆草、黄连、黄芩、柴胡）。

附　柴胡、葛根、升麻功效异同

柴胡、葛根、升麻均为眼科常用之药，然各有专长。柴胡归肝、胆二经，主散少阳之邪，其升举阳气不如升麻，而疏肝解郁之功为升（麻）、葛（根）所不及。葛根为阳明经主药，能鼓舞胃气上升而生津止渴，又为心脑血管病之常用药物，凡涉及心脑血管有关的眼病，葛根多被选用。升麻升举阳气之功优于柴（胡）、葛（根），故凡因阳气下陷而致眼病者多伍用之。

葛根治疗诸多眼底病

葛根药性甘、平而凉。

1. 发汗解表

治疗风热外感而致三阳合病之目痛鼻干，四肢酸楚，如柴葛解肌汤（《伤寒论》，柴胡、葛根、石膏、羌活、白芷、黄芩、芍药、桔梗、甘草、生姜、大枣）。

2. 透疹

常与升麻、桔梗、前胡等同用，治斑疹初发，身热疹发不透，疹毒攻目所致白睛红赤，眵泪较多等。

3. 升发脾阳

用于升发脾阳，如著名的益气聪明汤即是。

4. 引经

祁老根据引经理论，常用葛根作为引经药，伍用于补益气血或滋阴补肾方剂中，以使药效上达目窍。

5. 止渴

汪昂云："风药多燥，葛根独能止渴者，以能升胃气，入肺而生津也。"故常可用于治疗糖尿病视网膜病变口渴多饮者。

6. 活血舒筋

现代制剂如愈风宁心片、葛根注射液、脑得生丸、心血宁片、心安宁片、复方葛丹片中均含有葛根，诸药作用均与心脑血管病有关。而眼部血管亦联属于心脑，故凡眼底涉及血管病变（除急性大出血外）者均可考虑将葛根伍用于相应的方剂中。药理研究证明，葛根能直接扩张血管使外周阻力下降，而有明显的降压作用，能较好缓解高血压病人的"项紧"症状。葛根素能改善微循环，提高局部微血管流量，抑制血小板凝集。葛根还有轻微的降血糖作用。葛根总黄酮能扩张冠脉血管和脑血管，增加冠脉血管血流量，降低心肌耗氧量，增加氧供应。

第二节 清热药

凡以清解里热，治疗里热证为主的药物，称为清热药。

本类药物性寒凉，沉降入里，通过清热泻火、凉血解毒及清虚热等不同的作用，使里热得以清解，即《内经》所谓"热者寒之"、《神农本草经》所谓"疗热以寒药"的意思。

由于发病原因不一，病情变化不同，患者体质有异，故里热证有热在气分、血分之分，有实热、虚热之别。根据清热药的功效及其主治证的差异，可将其分为清热泻火药、清热燥湿药、清热凉血药、清热解毒药和清虚热药五类。

使用清热药时，应辨明热证的虚实。实热证，又应分清具体何脏何腑，是气分热、血分热还是气血两燔，应分别予以清热泻火、清营凉血、气血两清。虚热证又有邪热伤阴、阴虚发热之异，则需清热养阴透热或滋阴凉血除蒸。若里热兼有表证，治宜先解表后清里，或配解表药物，以达到表里双解目的。若里热兼积滞，宜配通里泻下药。

本类药物性多寒凉，易伤脾胃，故脾胃气虚，食少便溏者慎用。苦寒药物易化燥伤阴，热证伤阴或阴虚患者慎用。清热药禁用于阴盛格阳，或真寒假热之证。至于眼病虽多用清热药物，但使用时一定要分清表热或里热，如表热误认为里热，妄用苦寒，则翳不冰而凝，或引邪入里，变成坏证。如属眼科重证，里热证具，则亦不可姑息。临床施治时，不可受"目不因火则不病"影响，必须局部与整体相参，是此证用此方。

一、清热泻火药

热为火之渐，火为热之极。本类药物味多苦寒或甘寒，清热力较强，用以治疗火热较盛的病证，故称为清热泻火药。本类药物以清泄气分邪热为主，适用于热病邪入气分而见高热、口渴、汗出、烦躁甚或神昏谵语、舌红苔黄、脉洪数实者。此外，因各药归经的差异，还分别适用于肺热、胃热、心火、肝火等引起的脏腑火热证。眼科使用此类药物时，必须要辨证与辨病相结合。例如"五轮学说"中，胞睑属脾胃，症见胞睑局部红肿、硬结较大，甚则白睛肿若鱼泡，耳前淋巴结肿大压痛，伴口渴喜饮，便秘溲赤，苔黄脉数者，可用通脾泻胃兼以解毒法。如目系猝病，表现为视力急降，眼珠压痛或转动时珠后部作痛，眼底可见视盘充血、水肿，边界不清，视网膜静脉扩张，附近网膜有水肿、渗出、出血，全身症见头痛，耳鸣，口苦咽干，舌红苔黄，脉弦数，此为肝火亢盛（目系与肝经相连），故治以清肝泻火法。

清热泻火药以清泄气分邪热为主，此阶段大多无燥屎内结，习称"无形热盛"。如有燥屎者，应用此类药物不妥，而应考虑使用泻下药。

石膏清热泻火、除烦宜生用

石膏药性甘、辛，大寒，归肺、胃二经。清热泻火，除烦止渴，宜生用，且用量要大，一般 15～30g，甚至 60g，必须先煎。煅用可敛疮生肌，收敛止血。

1. 清肺泻火

如麻杏石甘汤（《眼科集成》，麻黄、杏仁、石膏、甘草），治疗暴发火眼，白睛红赤，紧涩眵多，或疼痛肿胀，热泪频流等。时行疫疠，天行赤眼也可用此方治疗。

2. 清泻脾胃湿热

如通脾泻胃汤（《审视瑶函》，麦冬、芜蔚子、知母、玄参、车前子、石膏、防风、黄芩、天门冬、大黄），治疗脾胃积热蕴结，经络壅滞，蒸腐作脓，黄液上冲，目珠胞轮赤痛、大便燥结者。祁老认为，凡见凝脂翳障、前房积脓、红肿热痛，除便溏、气弱、孕妇外，不必见便秘便可投以此方，以紧急救治，往往有效，但中病即止。

3. 清解阳明

治阳明头风疼痛，目珠胀痛，如升麻芷葛汤（《审视瑶函》，升麻、干葛、白芷、苏薄荷、石膏、陈皮、川芎、制半夏、甘草）。

用于治疗渗出性脉络膜炎、葡萄膜大脑炎、交感性眼炎，如黄叔仁加减化斑汤〔生石膏 100g，生石决明 70g，玳瑁片 20g（以上三药先煎半小时），玄参 15g，生地黄 20g，知母 10g，怀山药 15g，丹皮 10g，川连 4.5g，葛根 10g，青黛 20g，生甘草 6g，紫草 15g，羚羊角尖粉 1.5g（一日内分两次冲服）〕。黄叔仁谓，脉络膜多血少气，以血热实证为多。当其炎症进行时，无论全身有无实证，为了抢救视功能，应按急则治其标的原则，以泻火清热为急，方用加减化斑汤，一旦炎症缓解，便可根据证候而酌情出入。

祁老曾与一位老药工交谈，新中国成立前曾有某老大夫，因药源短缺，曾用生石膏代替羚羊角。现代石斛明目丸中即用生石膏和磁石（醋淬）替代羚羊角，故特别提出，供同道参考。

寒水石清热泻火主入血分

寒水石为硫酸盐类矿物芒硝的天然晶体，药性辛、咸、寒，归心、胃、肾三经，功能清热泻火。《本草经疏》谓其"有辛散咸软之功"。寒水石与生石膏均为清热泻火药，但寒水石清肺胃实火偏入血分，无解肌达表之力，生石膏清肺胃火热，主入气分，并有解肌达表使邪外透的效力。因药房多无此药，故祁老用生石膏代替，其疗效不减。

知母不但清热，且能生津润燥

知母药性苦、甘而寒，归脾、胃、肾经。其功效清热降火，尚兼生津润燥。一般清热药多化燥伤阴，如黄连、黄芩、黄柏、栀子等，而知母既能清热，又能滋阴润燥，故凡阴虚发热、骨蒸盗汗、五心烦热、消渴引饮者，多择而用之。

1. 清肺经热邪

如泻肺汤（《审视瑶函》），桑白皮、地骨皮、知母、麦门冬、桔梗），主治白睛外膜起生玉粒，沙涩不爽，甚则摩擦睛珠，疼痛流泪。

2. 清肺胃实热

常与黄芩、石膏、大黄等同用，如通脾泻胃汤（《秘传眼科龙木论》，麦门冬、茺蔚子、防风、大黄、知母、黑参、天门冬、黄芩），治疗肺胃火热上蒸之目胞红肿，白睛壅肿红赤，眵多黏结难开，黄液上冲，胞轮红赤，羞明流泪等。

3. 滋阴降火

常与黄柏、地黄等伍用，治疗阴虚火旺，虚火僭上而致视物变形，视大为小，视直为曲，莹星满目，或口鼻干燥，白睛淡红，双目干涩，视物昏花等目疾，如知柏地黄汤（《医宗金鉴》，知母、黄柏、山萸肉、山药、地黄、丹皮、泽泻、茯苓）。

栀子清热上行，善解玄府之郁火

栀子药性苦寒，归心、肺、三焦经，功能泻火除烦，清利湿热，凉血解毒。焦栀子凉血止血。

1. 清利玄府郁火

《本草思辨论》谓："栀子，苦寒涤热，而所涤为瘀郁之热……治肝则古方不可胜举，总不离乎解郁火。凡肝郁火生，胆火外扬，肝火内伏，栀子解郁火，故不治胆而治肝。古方如泻青丸、凉肝汤、越鞠丸、加味逍遥散之用栀子皆是。"故加味逍遥散（《审视瑶函》，当归身、白术、茯神、甘草、白芍、柴胡、炒栀子、丹皮）为眼科所常用，其因与"眼病多郁"有关。栀子清利解郁之功即寓义于方中。

2. 清解风热

栀子轻飘象肺，故轻清浮上，故其治亦向上。凡见热毒上扰所致胞睑肿疖，白睛火赤肿胀，眵多如糊，胞轮红赤，黑睛生翳等，皆可用栀子、黄芩、黄连、大黄等治之。

3. 清利湿热

常与木通、车前子、滑石等同用，治疗因湿热熏蒸所致之眼睑红赤，湿烂疼痛，大眦漏，小眦漏等，如泻湿汤（《审视瑶函》，车前子、黄芩、木通、陈皮、淡竹叶、茯苓、枳壳、栀仁、荆芥穗、苍术、甘草）。

4. 凉血止血

常与生地黄、丹皮、赤芍等同用，治疗血热妄行所致之血灌瞳神，眼底出血等，如分珠散（《证治准绳》，槐花、白芷、地黄、栀子、荆芥、龙胆草、甘草、黄芩、当归、赤芍）。

二、清热燥湿药

本类药物性味苦寒，功能清热为主，燥湿力亦强，故称清热燥湿药，主要用于湿热证。因其苦降泄热力大，故本类药物多能清热泻火，可用于治脏腑火热证。因湿热所侵机体部位不同，临床症状各异。如湿热或暑温夹湿，湿热蕴结，气机不畅，则症见身热不扬，胸脘痞闷，小便短赤，舌苔黄腻；若湿热蕴结脾胃，升降失常，则症见脘腹胀满，呕吐，泻利；若湿热壅滞大肠，传导失职，则症见泄泻，痢疾，痔疮肿痛；若肝胆湿热蕴蒸，则症见黄疸尿赤，胸胁胀痛，耳肿流脓；若湿热下注，则症见带下色黄，或热淋灼痛；若湿热流注关节，则症见关节红肿热痛；若湿热浸淫肌肤，则可见湿疹湿疮。上述湿热为患诸病，均属本类药物主治范围。

本类药物苦寒，燥湿力强，过服易伐胃伤阴，故一般用量不宜过大。凡脾胃虚寒、津伤阴损者应慎用，必要时可与健胃药或养阴药物同用。用本类药物治疗脏腑火热证及疮疡肿毒时，均可配伍清热泻火药或清热解毒药。

黄芩侧重清解肺、少阳及胎火

黄芩性味苦、寒，归肺、胆、胃、大肠、小肠经。功能清热燥湿，泻火解毒，止血安胎。目前以黄芩为主药的制剂甚多，如黄芩片、黄芩苷注射液、银黄冲剂、消炎退热片等，不下十余种，故为临床各科常用品种。正如《本草汇言》所言："黄芩善治三焦之火者，方脉科以之清肌退热，疮疡科以之解毒生肌，光明科以之散热明目，妇科用之安胎理经，此真诸科半表半里之首制也。"

黄芩酒炒偏于泻肺火，治上焦湿热；黄芩炭可用于各种热性出血；枯芩偏泻肺胃之火，清肌表之热；子芩（条芩）偏于泻肠胃之火，并常用于清热安胎。

1. 清肺经之热

外障眼病，尤其是白睛之病变，无论风、火、湿邪所致目疾，皆可伍用于相应的方剂中，如泻肺汤（《秘传眼科龙木论》，羌活、黄芩、黑参、桔梗、大黄、芒硝、地骨皮），治疗暴风客热，白睛红赤浮胀，眵多如脓，刺痒灼热，及金疳、火疳重症等。不但内服，而且可以外用。

2. 清少阳之热

用于清解少阳经之热邪，症见寒热往来，或潮热不解，视瞻昏渺，暴盲，瞳神散大，皆可用之，如小柴胡汤（《伤寒论》，柴胡、人参、甘草、黄芩、半夏、姜、枣）。

3. 清胎火

妊娠胎中有火，而致目疾者，即可用黄芩伍于相应方剂中，如保胎清火汤（《审视瑶函》，黄芩、砂仁、荆芥穗、当归身、白芍、连翘、生地黄、陈皮、川芎、甘草）。无火而虚寒所致目疾则不可用。

黄连治目中百病，内外兼用

黄连性味苦、寒，功能清热燥湿，泻火解毒，为治疗眼病尤其是外障的常用药，既可内服，又可外用，常以水、乳汁、油类、鸡蛋清等配制成水剂、膏剂、散剂用于点、洗、敷，治疗诸多外眼病，如汤泡散（《局方》，赤芍、当归、黄连）。

1. 清心火

治心经火盛之目疾，如三黄丸（《银海精微》，黄连、黄芩、大黄），治疗大眦红赤疼痛，赤脉传经，刺痒羞涩等。

2. 清热燥湿

治湿热内蕴所致目疾，如半夏泻心汤（《金匮要略》，甘草、黄芩、干姜、人参、大枣、半夏、黄连），治疗因湿热停久，蒸腐气血，上熏口眼，下注二阴，目赤如鸠，眼胞红赤，口舌生疮，阴部溃烂，甚则黄液上冲，羞明赤肿等。

治肝经湿热，如四顺清凉饮子（《审视瑶函》，当归身、龙胆草、黄芩、桑白皮、车前子、生地黄、赤芍、枳壳、炙甘草、熟大黄、防风、川芎、黄连、木贼草、羌活、柴胡），治黑睛生翳，凝脂成片，变生速长，黄液上冲，疼痛羞明等。

3. 清涤血热

常与赤芍、生地黄等同用，治疗血热伤络之眼底出血，瘀血灌睛，血灌瞳神，振胞瘀痛等紧急血证。

用于疮疡肿毒，如黄连解毒汤（《外治秘要》，黄连、黄芩、黄柏、山栀），治疗胞睑赤肿如杯、胞睑丹毒等。

4. 治时行疫疠

如普济消毒饮（《审视瑶函》，黄连、黄芩、白僵蚕、牛蒡子、连翘、橘红、板蓝根、玄参、柴胡、桔梗、甘草梢、马勃、升麻、人参），治目赤肿痛，头面浮肿，羞明紧涩，头痛热泪，也可用于天行赤眼暴翳（方中去人参、升麻，加木贼、白蒺藜、蝉衣）。

5. 治消渴

黄连尚能治消渴，如张树生在《百药效用奇观》中谓："《别录》之黄连止消渴，因黄连苦寒，善清心火，火去则不吸烁真阴，肾水得复。况黄连苦寒，亦可厚肠胃以坚阴，故治消渴。"高健生研究员提出从心肾论治糖尿病视网膜病变的论点，以黄连、肉桂、密蒙花为主药的"糖目宁"治疗糖网病有一定疗效。

黄柏坚肾益阴降火

黄柏苦寒，归肾、膀胱、大肠经。功能清热燥湿，泻火除蒸，解毒疗疮。

1. 清热燥湿

如黄连解毒汤（《外台秘要》，黄连、黄柏、黄芩、山栀），治疗胞睑湿热生疮，睑弦赤烂，风赤疮痍，以及目赤疼痛，胞轮红赤等。

2. 泻膀胱小肠之火

用以治下焦湿热，上凌目窍，大小眦赤脉，目赤而不痛，小便赤涩，如导赤散（《银海精微》，木通、甘草、栀子、黄柏、知母、生地黄）。

3. 益阴降火

治肾水不足，相火偏亢，虚火僭越，视物昏蒙，视大为小，视直如曲，视瞻有色，青风内障，圆翳内障初起者，如知柏地黄汤（《医宗金鉴》，知母、黄柏、熟地黄、山萸肉、山药、丹皮、泽泻、茯苓）。

附 黄芩、黄柏、黄连功效异同

黄芩、黄柏、黄连三药性味皆苦寒，而黄连为之最，三药均能清热燥湿，泻火解毒，用以治疗湿热内盛或火毒炽盛之证，且常相须为用，但黄芩偏于泻上焦、少阳之火，且能安胎，黄柏偏泻下焦相火，除骨蒸，黄连偏于泻中焦胃火，更长于泻心火。

龙胆草善于清肝以明目

龙胆草性味苦、寒，归肝、胆经。功能清热燥湿，泻肝胆火。"目不因火则不病"，实不尽然，亦不虚夸，且"肝开窍于目"，正如《仁斋直指方》所言："肝者，目之外候。"故火邪之中，肝胆之火相对而言更易上攻于目而为病，龙胆专入肝胆二经，可直指火邪而泄之。

1. 清泄肝胆火热

如泻青丸（《审视瑶函》，龙胆草、当归、川芎、羌活、山栀仁、大黄、防风），治肝胆郁热，甚则热极生风，夜卧不安，惊痫抽搐，身反折强直，目直视，或眼暴发赤肿疼痛，黑睛生翳，头目肿痛等。

2. 清泻肝胆湿热

如龙胆泻肝丸（《和剂局方》，龙胆草、黄芩、栀子、泽泻、木通、车前子、当归、地黄、柴胡、甘草），治疗肝胆湿热，上凌目窍，胞轮红赤，羞明流泪，疼痛拒按，黄液上冲，暴盲，绿风内障，瞳神紧小等。

龙胆草苦寒，不宜久服，脾胃虚寒者及孕妇均当慎用或忌用，一般用量3~6g。

秦皮收涩止泪

秦皮药性苦、涩，寒，归肝、胆、大肠经。功能清热燥湿，收涩止痛，止带明目。内服可治因肝经风热所致之目赤生翳，如《秘传眼科龙木论》秦皮汤（秦皮、羚羊角、细辛等）。关于外用，古人有"煎汤热淋洗眼定效"之语。可单用或配栀子、淡竹叶浸液点眼、淋洗，或制成散剂、膏剂点眼，治疗外障眼病。

秦皮苦、涩，寒，其中涩有收涩之意，本草书中提出其"能收泪也"，如《万毕术》曰："秦皮止水，谓其能收泪也。"《别录》云："治小儿惊痫身热及肝热目暗，翳膜赤肿，风泪不止等疾。"《药性论》云："主明目，去肝中久热，目赤肿痛，风泪不止。"故临证中遇外障肿赤，泪多不止者，可加用秦皮以收涩止泪。

白鲜皮善治皮肤瘙痒

白鲜皮苦寒，功能清热燥湿，祛风止痒。眼科常用此配苦参、白蒺藜、防风、地肤子、凌霄花等治疗眼部疮疡，睑弦赤烂，湿痒难忍，风赤疮痍等。可煎汤内服，其所煎药渣可滤汤趁热熏洗。

三、清热解毒药

本类药物性质寒凉，清热之中更长于解毒，具有清解火热毒邪的作用，主要适用于痈肿疮毒，丹毒，温毒发斑，痄腮，咽喉肿痛，热毒下痢，虫蛇咬伤，癌肿，水火烫伤以及其他急性热病等。应根据各种证候的不同表现及兼证，结合具体药物的特点，有针对性地选择应用，并根据病情的需要予以相应的配伍。如热毒在血分者，可配伍清热凉血药；火热炽盛者，可配伍清热泻火药；夹有湿邪者，可配伍利湿、燥湿、化湿药；疮痈肿毒、咽喉肿痛者，可配伍活血消肿药或软坚散结药。而眼部以毒为害者，如疮毒者（大多指细菌）则按疮疡论治，再结合所在部位，分属五轮不同而治；疫疬之毒（除细菌外，尚有病毒等），则参考温热病之理论传变，酌情治之；至于因中毒而致目疾者，在弄清具体毒物后，采取有针对性的治疗。

本类药物易伤脾胃，中病即止，不可过服。

金银花为治疮疡必用之品

金银花又名忍冬花，药性甘、寒。功能清热解毒，疏散风热。为眼科常用之品。

1. 疏散风热

如银翘散（《温病条辨》，连翘、银花、桔梗、薄荷、竹叶、生甘草、荆芥穗、淡豆豉、牛蒡子），用于治疗天行赤眼所致白睛红赤肿胀，眵泪皆多。亦可用于聚星障之初起者。

2. 清热除痈

如五味消毒饮（《医宗金鉴》，银花、公英、地丁、野菊花、紫背天葵），用以治疗眼睑偷针、胞肿如桃等眼部化脓性疖肿。

3. 清热排脓

如银花复明汤（《中医眼科临床实践》，金银花、公英、桑白皮、天花粉、黄芩、黄连、龙胆草、生地黄、知母、大黄、元明粉、木通、蔓荆子、枳壳、甘草），用以治疗凝脂翳障，黄液上冲，胞轮红赤。

在用量方面，因金银花甘寒，不伤气血，用量宜大，一般15~30g。

附　金银藤

金银藤乃金银花之藤茎，功效同金银花，但其力较弱，能通经活络，故经络中蕴积风热者用之为良，特别是关节热肿疼痛者更宜。

大青叶凉血消斑

大青叶性味苦寒，功能清热解毒，凉血消斑。本品常用于温病、瘟疫、温毒所致病证。各种病毒感染所致眼疾或葡萄膜炎，病势紧急者，皆可伍用，如流行性角结膜炎、单纯疱疹病毒性角膜炎、流行性出血性结膜炎、葡萄膜大脑炎、交感性眼炎、白塞综合征等。因本品苦寒性重，口服剂量不能太大，以15g 以下为宜。另外，对单纯疱疹病毒性角膜炎反复发作或深层者、身体虚弱者、久不愈合者最好不用，而以甘寒之金银花代替，以免寒凉太过，翳深难退。

板蓝根

板蓝根性味苦寒，功能清热解毒，凉血利咽。此品乃大青叶之根，故功用相似，稍异者为叶主散，根主降。

1. 清热解毒，退赤消肿

常与金银花、野菊花、薄荷、丹皮、车前子等伍用，治疗天行赤眼，白睛赤肿，羞明流泪，灼热碜涩，甚者白睛出血成片者。

2. 明目退翳

常与密蒙花、木贼草、蝉衣、黄芩、赤芍等相配，治疗聚星障、花翳白陷初起。

蒲公英、紫花地丁常相须为用

蒲公英药性苦、甘、寒，紫花地丁药性苦、辛、寒，两者功效均为清热解毒，消肿散结，眼科临床常相须为用。若强分之则公英治乳痈，地丁治疗毒。

1. 清热解毒，消痈散结

如五味消毒饮（《医宗金鉴》），银花、紫花地丁、蒲公英、野菊花、紫背天葵），治疗胞睑热毒疔肿，焮红热痛，风赤疮痍，睑弦湿烂，胞肿如桃等。

2. 明目退翳

可与密蒙花、蝉衣、决明子等配伍，治疗热毒炽盛上攻黑睛所致流泪剧痛，怕光羞明，黑睛生翳，甚至黄液上冲等。

败酱草内痈外痈皆治

败酱草药性辛、苦、微寒，归胃、大肠、肝经。功能清热解毒，消肿排脓，祛瘀止痛。

1. 清热排脓

祁老认为，本品功效特点为祛瘀消肿排脓，故用于疮疡红肿瘀痛，即欲成脓或已成脓的中期或极期，而初期应选祛风清热之品如银花、菊花，即身热恶寒，有表证之疮疡初起不宜用。

2. 祛瘀消翳

如《硕虎斋省医语》治赤眼障痛并胬肉攀睛，用败酱草、荆芥、决明子、木贼草、白蒺藜等。

3. 治痈消肿

古人常用本品治疗肠痈、肺痈（此既为内痈），故可同样取其治疗眼内急性化脓性炎症，而不只限于治疗外眼之痈。另外，也可与丹皮、赤芍、川芎、泽兰、归尾等配伍，治疗视网膜中央静脉阻塞，视网膜出血、水肿、渗出等。

野菊花与甘菊不同

野菊花性味苦、辛、微寒，归肝、心经。功能清热解毒，疏风平肝。野菊花与甘菊花虽均为菊科植物，然两者临证使用不同。倪朱谟谓："野菊花性寒味苦，无故而饮，有损胃气，非甘菊花有益血脉、和肠胃之妙。"野菊花眼科临床主要用于清热解毒，退赤消肿，如五味消毒饮。若治目赤肿痛，可与夏枯草、千里光、桑叶、甘草水煎服用。甘菊可与夏枯草、决明子泡水代茶饮，用于治疗高血压之眩晕、头痛。

鱼腥草应辨证使用

鱼腥草性味辛、微寒，归肺经。功能清热解毒，消痈排脓，利尿通淋。眼科临床常将此品与其他清热解毒药相伍，治疗眼部疖肿及化脓性炎症。近来将鱼腥草加工成注射剂及滴眼液，其滴眼液目前使用较广，特别是针对病毒性感染如流行性角膜炎、单纯疱疹病毒性角膜炎，并有相关的总结报道。祁老认为，鱼腥草滴眼液有其适应证，使用必须有针对性，不能盲目使用。鱼腥草性寒，特别是内服，不能长期使用，以免过于寒凉损伤脾胃或使翳膜冰伏。再者使用中药应按其性味归经辨证使用，不能只看药理研究，对号入座。

附　眼部抗肿瘤药

（1）半边莲：药性辛平，归心、小肠、肺经，功能清热解毒，利水消肿，用量 10~15g。

（2）白花蛇舌草：药性微苦、甘，寒，归大肠、小肠经，功能清热解毒，利湿通淋，用量 15~60g。

（3）山慈菇：药性甘、微辛，凉，归肝、脾经，功能清热解毒，消痈散结，用量 3~9g。

四、清热凉血药

凡能清热凉血，以治疗营分、血分热邪为主的药物，称为清热凉血药。

本类药物多苦寒或咸寒，有清解营分、血分热邪的作用，主要用于营分、血分等实热证。亦可用于血热妄行，而致眼部出血疾患。因本类药物多为苦寒或咸寒之品，长期服用有抑遏脾胃阳气之弊。

生地黄清热凉血，养阴生津

生地黄甘、苦，寒，归心、肝、肾经。功能清热凉血，养阴生津。

生地黄即干生地黄，与鲜生地黄、熟地黄功效有别，不能混用。鲜者多用于急性热病血热妄行之急性出血，而熟者以补血滋阴、益精填髓为主。生地黄味厚滋腻，不能大量或久用，否则易滞腻碍胃，此时宜用细生地黄或配用少量砂仁同服。生地黄在临床各科使用频率甚多，但主要作用为清热凉血、养阴生津。

1. 清热凉血

伍用丹皮、白芍、水牛角、生石膏、黄连等，治疗眼部外伤或各种因血热导致的眼底网膜血管病变的出血及渗出等，如犀角地黄汤（生地黄、丹皮、白芍、犀牛角）。

2. 滋阴补血，生津止渴

常与麦冬、沙参、玉竹等配伍以养胃阴、益阴血，治胃阴不足，胃燥不运，口渴便秘，及阴虚有热之眼病，如增液汤（《温病条辨》，玄参、生地黄、麦冬）。

生地黄也可伍于因肝风内动而致暴盲的治疗方剂中，如大定风珠（《温病条辨》，白芍、干地黄、麦冬、五味子、甘草、麻仁、生龟甲、生牡蛎、生鳖甲、阿胶、鸡子黄）以平肝息风，通络开窍，治高血压或中风及急性热病而致的眼底严重病变。

玄参尚具软坚散结之功

玄参又名元参，其药性甘、苦、咸，微寒，归肺、胃、肾经。功效清热凉血，泻火解毒，滋阴散结。

1. 清热凉血，滋阴止渴

常与生地黄相配用于相应的方剂中，所治病证与生地黄基本相同。

2. 软坚散结

古方中玄参、贝母、生牡蛎相配，用于治疗瘰疬痰核，主要取其消散痰核之功，故祁老将其与其他软坚散结药结合辨证组成方剂，用以治疗金疳、火疳、胞生痰核、甲状腺相关眼病、眼底硬渗增殖等。特别是阴虚血弱体质者用之更为适宜，因玄参兼有养阴之功。除此之外，还可用于老年人或近视患者玻璃体混浊或玻璃体变性，因其既养阴又散结，如黑参汤（《银海精微》，生地黄、赤芍、菊花、玄参、青葙子）。

3. 清火解毒

可配金银花、当归、甘草，如《验方新编》之四妙勇安汤，治疗痈疽经久，热毒未清而营血耗伤者。胞生偷针，经久不消，并伴红肿僵硬者，用之最宜。

玄参、生地黄都能滋阴，但生地黄甘寒补阴，偏于凉血清热，适用血热之证，玄参咸寒滋阴，降浮游之火，且玄参尚能解毒散结。

丹皮清热凉血消痈

牡丹皮药性苦、甘，微寒，归心、肝、肾经。功能清热凉血，活血祛瘀。

1. 清热凉血

用于血分有热或阴虚内热，致使血行脉外的出血。故凡由以上原因造成的出血，不论眼内眼外，均可投用以泄血分热邪而达到止血的作用，如急性前部葡萄膜炎造成前房积血，或眼

内出血，或眼底静脉血栓，或眼底血管炎症造成的出血、水肿
等。一般多与生地黄、玄参、水牛角、仙鹤草、茅根、棕炭同
用。内科用来凉血除蒸解潮热，用于阴虚血热而致骨蒸劳热、
无汗、口渴等，一般与青蒿、鳖甲、地骨皮、秦艽、白薇
同用。

2. 活血消痈

内痈及外痈皆可应用，内痈即肠痈、肺痈或眼内痈肿，外
痈即外部疮疡痈肿，一般多用于痈肿早期，以活血化瘀，防止
成脓，如大黄牡丹皮汤（《金匮要略》）。祁老指出，丹皮有止
血不留瘀之妙。若用其活血化瘀，则其力不专，必伍用其他活
血化瘀之药方妥。

赤芍与白芍功用不同

赤芍性苦微寒，归肝经。功能清热凉血，散瘀止痛。

1. 散瘀消肿止痛

赤芍能通血脉，行血中之滞，且性苦寒，故凡属热邪所致
的眼部炎症、肿痛、瘀血、疮痍皆可选用赤芍，常与黄芩、菊
花、防风、银花、花粉、当归、白芷、三七粉等同用。

2. 清热凉血

赤芍入血分，凡属热毒深入血分，致使热迫血行于脉外之
出血，或伴斑疹等，皆可用之，如犀角地黄汤（《千金要方》，
丹皮、赤芍、生地黄、犀牛角）。

白芍偏于敛阴和血，赤芍善于散血行瘀。赤芍与丹皮均能
清热凉血，但凉血之力不如丹皮，而活血较丹皮力强。

紫草凉血透疹通便

紫草药性甘、咸，寒，归心、肝、经。功能清热凉血，解

毒透疹，通大便。

1. 凉血透疹

斑疹，乃气分热邪窜入营血，导致营血两燔或气血两燔，皮肤细小血络充血为疹，破裂则成斑，故凡因热邪侵犯眼部皮肤致生斑疹，或眼之细小脉络破裂出血，皆可与薄荷、牛蒡子、蝉衣、桔梗、连翘等同用。

2. 消肿解毒通便

大凡眼部疖肿、葡萄膜炎（因该膜血络密集而纤细，热毒疫疬之邪最易伤害），尤其是急性者，可配合银花、连翘、归尾、赤芍、生地黄（如大便秘结者用之更宜），以消肿解毒，凉血润便。

市售紫草油（紫草、植物油按 1∶2 比例浸泡 7～10 天）涂于患部，特别是眼睑皮肤起疹者更宜（不要进入眼内）。

水牛角可代犀牛角

水牛角药性苦、寒，归心、肝经。功能清热凉血，解毒定惊。临床多镑片或打粉煎服 15～30g，宜先煎 3 小时以上。水牛角浓缩粉可以冲服，每次 1.5～3g，每日 2 次。

犀牛角已被禁用，可以水牛角代之，但用量需大。

1. 平肝息风

常与防风、钩藤、茺蔚子等伍用，治疗肝风内动或风中经络，口眼㖞斜，睑中赤痒，时时牵动等。

2. 清热祛瘀，退翳明目

常与黄芩、玄参、茺蔚子、桔梗配伍，治疗赤膜下垂，赤涩肿痛，黑睛渐生翳膜。

3. 清热凉血

用于血热妄行而致眼内外急性出血，可清热凉血，常与赤芍、生地黄、丹皮等相伍为用。

4. 清热解毒

凡胞睑、眼眶及目珠严重的化脓性疾病，红肿热痛，兼有烦躁不安、口渴尿赤、舌色深红或紫绛等，属于热毒炽盛者，可与石膏、知母、生甘草、玄参等配合，以清热解毒，如《温病条辨》化斑汤。

五、清虚热药

本类药物药性寒凉，主入阴分，以清虚热、退骨蒸为主要作用，用于肝肾阴虚、虚火内扰所致的骨蒸潮热，午后发热，手足心热，虚烦不寐，盗汗遗精，舌红少苔，脉细而数，以及温热病后期，邪热未尽，伤阴劫液，而致夜热早凉，热退无汗，舌质红绛，脉象细数等。眼科方面主要用于清热凉血，解玄府郁滞，使气血通达而明目。使用本类药物常配伍清热凉血及清热养阴之品，以标本兼顾。

青蒿可治暑湿目病

青蒿药性苦、辛，寒，归肝、胆经。功能清透虚热，凉血除蒸，解毒截疟。眼科主要用于解肝胆郁热。古人用此治目昏，夜读不能久视，如青金散（《太平圣惠方》，青蒿花捣罗为散），每服1.5g，空腹水调下，久服明目，可读细书。也可与菊花、石决明、决明子、黄芩、栀子同用，治疗目赤羞明，睛珠发黄。

另外，可用来治疗因夏月贪凉饮冷，郁遏阳气，以致头痛恶寒，两目红肿，热泪如汤，甚则色带黄滞，睛珠翳障，以及深秋伏暑内发，赤涩羞明，以清暑化湿，如清暑汤（《银海精微》，藿香、青蒿、滑石）。祁老认为，此方可用于因中暑湿之气而发目疾之基础用药。应区别暑与热之不同，暑伤气而热伤阴，故治之不同，如清暑益气汤中有西洋参即是。

青蒿清肝胆虚热，兼治湿热或暑湿流连，寒热交作，或暮热早凉，久久不愈，而柴胡主治邪在少阳，寒热往来。地骨皮清肝肾虚热，退有汗之骨蒸，而青蒿清肝胆虚热，退无汗之骨蒸，兼除湿热久留。

白薇为治妇女血热必备之药

白薇性味苦、咸，寒，归胃、肝、肾经。功能清热凉血，养阴退热。

1. 清热解毒

常用以治疗因肺胃积热所致大眦部生漏，不时流出血水，或少量黏稠液体，久不收口，如白薇丸（《审视瑶函》，白薇、石榴皮、防风、白蒺藜、羌活）。

2. 清热养阴

治胎前产后之目疾。胎前可与黄芩、白芍、桑寄生相伍用，以治目赤肿痛，产后因血虚而发热，熏蒸目窍，可与当归、白芍、黄芩、白蒺藜、谷精草相伍用，以补虚清热退赤。白薇能清热解毒养阴，入冲任二脉。故《药义明辨》《重庆堂随笔》《本草正义》皆言本品为妇科必用之品，尤其是血热者。

地骨皮清肺入肾凉骨

地骨皮为枸杞子之根皮，药性甘、寒，归肺、肝、肾经。功能凉血除蒸，清肺降火。

1. 清泄肺火

常与桔梗、桑白皮、大黄同用，治疗肺火炽盛之白睛红赤肿痛，泪出不绝，热泪如脓，如泻肺汤（《银海精微》，地骨皮、大黄、芒硝、桔梗、甘草）。

2. 清心泻肺

治心火乘肺致白睛红赤并生颗粒（多在大眦部位），并伴口舌生疮，小便赤浊，如地骨皮散（《普济方》，地骨皮、生地黄、黑参、甘草、木通、黄芩），可加防风、连翘以散结。

3. 清肝肾之虚热

治疗肝肾阴血不足，水不济火之视物昏蒙，青风内障，瞳神开大等，如固本丸（《审视瑶函》，熟地黄、生地黄、菟丝子、当归、五味子、枸杞子、麦门冬、牛膝、天门冬、茯神、地骨皮、远志）。

银柴胡清热凉血，解玄府郁结

银柴胡性味甘、微寒，归肝、胃经。功能清虚热，除疳热。河北庞赞襄老中医善用此品，其清热凉血，解玄府郁结，使脏腑精气血得以升腾通畅，目得以明。

1. 清热化湿

如散风燥湿解毒汤（《庞赞襄中医眼科经验》，金银花、公英、黄芩、羌活、防风、白芷、陈皮、白术、连翘、赤芍、生地黄、银柴胡、枳壳、龙胆草、甘草），治疗因脾虚湿盛所致眼睑湿疹，痛痒交作，病情缠绵者。

2. 清化痰热

常与半夏、杏仁、桑白皮同用，治疗因痰热内蕴，肺气上逆所致之白睛溢血，如化痰清肺汤（《庞赞襄中医眼科经验》，桔梗、橘红、半夏、杏仁、瓜蒌、桑白皮、川贝母、银柴胡、黄芩、枳壳、龙胆草、甘草）。

3. 凉血和血，开郁通脉

治疗因气血瘀阻，脉道闭塞所致视网膜中央静脉阻塞，视力突然下降等，如疏肝破瘀通脉汤（《庞赞襄中医眼科经验》，当归、白芍、丹参、赤芍、银柴胡、茯苓、白术、羌活、防风、蝉蜕、木贼、甘草）。

此外，如小儿疳积上目，银柴胡常配以焦三仙、使君子、鸡内金、密蒙花、谷精草、炒白术、夜明砂同用，以健脾消疳，明目退翳。

胡黄连消疳化积

胡黄连性味苦、寒，归肝、胃、大肠经。功能退虚热，除疳热，清湿热。

1. 消疳化积

治饮食不节致脾胃损伤，因循渐积，积久成疳，疳积上目，频频眨眼，揉眼挒眉，白睛干燥，黑睛生灰白翳，如肥儿丸（《医宗金鉴》，人参、白术、茯苓、黄连、胡黄连、使君子、神曲、麦芽、山楂、芦荟、甘草）。

2. 清热燥湿

治疗肝经湿热所致白睛红赤，口内生疮，牙龈溃烂，下部阴疮等，如龙胆芦荟丸（《审视瑶函》，芦荟、胡黄连、龙胆草、川芎、芜荑、当归身、白芍、木香、甘草）。

胡黄连与木香、槟榔、白芍、当归、白头翁等同用，治疗湿热痢疾。

川连清热泻火，主要用于湿热毒盛痢疾、疮疡，胡黄连主要用于阴虚发热，小儿疳积，惊风等。

第三节　泻下药

凡能引起腹泻或润滑大肠，促进排便的药物，称为泻下药。

本类药物为沉降之品，主归大肠经，主要具有泻下通便作用，以排出胃肠积滞和燥屎等，或清热泻火，使实热壅滞之邪通过泻下而清除，起到"上病下治""釜底抽薪"的作用。或逐水退肿，使水湿停饮随大便排出，达到祛除停饮、消退水肿的目的。部分药物还兼有解毒、活血祛瘀等作用。

泻下药主要适用于大便秘结、胃肠积滞、实热内结及水肿停饮等里实证，部分药还可用于疮疡肿毒及瘀血证。

根据泻下药作用强弱的不同可分为攻下药、润下药及峻下逐水药。

一、攻下药

本类药物大多苦寒沉降，主入胃、大肠经，既有较强的攻下通便作用，又有清热泻火之功效，主要适用于大便秘结、燥屎坚结及实热积滞之证。应用时常辅以行气药，以加强泻下及消除肿满的作用。若用于冷积便秘者，须配用温里药。

具有较强清热泻火作用的攻下药，可用于火热上炎所致的头痛、目睛肿痛，如凝脂翳、花翳白陷、黄液上冲、绿风内障、眼部之疮疡肿毒、胞肿如桃、眼睑丹毒、漏睛疮、暴风客热、瞳神紧小等。总之，紧急外障眼病兼腑实便结者均可选用该类药物伍入相应方剂中，往往收到良效；或用于火热炽盛的眼部血证，尤其是外伤紧急出血者，无论有无便秘，应用本类药物均可清除实热，导热下行，起到"釜底抽薪"的作用。使用本类药物当奏效即止，切勿过用，以免损伤胃气。

大黄泻火破积，泻下行瘀

大黄药性苦、寒，归脾、胃、大肠、肝、心包经。功能泻下攻积，清热泻火，凉血解毒，逐瘀通便。生大黄泻下力强，故欲攻下者宜生用，入汤剂应后下，或用开水泡服，久煎则泻下之力减。酒制大黄泻下力较弱，活血作用较好，宜用于瘀血证。大黄炭则多用于出血证。以大黄组成的方剂甚多，眼科亦不例外，尤其是紧急之证，用之可使诸火下降，而痛立止，肿立消，血即止。但表证未罢，身体虚弱，脾胃虚寒，胎前产后，均应慎用。

1. 清热泻火

用于胃肠毒火炽盛，热结便秘所致凝脂翳、黄液上冲，如眼珠灌脓方（《韦文贵眼科临床经验选》，生锦纹、枳实、银花、瓜蒌仁、栀仁、黄芩、生石膏、夏枯草、天花粉、淡竹叶）。

用于肝经头风，痰火攻目，如大承气汤（《伤寒论》，大黄、芒硝、枳实、厚朴），治雷头风，头痛如劈，眼睛欲脱，目若锥钻，目珠按之如石，恶心呕吐，视物昏蒙等。

2. 凉血解毒

用于热郁营分，瘀血凝滞，如大黄当归散（《银海精微》，当归、炒栀子、大黄、木贼草、黄芩、菊花、红花、苏木），治疗血灌瞳神，瘀血灌睛，胞睑肿胀，白睛赤紫，赤肿涩痛。如遇外伤前房积血或眼内出血者，也可用仲景泻心汤（大黄、黄连、黄芩）。

3. 清热消肿

常可与银花、公英、白芷同用，治眼部疮疡，如胞肿如桃，眼睑丹毒，漏睛疮等。

芒硝功擅泻下软坚

芒硝药性咸、苦，寒，归胃、大肠经。功能泻下攻积，润燥软坚，清热消肿。冲入药汁内或开水溶化后服，内服可用 10~15g，外用适量。孕妇及哺乳期妇女慎用。本品与大黄均

为泻下药，常相须用治肠燥便秘，然大黄泻下力强，有荡涤肠
胃之功，为治热结便秘之主药，芒硝味咸，可软坚泻下，善除
燥屎坚结。眼科用法可参考大黄。

本品随质地纯杂程度不同而名称各异，杂质较多者号称朴
硝，粗制品称皮硝，质纯者称玄明粉。芒硝在空气中失去结晶
水后成为白色粉末，称风化硝。西瓜霜为芒硝炮制的另一品
种，即选用重 3000～3500g 西瓜一个，在瓜蒂处切开，挖出部
分内瓤，用皮硝 500g 装满瓜内，然后将切下的瓜皮盖上，用
竹签钉牢，悬挂于阴凉通风处十余天后，瓜皮外面即不断析出
白霜，将霜陆续扫下，即为西瓜霜。密闭于瓷瓶中，置阴凉干
燥处备用。常外用于咽喉肿痛、口疮，也用于目赤肿痛点洗之
剂，有清热消肿之功。

番泻叶小量缓泻，大量攻下

番泻叶药性甘、苦，寒，归大肠经。功能泻下通便。眼科
常用于目疾兼便秘者。

温开水泡服，1.5～3g；煎服，2～6g，宜后下。临床常单
味泡服，小剂量可起缓泻作用，大剂量则可攻下。

芦荟清肝通便

芦荟药性苦，寒，归肝、胃、大肠经。功能泻下通便，清
肝，杀虫。

芦荟为足厥阴肝经之药，眼科临床以其凉肝清热、杀虫通
便之功，用于肝经湿热、脾胃积热所致目疾，常配以清热祛风
之剂用之。对脾胃虚弱者，切勿尝试。内服可研末装入胶囊
0.6～1.5g，外用研末适量敷。本品不入煎剂，多以丸散制剂
应用，如当归芦荟丸（《丹溪心法》，当归、胆草、栀子、黄
连、黄柏、黄芩、大黄、芦荟、木香、麝香），功能清热泻

肝，攻下积滞。眼科临床用之不多，但如遇心肝热盛，便秘溲黄而致目疾者，研末装入胶囊，以汤剂冲服，其效亦彰。但必须据证酌用，过多则泻甚。

二、润下药

本类药物多为植物种仁，富含油脂，味甘质润，多入脾、大肠经，能润滑大肠，促使排便而不致峻泻。适用于年老津枯、产后血虚、热病伤津及失血等所致的肠燥津枯便秘。使用时还应根据不同病情，配伍其他药物。若热盛津伤而便秘者，配清热养阴药；兼气滞者，配伍行气药；因血虚便秘者，可配伍补血药。

火麻仁润肠通便

火麻仁药性甘、平，归脾、胃、大肠经。功能润肠通便。

火麻仁甘、平，善润滑利肠，且又兼有滋养补虚作用，故适用于老人、产妇及体弱津血不足的眼疾兼肠燥便秘者，可使火热下行，目病得安。可单用，亦可与郁李仁、瓜蒌仁、苏子、杏仁、黑芝麻等同用，或与大黄、厚朴等配伍，以加强通便作用，如麻子仁丸（或称脾约丸）（《伤寒论》，麻子仁、芍药、枳实、大黄、厚朴、杏仁）。

郁李仁润肠消肿

郁李仁药性辛、苦，平，归脾、大肠、小肠经。功能润肠通便，利水消肿。

郁李仁除常与火麻仁等用于润肠通便外，尚可与桑白皮、赤小豆等药同用，以利水消肿，如眼部水肿兼津亏便秘者可酌用。

三、峻下逐水药

本类药物大多苦寒有毒，药力峻猛，服药后能引起剧烈腹泻，有的兼能利尿，能使体内潴留水饮通过二便排出体外，消除水肿，适用于全身水肿，腹大胀满，以及停饮等正气未衰之证。但此类药攻伐力强，副作用大，易伤正气，临床应用当"中病即止"，不可久服。使用时常配伍补益药以保护正气，体虚者慎用，孕妇忌服。此类药物眼科临证用之较少。

牵牛子泻下逐水

牵牛子药性苦、寒，有毒，归肺、肾、大肠经。功能泻下逐水，去积杀虫。

本品苦寒，其性降泄，能通利二便以排泄水湿，其逐水作用虽较甘遂、京大戟稍缓，但仍属峻下逐水之品，以水湿停滞、正气未衰者用之为宜。内服煎汤 4.5~9g。

1. 祛风化痰，清利湿热

如子和搜风丸（《审视瑶函》，人参、茯苓、天南星、苏薄荷、黄芩、姜半夏、干生姜、寒水石、蛤粉、大黄、生白矾、黑牵牛、滑石、藿香），治阳邪风证，风热上攻，眼昏耳鸣，鼻塞头痛，眩晕，逆痰涎嗽，心腹疼痛，大小便涩等。

2. 清热化湿

如三白散（《龙木集》，白牵牛、桑白皮、木通、陈皮），治疗睑皮受风邪，瘀血内停，而致睑生粟疮，甚则连眶赤烂。

商陆逐水散结

商陆药性苦、寒，有毒，归肺、脾、肾、大肠经。功能泻下逐水，消肿散结。

本品苦寒性降，能通利二便而排水湿，泻下作用较弱。在泻下逐水方面与牵牛子相似，仅力稍逊，而在消肿散结治疗疮痈肿毒方面为牵牛子所不及，痈肿初起者，可用鲜者稍加食盐，捣烂外敷。入汤剂，一般用量为 1.5~4.5g。

第四节　祛风湿药

凡以祛除风寒湿邪，治疗风湿痹证为主的药物，称为祛风湿药。

本类药物味多辛苦，性或温或凉，能祛除留于肌肉、经络、筋骨的风湿之邪，有的还兼有散寒、舒筋通络、止痛、活血、补益肝肾、强筋骨等作用。主要用于风湿痹证之肢体疼痛、关节不利或肿大、筋脉拘挛等症，部分药物还适用于腰膝酸软、下肢痿弱等。

眼科疾病亦可受风寒湿邪侵袭产生痹阻而发，如病邪不解，同样可以深入眼内致发内障，故凡目睛偏视，上胞不举，胞睑举抬无力，胞睑麻木不仁或紧涩难开，目眨或振跳，瞳神紧小，无名目痒或目痛，以及眼内络脉瘀阻之暴盲，或出血渗出之久不吸收等内外障翳，根据发病病机以及临床表现，均可应用祛风湿药配伍在相应的方剂中。

使用本类药物时，应根据临床症状区分风、寒、湿邪轻重，分别予以相对的配伍。如感邪初期病邪在表，当配伍散风胜湿的解表药；病邪入里，须与活血通络药同用；若夹有痰浊、瘀血者，须与祛痰、散瘀药同用；久病体虚，肝肾不足，抗病能力减弱，应选用强筋骨的祛风湿药，并配以补肝肾、益气血的药物，扶正以祛邪。

祛风湿药辛温性燥，易伤阴耗血，故阴血亏损者应慎用。

祛风湿药根据其药性和功效的不同，分为祛风寒湿药、祛风湿热药、祛风湿强筋骨三类。

一、祛风寒湿药

本类药物性味多为辛、苦，温，入肝、脾、肾经。辛能行散祛风，苦能燥湿，温通祛寒，有较好的祛风、除湿、散寒、止痛、通经络等作用，尤以止痛为其特点。

威灵仙化痰消鲠止痛

威灵仙药性辛、咸，温，归膀胱经。功能祛风湿，通络止痛，消骨鲠。

1. 化痰结，消骨鲠，通经络

如用于强直性脊柱炎所致眼部病变，或陈旧的目睛偏视，可在正容汤方内伍用本品和生黄芪。也可与活血化瘀、软坚散结药相伍用，治疗久不消退的眼底出血，以及硬性渗出或增殖性视网膜病变，或胞睑肿块、眼内良性肿瘤、鹘眼凝睛等。

2. 疗伤止痛

可用于治疗眼部之钝挫伤，以疗伤止痛，通脉散结，常加于除风益损汤内。

乌梢蛇止痒解痉

乌梢蛇甘、平，归肝经。功能祛风通络止痉。蛇性走窜善行，无处不到，故能引诸风药至病所，自脏腑而达皮毛。故目病用此引药上行有利于药效发挥。

1. 祛风止痒

如乌蛇汤（《秘传眼科龙木论》，乌蛇、藁本、防风、芍药、羌活、川芎、细辛），治疗双目奇痒难忍，或在外障眼病兼目痒的方剂中伍用。

2. 祛风止痉

常与天麻、钩藤、白蒺藜、当归、防风等伍用，治疗顽固性睑痉挛。

3. 祛风胜湿

可用于因风湿关节痹证等引起的眼部病变，如葡萄膜炎，可在抑阳酒连散的基础上加用。因煎汤有腥味，故可装入胶囊随药吞服（2~3g 即可）。

木瓜舒筋缓急

木瓜酸、涩，归肝、脾经。功能舒筋活络，和胃化湿。

舒筋活络缓急，如正容汤（《审视瑶函》，羌活、白附子、防风、秦艽、胆星、半夏、木瓜、甘草、茯神心木），治疗风牵偏视。对顽固性眼睑痉挛者，可与白芍、当归、天麻、钩藤、生龙牡配伍；眼振者，可与生石决明、茯神、紫石英、龙骨、枣仁相伍用；调节过度引起视疲劳者，可与太子参、当归身、伸筋草、山萸肉、桑寄生同用；暑湿侵目者，可与藿香、佩兰、青蒿等配用，以利湿理脾。

蚕砂祛风除湿

蚕砂药性甘、辛，温，归肝、脾、胃经。功能祛风湿，和胃化湿。入汤剂需包煎。

1. 将蚕砂用麻油浸 2~3 天后制成膏涂于睑缘处，可治疗睑弦赤烂。

2. 治迎风流泪，如蚕砂汤（《秘传眼科龙木论》，蚕砂、巴戟、川楝肉、马兰花），可祛风除湿止泪。

3. 治目珠胀痛伴头痛剧烈者，如乳香丸（《审视瑶函》，五灵脂、乳香、没药、草乌、蚕砂、木鳖子），可活血通络止痛。

4. 用蚕砂装布袋中做枕，可以明目。

二、祛风湿热药

本类药物味多辛、苦，寒，入肝、脾、肾经。辛行散，苦降泄，寒清热，具有良好的祛风除湿、通络止痛、清热消肿之功，主要用于风湿热痹，关节红肿热痛等症，经配伍亦可用于风寒湿痹。其中部分药物过于苦寒，易伤胃气，胃纳不佳及阴虚体弱者用之当慎。

秦艽祛风活血舒筋

秦艽药性辛、苦、平，归胃、肝、胆经。功能祛风湿，通络止痛，退虚热，清湿热。冯兆张曰："秦艽风药中之润剂，散风中之补剂，故养血有功，中风多用之，取祛风活络，养血舒筋，盖治风先活血，血行风自灭耳。"故眼科临证中凡见目睛偏视，上胞下垂，胞轮振跳，麻木抽掣者，皆可伍用，且其祛邪而不伤正。

1. 祛风活血舒筋

如正容汤（《审视瑶函》，羌活、白附子、防风、秦艽、胆星、半夏、木瓜、甘草、茯神心木），治风湿入络，筋脉不舒所致口眼㖞斜，仪容不正。

2. 祛风明目，胜湿退翳

如秦皮汤（《秘传眼科龙木论》，秦皮、秦艽、细辛、防风、甘草），治疗小儿斑疮入眼，疼痛羞明。也可乘热淋洗。

防己祛风化湿消肿

防己药性苦、辛，寒，归膀胱、肺经。功能祛风湿，止痛，利水消肿。防己有汉防己（粉防己）与木防己（广防己）之分，两者作用相似，前者主利水清热，后者主祛风止痛。本品苦寒败脾胃，用量不宜过大（一般 6~9g）且不能久用。凡见湿邪壅盛或疮痍湿痒重者，以及因过敏而致目痒、脉数、苔黄者，皆可与防风相配。因其能散湿，祛风止痒，共用而效彰。

1. 祛风化湿止痛

如抑阳酒连散（《原机启微》，羌活、独活、生地黄、黄柏、汉防己、知母、蔓荆子、前胡、生甘草、防风、山栀、黄芩、寒水石、白芷、黄连），治风湿所致之目赤痛，畏光流泪，瞳神紧小或干缺，伴双膝关节痛肿者。

2. 利水消肿

用于治疗白睛浮肿，赤热疼痛，小便不利，如玄参饮（《审视瑶函》，玄参、汉防己、升麻、羚羊角、沙参、车前子、栀子、桑白皮、大黄、火麻仁、杏仁）。

桑枝可使药力上达

桑枝药性微苦、平，归肝经。功能祛风湿，利关节。本品性平，祛风湿而善达四肢经脉，通利关节，痹证不论寒热新久均可应用。因单用力薄，必与相应药物相配方能增强药力。眼科凡因风湿痹证而致目疾或眼睑麻木、举抬无力及风牵喝吊者皆可选用。又因本品尚能利湿祛风止痒，故眼部疮痍、湿痒肿痛，亦可与相应药物相辅为用。诸多治疗风湿热药物药力驱下，而桑枝可使药力上达，故眼科多用。

丝瓜络功善通络

丝瓜络药性甘、平，归肺、胃、肝经。功能祛风通络，活血。本品善祛风通络，唯药力平和，故多入复方中使用，即辅助君药增强药力。故凡因脉络瘀阻或气滞不行、风痰阻络、泪液阻滞之目疾皆可用之，如眼底血管阻塞或网络膜新生血管、视网膜色素变性、房角阻滞、风牵偏视、眼睑麻木不仁等皆可辨证使用。

三、祛风湿，强筋壮骨药

本类药物主入肝、肾经，除祛风湿外，兼有一定的补肝肾、强筋骨的作用，主要用于风湿日久，肝肾虚损，腰膝酸软，脚弱无力等。风湿日久，易损肝肾，肝肾虚损，风寒湿邪又易犯腰膝部位，故本类药物有扶正祛邪、标本兼顾的作用。亦可用于肾虚腰痛、骨痿、软弱无力者。

桑寄生善治余气病

桑寄生药性苦、甘、平，归肝、肾经。功能祛风湿，补肝肾，强筋骨，安胎。

桑寄生生于桑枝，故得桑之全力，其功不独祛风湿，强筋骨，尚可通经活络，故凡滋补肝肾之剂，均可伍用桑寄生，不但增补药力，而且可以载药上行而达于目，且可解补益肝肾药之黏腻沉重之性。妊娠妇女患眼病者伍用之还可安胎。颅脑外伤致目疾者，不论新旧，皆可选用于相应方剂中。内障者，如高风内障、青盲、视瞻昏渺等，用之最为恰当。现代研究表明，本品有降压强心作用，故有益于老年目疾患者，且药性甘平，不温不燥，可长期服用。

《本草求原》言桑寄生功用时有语："能活血，益血脉于空虚之地，治余气之病，且余气（桑寄生乃桑树寄生之藤蔓，乃吸收桑之有余之气）治余气，同类相感也……充肌肤，精气外达皮之余，坚发赤，长须眉，精气内充则骨之余、血之余皆受荫也。"张隐庵谓："盖肌肤者皮肉之余，齿者骨之余，发与须眉者血之余，胎者身之余。此余气桑生之物而治余气之病，同类相感如此。"

狗脊温而不燥，走而不泄

狗脊药性苦、甘，温，归肝、肾。功能祛风湿，补肝肾，强腰膝。

张山雷谓："狗脊能温养肝肾，通调百脉，强腰膝，利关节，而驱痹，又能温摄冲带，坚强督任，功效甚宏，诚虚弱衰老恒用之品，且温而不燥，走而不泄，尤为有利无弊。"故凡因肝肾亏虚所致内障均可伍用。另对风寒湿所致目疾，如强直性脊柱炎引起目疾，或患目疾而腰酸体软、下肢无力者，免疫功能低下者及妇女患眼病，多可选用之。

第五节　祛湿药

祛湿药是多种治疗湿邪为患药物的总称，其中眼科较常用的有化湿药、利水渗湿药。祛风湿药虽涉及湿，但湿邪多与风邪相合而为害，有其特殊性。

《素问·经脉别论》曰："饮入于胃，游溢精气，上输于脾，脾气散精，上归于肺，通调水道，下输膀胱，水精四布，五精并行，合于四时五脏阴阳，揆度以为常也。"此即水先入胃，借胃气腐熟之功，并摄取水之精气上运于脾，后又将水精上归于肺，归肺的水精处于上升阶段，称之"地气上为云"，水精至肺后，通过肺气通达，调节三焦水道，通转而下，归于肾，再通过肾的气化，使水之清者上行于肺，使水气内降洒陈于全身，即"天气下为雨"，而水之浊者下输膀胱排出体外。如果这个代谢过程失常，即可造成水湿为患，泛滥无常。

湿为阴邪，其性重浊黏腻，阳气易受其困而致病，病证多缠绵难愈，病发多有定处，在一定条件下可以化热，有时也可以寒化，也常与风、热三邪共同侵入人体。湿邪可以外侵，亦可由于体质因素或饮食所伤或水液代谢失常，导致有关脏腑运化水湿功能失常而形成内湿为患。一般外湿入侵眼部，发病多为眼睑糜烂，肿胀麻木，湿痒并作，眵泪胶黏，白睛黄浊。湿邪入里或内湿为患，则可为瞳神紧小、黄液上冲、青风内障、视瞻有色、视瞻昏渺、云雾移睛以及眼底水肿、渗出等。

治疗湿邪为患，除使用化湿药和利水渗湿药外，尚应注意药物的配伍。如湿邪外侵，常可致肺气宣畅通调不利，当伍用宣肺解表药，如麻黄、防风；湿邪最易阻遏阳气，使其通达不利，应伍用利气通阳之品，如桂枝，或配以行气之物，如枳壳、郁金；若水肿日久不消，则可致使脾肾阳虚，应配伍补益脾肾的药物，如山药、巴戟天；如湿邪蕴久化热，则应配以清热燥湿，如黄连之属。另外，《内经》《伤寒论》所论之湿病，无不与足太阴脾经密切相连，故凡治湿，均应把握这一条主线。

本类药物多辛温香燥或通利作用较强，常耗气伤阴，故阴虚血燥以及气虚肾弱者应慎用，孕妇亦应慎用。在治疗眼病中，亦应遵守辨证与辨病的原则，不可纯以辨病为准。

一、化湿药

凡气味芳香，性偏温燥，以化湿运脾为主要作用的药物称为化湿药。

脾喜燥而恶湿，"土爱温而喜芳香"，本类药物辛香温燥，主入脾、胃经，能促进脾胃运化，消除湿浊，前人谓之"醒脾""醒脾化湿"等。同时，其辛能行气，香能通气，能行中焦之气机，可解除因湿浊引起的脾胃气滞之症状。此外，部分药还兼有解暑辟秽、开窍截疟的作用。

化湿药主要适用于湿浊内阻，脾为湿困，运化失常所致的脘腹痞满，呕吐泛酸，大便溏薄，食少体倦，口甘多涎，舌苔白腻等。此外，因兼有芳香解暑之功，故湿温、暑湿等证，亦可用之。使用本类药物应视不同情况及兼证进行相应的配伍，可增加疗效。

化湿药物气味芳香，多含挥发油，一般作为散剂服用疗效较好，如入汤剂宜后下，且不宜久煎，以免其挥发性有效成分逸失而降低疗效。本类药物多属辛温香燥之品，易于耗气伤阴，故阴虚血燥及气虚者宜慎用。

现代药理研究表明，本类药大多能刺激嗅觉、味觉及胃黏膜，从而促进胃液分泌，增强肠管蠕动，使胃肠推进运动加快，从而增强食欲，促进消化，排出肠道积气。

藿香化湿止呕解暑

藿香性味辛，微温，归脾、胃、肺经。功能化湿、止呕、解暑。内服煎剂宜后下。鲜品应用适量。

1. 解暑发表

治夏月贪凉饮冷，遏抑阳气，以致头痛恶寒，两目红肿，眵泪如脓，睛珠障翳，如《银海精微》清暑汤（藿香、青蒿、滑石）。

2. 化湿止呕

除暑湿目病用藿香外，祁老凡见饮食不节致使呕恶欲吐、厌食者，或服汤剂引起呕恶者，常以藿香正气丸或水、软胶囊（藿香、厚朴、陈皮、大腹皮、桔梗、半夏、白芷、茯苓、苏叶、甘草）治疗，每可获效。另外，舌苔厚腻，久不消退亦可服用。

佩兰祛腐辟秽

佩兰药性辛、平，归脾、胃、肺经。本品长于化湿解暑，祛腐辟秽。

1. 化湿祛浊

常与藿香、厚朴等同用，治因湿浊内阻致眼睑浮肿，视物昏蒙，并口臭、身倦发热等，如芳香化浊汤（《时病论》，藿香叶、佩兰叶、广陈皮、制半夏、厚朴、大腹皮、鲜荷叶）。

2. 疏散表邪

治因外感暑湿致目赤肿痛、头胀胸闷等症，如七叶芦根汤（《增补评注温病条辨》，藿香叶、佩兰叶、薄荷叶、冬桑叶、大青叶、淡竹叶、青箬叶、芦笋）。

张山雷谓："胃有陈腐及湿热蕴结于胸膈皆能荡涤，而使之宣散，故口中时时溢出甜水者非佩兰不除。"祁老曾治一老妪，身患消渴而口中甜水不断，在治疗消渴基础上伍入佩兰而收效。

藿香、佩兰、香薷皆为解暑发表药，常相须为用，然藿香长于理气止呕，佩兰长于祛腐辟秽，而香薷和中兼利小便，且有较强的发汗作用。

苍术走而不守

苍术辛、苦，温，归脾、胃、肝经。功能燥湿健脾，祛风散寒，解郁辟秽，为眼科常用之品。

1. 治雀目

常与猪肝同用，治疗小儿脾虚便溏，肝虚雀目，入暮不见之候。苍术中含有胡萝卜素，进入体内可转化为维生素 A。自古以来苍术皆为补虚明目要药之一，单方验方中常用以治疗维生素 A 缺乏之夜盲。

2. 燥湿健脾

常与薏苡仁、厚朴、猪苓等同用，治疗饮食厚味所伤，脾虚不运，湿邪上犯目窍，瞳神散大之证，如加味平胃散（《眼科集成》，苍术、厚朴、陈皮、甘草、薏苡仁、猪苓、云茯苓、生姜、竹茹）。

3. 止冷泪

如必效散（《普济方》，苍术、木贼、青蒿、川椒），治冷泪不止。

4. 治内障

治内障目昏，如苍术丸（《普济方》，苍术配黑豆）或合德丸（苍术、当归），以补虚和气，轻骨健身，聪耳明目除昏。

5. 健脾祛风

与补血益气祛风药合用，治疗胞轮振跳、目胞不待人开而牵拽振跳，如当归活血饮（《审视瑶函》，苍术、当归身、川芎、薄荷、黄芩、熟地黄、防风、羌活、甘草、白芍）。

6. 辟秽

苍术能辟秽。张山雷谓："苍术能辟秽，因其芳香也，故时疫病多用之，夏秋之季暑湿交蒸，时疫湿温，常与藿香、佩兰等香燥醒脾，其应如响。"

7. 解郁

苍术解诸郁。朱丹溪谓："苍术能解诸郁，凡气、血、痰、火、湿、食其郁皆因消化失常，不得升降，病在中焦，其药必兼升降，苍术为足阳明引经药，气味辛烈，强胃健脾，疏阳明之湿，香附乃阴中快气之药，下气最速，一升一降，故郁乃平。"如六郁汤（香附、川芎、苍术、神曲、山栀、连翘、陈皮、枳壳、贝母、茯苓、苏梗、甘草）。

附 苍术、白术功效异同

苍术、白术都能燥湿健脾，但白术长于补脾化湿，苍术长于运脾燥湿；白术可固表止汗，苍术则祛风发汗；白术守而不走，苍术走而不守，故白术善补，苍术善行。

砂仁滋补之剂佐之，可助药力

砂仁辛温，归脾、胃、肾经。功能化湿行气，温中止泻，安胎。内服宜后下，用3~6g。

1. 温脾和中

治老年体衰或过服寒凉之药而致目赤肿痛，赤脉胬肉，经久不退者，如助土逐邪方（《眼科集成》，白蔻仁、砂仁、薏苡仁、泡参、麦芽、连翘、木通、赤芍、黄芩、枳壳）。

2. 化湿解酒毒

如葛花解醒汤（《目经大成》，葛花、砂仁、枳椇子、白蔻、神曲、陈皮、广木香、泽泻、云苓、生术、生姜、薏苡仁、甘草、竹叶、车前子），治因长年饮酒，湿热内蕴，致瞳仁散大，或白睛黄赤，生胬肉，视物不清等症。

3. 安胎

如保胎清火汤（《审视瑶函》，黄芩、砂仁、荆芥穗、当归身、白芍、连翘、生地黄、广陈皮、川芎、甘草），治妇人妊娠，血分有热，目赤涩痛，翳膜泛起等症。

4. 醒脾理气

砂仁功能化湿醒脾，芳香行气，故凡需较长时间服用滋补益气方剂者，可佐砂仁以助药力，且能防止呕恶厌药。正如《本草新编》所言："补药味重，非佐之消食之药，未免过于滋益，反恐难于开胃。入之砂仁，以苏其脾胃之气，则补药尤能消化，而生精生气，更易易也。"

豆蔻行气化湿消痞

豆蔻辛、温，归肺、脾、胃经。功能化湿行气，温中止呕，入汤剂宜后下，用3~6g。

1. 行气化湿

如三仁汤（《温病条辨》，杏仁、白蔻、薏苡仁、滑石、厚朴、白通草、淡竹叶、半夏），治因湿热内阻致火疳缠绵，窍漏难愈，瞳神紧小，云雾移睛，视物昏蒙，并头重胸闷，心烦口苦等。

2. 健脾解郁

如养肝和脾汤（《眼科集成》，柴胡、当归、白芍、白蔻、云苓、薏苡仁、白术、丹皮、栀子、甘草、生姜、竹茹、竹叶），治因气机不利，视物昏暗，蒙昧不清。

豆蔻化湿行气之力偏于中上焦，砂仁偏于中下焦，故豆蔻常用于湿温痞闷，温中偏在胃而善止呕，砂仁化湿行气力略胜，温中重在脾而善止泻。

二、利水渗湿药

凡能通利水道，渗泄水湿，治疗水湿内停病证为主的药物，称利水渗湿药。

水湿滞留体内，系水不运化所致，散则为湿，停则为水，聚则为饮。凡遍身水肿，小便不利，及淋浊、黄疸、湿温、痰饮、腹泻诸证，莫如是。若湿邪外侵或湿邪入里以及内湿则可致内外眼症。

利水渗湿药味多甘、淡，主归膀胱、小肠经。作用趋向偏于下行，具有利水消肿、利尿通淋、利湿退黄等功用。但湿为阴邪，其性涩滞，或久恋体内，致气机不利，脾失健运，因此使用本类药物必须分别与健脾、清热、利气解毒等相伍为用，才能有效。另外，本类药物用久或过用，可致津液耗损，故凡遗精、遗尿者宜忌用或慎用，有些通利较强的药物孕妇也应慎用。

由于药物作用特点及临床应用不同，利水渗湿药物又可分为利水消肿药、利尿通淋药和利湿退黄药三类。

（一）利水消肿药

本类药物味甘淡，性平或微寒。淡能渗泄水湿，服药后能使小便畅利，水肿消退，故具有利水消肿作用，用于水湿内停之水肿、小便不利以及泄泻、痰饮等证。临证时宜根据不同病证之病因病机，选择适当配伍。

茯苓有补泻兼备之功

茯苓药性缓和，补而不峻，利而不猛。功能利水消肿、渗湿、健脾、宁心。既能扶正，又能祛邪，具有补泻兼备之功，故凡脾虚所致湿邪皆可放心使用。《内经》云："诸湿肿满，皆属于脾。"即湿邪为患尤其是湿从内生者，多因脾运不济，故欲祛湿必先健脾，茯苓之属，正当其所。其余祛湿之品多偏于利而少于补，正如汪绮石在《理虚元鉴》中所云："茯苓又能为诸阴药之佐，而去其滞，为诸阳药之使，而宣其道，补不滞涩，泄不峻利，精纯之品，无以过之。"故凡湿邪为患所致目疾，用之皆妥。

1. 利水渗湿

常与猪苓、泽泻等同用，治疗因湿为患所致胞睑水肿，羞涩不开，或视盘水肿，视网膜黄斑部水肿等，如五苓散（《目经大成》，白术、茯苓、猪苓、泽泻、肉桂）。

2. 益脾和中

治疗脾不运湿，胃不消谷，大便溏泄，日久致生疳眼、雀目内障，或水湿潴留于目内，而致视网膜水肿、脱离者，如参苓白术散（《和剂局方》，人参、茯苓、白术、山药、薏苡仁、扁豆、砂仁、炙甘草、桔梗）。

3. 补心宁神

治疗因劳心伤脾，心气不足，目能近视而不能远视，多忧善忘，夜不安寐，寐则多梦，如定志丸（《和剂局方》，远志、菖蒲、人参、茯苓）。

4. 益肾明目

常与枸杞子、菟丝子等同用，治疗肝肾虚损，阴精不能上承以濡养目窍，内障昏蒙，远视不明，如杞苓丸（《济生方》，枸杞、茯苓、当归、菟丝子、青盐）。

薏苡仁尚能清热排脓

薏苡仁药性甘、淡，凉，归脾、胃、肺经。功能利水消肿，渗湿健脾，除痹，清热排脓。祁老认为薏苡仁虽为粮食，乃日常平淡易寻之品，但药用其广，尤其眼科。陈士铎谓："或问薏仁之功用甚薄，何不用猪苓、泽泻？可以少用见功，而必多用何为乎？不知利水之药必多耗气，薏仁妙在利水，而不耗真气，故又可重用之耳。"一般临床以 20~30g 为宜，多者可用至 50g，且可较长时间使用。

祛湿利水之物，其性寒者少，而薏苡仁性微寒，因湿邪蕴久易化热伤阴，故选用薏苡仁不但利湿又可清热，为其他利湿药所不及。

薏苡仁除利湿外，还能排脓清热，用以治内痈，如肺痈、肠痈等，故凡见湿热蕴久成毒者，用之甚宜，如葡萄膜炎、眼底血管炎、眼内炎、视网膜坏死等，伍用于相应方剂中，正其所能。

现代药理研究证明，薏苡仁提取物有抗肿瘤、解热抗炎、增强体液免疫、降血糖等作用，故因过敏而致目疾病变者常可选用；糖尿病视网膜病变伴眼底水肿、渗出者亦可选用；眼部湿疹疮痍、湿痒难忍红肿者不可不用；免疫功能低下致使眼病反复发作者可长期服用，以提高机体免疫功能，防止复发。综上所述，薏苡仁在眼病治疗中多用是有其道理的。

1. 健脾除湿

如清热泻脾汤（《眼科临证笔记》，党参、山药、茯苓、薏苡仁、牛蒡子、远志、陈皮、泽泻、车前子、砂仁壳、甘草），治疗脾虚湿滞所致胞虚如球、火疳、黑睛肤翳、云雾移睛、中心性浆液性视网膜病变、黄斑水肿及渗出性网膜脱离等。

2. 清热利湿

如三仁汤（《温病条辨》，杏仁、薏苡仁、白蔻仁、滑石、厚朴、通草、淡竹叶、半夏），治疗湿热内阻之火疳，或瞳神干缺而缠绵难愈者。

3. 解毒排脓

用以治疗余毒未尽致漏睛年久不愈或穿破皮肤而成瘘者，如三仁散（《眼科集成》，薏苡仁、山栀子、车前子、清茶）。

猪苓可透湿邪外达

猪苓性味甘、淡而平，归肾、膀胱经。功能渗湿利水消肿。

猪苓与茯苓均能利水消肿渗湿，常相须为用。然二者同中有异，猪苓利水作用较强，无补益之功，而茯苓性平，能补能利，既善渗泄水湿，又能健脾宁心。

猪苓尚有开腠理之功，分利阴阳之妙用，如暑邪湿热内闭或湿邪由外侵入人体者，可选用猪苓使湿邪透表而除之。《本草衍义》言："猪苓利水之功多，久服必损肾气，害人目。"提示猪苓不能单独久服，故临床使用猪苓时多与其他相关药物相伍为用，如五苓散。祁老认为，猪苓与白术相伍用可制其过。《施今墨对药》云："与莪术伍用治疗各种癌症均有一定效果，盖莪术以破血逐瘀，消散毒瘤，猪苓开腠理，分阴阳，导邪毒，从小便而解。"

1. 利水去浊

如猪苓散（《银海精微》，猪苓、木通、大黄、栀子、狗脊、滑石、萹蓄、苍术、车前子），治疗因湿浊之气上泛致使眼生黑花茫茫如蝉翅者（即急性葡萄膜炎致玻璃体混浊者）。

2. 除湿散寒止痛

如附子猪苓汤（《银海精微》，白芍、甘草、羌活、附子、猪苓、黄芩、柴胡），治疗寒湿外邪侵及于目致目痛难忍、憎寒者，因猪苓可使湿邪透达而除之。

泽泻有泻无补

泽泻性味甘、寒，归肾、膀胱经。功能利水消肿，渗湿泄热。

1. 利水渗湿

常与车前子、猪苓等同用，治疗因湿热所致水湿肿满，小便不利，眼睑赤肿，或眼底水肿等。

2. 泄肾火

泽泻性寒入肾经，可以泄肾之虚火。常与熟地黄、山萸肉等同用，以滋阴补肾，防肾之虚火上亢，如六味地黄丸（《小儿药证直诀》，茯苓、泽泻、山药、丹皮、熟地黄、山萸肉）。

眼科常用泽泻佐入补益肝肾方剂中（非必六味地黄辈用之）使其补正而不助邪，然本品有泻无补，使用必须配伍得当。正如李时珍所谓："古人用补药必兼祛邪，邪去则补药得力，一辟一阖，此乃玄妙，后世不知此理，专一于补，所以久服必至偏盛之害也。"

冬瓜皮利水解暑疗伤

冬瓜皮性味甘、凉，归脾、小肠经。功能利水消肿，清热解暑。本品用量宜大，一般 15~30g。

1. 利水消肿

如《现代实用中药》经验方（冬瓜皮、西瓜皮、白茅根、玉蜀黍心、赤小豆）治疗水湿内停，全身浮肿，小便不利，眼胞浮肿，视物不清。

2. 活血消肿

治跌仆外伤，全身肿胀，眼痛赤肿，如冬瓜皮散（《伤科补要》，冬瓜皮、牛皮胶）。

3. 清肺热

可单用或配蜂蜜，治疗肺热咳嗽，白睛溢血，如《滇南本草》经验方（冬瓜皮、蜂蜜）。

（二）利尿通淋药

本类药物性味多苦寒或甘淡而寒，苦能降泄，寒能清热，走下焦，尤能清利下焦湿热，以利尿通淋为主要作用。主要用于小便短赤、热淋、血淋、石淋及膏淋等证。临床应适当配伍，以提高药效。

车前子眼科常用

车前子性味甘、微寒，归肝、肾、肺、小肠经。功能利水通淋，渗湿止泻，明目祛痰。《秘传眼科龙木论》中五风变内障、雷头风变内障、绿风内障、乌风内障、黑风内障、青风内障 6 种病共有 14 张治疗方剂，其中含有车前子的就有 9 张，约占 3/5。祁老治疗由于房水循环障碍而引起的眼内压升高常用利水消肿药物，其在治疗青光眼方剂中，酌加车前子。

关于车前子能"明目"之说，祁老认为，其一是受"取类比象"的影响，即"子能明目"，故套用车前子明目。其二是车前子性寒，功在消肿渗湿，故凡因湿热之邪所致目疾如黑睛生翳、漏睛脓出、突发眼前蝇翅飞舞，用车前子后病退，故言其能明目。其三，车前子常伍用于补益肝肾方剂中，如五子衍宗丸，因枸杞子、菟丝子过于动阳，五味子、覆盆子过于涩精，故用车前子以小利之，寓泻于补之中，始能补而不腻，开阖相济，方能久服，明目而非补目也。

1. 清肝退翳

如车前饮（《银海精微》，车前子、密蒙花、决明子、羌活、白蒺藜、龙胆草、菊花、粉甘草），治疗肝经风热，上攻眼目，逆顺生翳，血灌瞳神，羞明怕日多泪。

2. 清热利湿

治疗湿热毒邪，上乘目窍，漏睛脓出未尽者，如三仙散（《眼科集成》，山栀子、车前子、薏苡仁）。与猪苓、滑石等同用，治疗肝经湿热上逆，蒸灼神水神膏，眼前黑花茫茫如有蝇翅，或云雾移睛，如猪苓散（《银海精微》，猪苓、车前子、木通、大黄、栀子、黑狗脊、滑石、萹蓄、苍术）。

3. 利湿止泻

常与苍术、薏苡仁等同用，治疗小儿脾为湿伤，大便如水，多日不止，甚则雀目，入暮不见。

4. 补益肝肾，强阴益精

如二神散（《异授眼科》，车前子、菟丝子、五味子、枳壳、熟地黄、当归），治疗肝肾阴虚，内障目昏，视瞻昏渺，青盲，迎风冷泪等。

滑石下利小便，上发毛腠

滑石药性甘、淡，寒，归膀胱、肺、胃经。功能利尿通淋，清热解暑，收湿敛疮。李时珍曰："滑石利窍，不独小便也，上能发表利毛腠之窍，下能利精溺之窍，盖甘淡之味先入于胃，渗走经络，游溢津气，上输于肺，下通膀胱，肺主皮毛，为水之上源，膀胱司津液，气化则能出，故滑石上能发表，下利水道，为荡热燥湿之剂，发表是荡上中之热，利水道是荡中下之热，发表是燥上中之湿，利水道是燥中下之湿，热散则三焦宁而表里和，湿去则阑门通而阴阳利。"张锡纯云："盖滑石虽为石类，而其质甚软，无论汤剂丸散，皆与脾胃相宜，故可加于六味汤中以代苓、泽，其渗湿之力，原可如苓、泽利熟地黄之滞泥，而其性凉于苓、泽，故又善佐滋阴之品以退热也。"

综观前人对滑石之论，可以发现：①滑石不独能利下焦之湿热，而上焦之湿热亦能利之，故眼部湿热之证，亦可用之。因上通于肺，下达膀胱，其湿热之邪得气化而能出，又不伤脾胃，故临床可用之。②可伍用于滋阴方剂中以防其滋腻，故眼科多用之。

1. 清热化湿

常与秦皮、黄连等相配，治疗外感风热之目赤肿痛，眵泪涩痒，羞明昏暗，如秦皮汤（《秘传眼科龙木论》，秦皮、滑石、黄连），也可煎汤熏洗。

2. 祛湿除风

如除湿汤（《眼科纂要》，滑石、连翘、茯苓、陈皮、枳壳、荆芥、防风、木通、车前子、黄连、黄芩、甘草），治疗湿热内盛致目痒胞肿，睑弦赤烂。

3. 利水泄热

如八正散（《和剂局方》，滑石、木通、萹蓄、瞿麦、车前子、栀子、大黄、甘草），治疗小肠湿热之眦部胬肉红赤，生眵痒泪，鸡冠蚬肉等。

4. 清暑湿

常与藿香、青蒿等伍用，治疗感受暑湿之头痛恶寒，两目赤肿，痒涩羞明，眵多如脓，如清暑汤（《银海精微》，滑石、青蒿、藿香）。

木通当用川木通

木通性味苦寒，归心、小肠、膀胱经。功能利尿通淋，清心火，通经下乳。木通品种有关木通和川木通。因关木通含马兜铃酸，用量过大或久用可引起肾功能衰竭，故目前所用木通均为川木通而不是关木通。龙胆泻肝丸和导赤丸为眼科常用成药，其组成中有木通，目前已明令一律使用川木通。但古人有木通"多用伤元气，误用致害"之说，如《本草新编》谓："木通逐水气，利小便，亦佐使之药，不可不用，亦不可多用，多用则泄人元气。"故对木通应辨证而用，中病即止。

1. 入心经，导小肠火

如导赤散（《小儿药证直诀》，生甘草、木通、生地黄、竹叶），治疗两眦红赤或赤脉传睛，或赤而不痛，心烦尿赤者。

2. 通利血脉

如导赤散（《银海精微》，木通、甘草、栀子、黄柏、生地黄、知母、竹叶、灯心），治疗室女逆经，血灌瞳神，满目赤涩，以及针割手术后瘀血内阻，疼痛不止等。

瞿麦利尿通淋，破血通经

瞿麦性味苦、寒，归心、小肠经。功能利尿通淋，破血通经。本品常与萹蓄、木通、滑石等同用，以增药效。但本品能入血分，清血热，故可用于治血淋、尿血。《银海精微》黄风菊花散和《眼科纂要》通利散中即有瞿麦。主要治疗因上焦积热及心与小肠湿热所致外障眼病。另外，《圣惠方》用此捣汁涂于患处，以治目赤肿痛、浸淫生疮之症。

萹蓄利尿通淋，杀虫止痒

萹蓄性味苦微寒，归膀胱经。功能利尿通淋，杀虫止痒。本品常与其他利尿通淋药同用，以增强利尿通淋清热之功用，如猪苓汤、八正散。

萹蓄清利膀胱湿热为主，兼治黄疸、湿疹。

地肤子非明目之品

地肤子药性辛、苦，寒，归肾、膀胱经，有利尿通淋、清热利湿止痒之功。

地肤子《本经》言其"久服耳目聪明"，后人多从之。张山雷曰："地肤子，苦寒泄热，只有清导湿热、通泄小便之用。《本经》又谓其补中益气，《别录》称其强阴者，乃湿热不扰而阴精自安，断不可拘泥字面，认为补益之品。"《审视瑶函》之四物五子丸之五子比《医学入门》之五子衍宗丸少五味子而多地肤子。该方中既有车前子以清热利湿，何必再添地肤子呢？是否被《本经》所缚或另有他意，值得思考。

常与白鲜皮、黄柏、防风、蝉衣、赤芍等同用，治疗眼睑湿疹，赤烂灼热。亦可煎汤熏洗，以祛湿除风止痒。

《外台秘要》和《圣惠方》中用生地黄、地肤子捣烂绞汁点眼，冬日以干者煮浓汁点眼，多用于目痛、眯目、胬肉赤肿等。

海金沙通淋止痛

海金沙为海金沙植物成熟的种子，其性味甘、咸、寒，归膀胱、小肠经。功能利尿通淋。其通淋止痛较萹蓄、瞿麦强，乃小便淋沥不畅涩痛者必用之物。

1. 清热

治小肠积热致目生赤脉，胬肉攀睛，并小便涩痛，如海金沙散（《证治准绳》，海金沙、滑石、麦冬、甘草、灯心）。

2. 明目

与补益气血药相配，治疗久病体虚，目生黑花，视物不清，如《一草亭眼科全书》治眼目诸般形影方（熟地黄、人参、玄精石、当归、蕤仁、川椒、白术、苍术、海金沙、车前子、白蔻仁、黄连、防风、白菊花、白芷、石决明、川乌、小茴香、细辛、雄黄精、夜明砂）。

萆薢去浊除痹

萆薢性味苦、平，归肾、胃经。功能利湿去浊，祛风除痹。

1. 利湿降浊

如萆薢分清饮（《杨氏家藏方》，萆薢、石菖蒲、乌药、益智仁），治疗下焦湿浊郁滞，上泛于目，致目生黑花，视物昏蒙不清，兼小便混浊，妇女带下者。

2. 祛湿解毒

可单用或与土茯苓相伍用，治疗梅毒，身有溃烂，目赤，视物昏蒙，如萆薢汤（《外科理例》，萆薢）。

3. 舒筋通络

治中风之口眼㖞斜，半身不遂，如人参再造丸（《北京市中成药成方选集》，人参、蕲蛇、白附子、地龙、萆薢等）。

（三）利湿退黄药

本类药物性味多苦、寒，主入脾、胃、肝、胆经。苦寒则能清泄湿热，故以利湿退黄为主，主要用于湿热黄疸，症见目黄、身黄、小便黄等，部分药物还可用于湿疮痈肿等证。临证可根据阳黄、阴黄之湿热、寒湿偏重不同，适当配伍。

茵陈治黄之要药

茵陈药性苦、辛，平，归脾、胃、肝、胆经。功能利湿退黄，解毒疗疮。

茵陈为治湿热黄疸之要药，若身目皆黄，无论阴黄、阳黄、表湿、里湿，均可辨证加减使用。凡见湿热内蕴致目痒烂肿，视物昏蒙者，皆可伍用之。《银海精微》录《和剂局方》甘露饮（生熟地黄、天门冬、石斛、茵陈、枳壳、黄芩、枇杷叶、甘草），治疗阴虚夹湿热之目睑重垂，常欲合闭，目赤肿痛，黑睛生翳，视物昏雾等。

金钱草

金钱草药性甘、咸，微寒，归肝、胆、肾与膀胱经。功能利湿退黄，利尿通淋，解毒消肿。本品利尿通淋，善消结石，尤宜治石淋，可单用大量煎汤代茶饮，或与海金沙、鸡内金、滑石等同用，治肝胆结石。身目皆黄，可与茵陈、栀子伍用，以增退黄之力。

虎　杖

虎杖药性微苦、微寒，归肝、胆、脾经。功能利湿退黄，清热解毒，散瘀止痛，化痰止咳。古代用虎杖治疗目疾者较少。现代研究证明，虎杖对多种细菌、病毒均有抑制作用，故可用以治疗各类感染性眼病。

《证治准绳》有虎杖散（虎杖），治疗肝胆实热致眼目赤肿、黑睛翳障。可单用或与退翳药配伍使用。

第六节　温里药

凡能温里散寒，用以治疗里寒证候的药物，称温里药。

本类药物辛而温热，辛能散行，温能通达，善走脏腑而温里祛寒，温经止痛，故可治里寒证，尤以里寒实证为主。此即《内经》所谓"寒者热之"、《神农本草经》"疗寒以热药"之意。个别药物尚能助阳、回阳，用以治疗虚寒证、亡阳证。温里药可以通过不同配伍，广泛用于脾肾阳虚或风寒入络所致的诸多眼病，如冷泪不已、目珠偏斜、脉络暗紫、白睛结节、黑睛边缘生翳、瞳神干缺、云雾移睛、视网膜渗出水肿、视网膜色素变性、视神经萎缩等。应用时，如外寒侵袭，有表证者，应配伍解表药；寒凝气滞者，配以理气药；寒湿阻滞者，配伍健脾化湿药；脾肾阳虚者，配伍温补脾肾药；气脱亡阳者，配伍补气药。温里药性多辛温燥烈，易伤津耗液，凡属热证及阴虚患者，应忌用或慎用。天气炎热或素体火旺，当减少用量。孕妇慎用。

附子必须配伍得当

附子药性辛、甘，大热，有毒，归心、肾、脾经。功能回阳救逆，补火助阳，散寒止痛。内服（炮制品）3~9g，一般宜先煎1小时以上。

附子临床应用古今论之甚多。近代临床大家张锡纯曰：

"附子味辛，性大热，为补助元阳之主药，其力能升能降，能内达能外散，凡凝寒痼冷结于脏腑，着于筋骨，痹于经络血脉者，皆能开之通之……是于君相二火皆能大有补益。"朱震亨曰："气虚弱甚者，宜少用附子以行参、芪。肥人多湿，宜少用乌附行经。仲景八味丸用为少阴向导，其补自是地黄，后世因以附子为补药，误矣。附子走而不守，取其健悍走下之性，以行地黄之滞，可致运尔。"所论虽多，但多从大方脉系统出发，其中不乏疑难重危之证。但目前报道有的所用远超常规用量，祁老认为，超量使用，倘无深厚功底及临证经验，恐难得心应手，实为难用之药。如用之，必须以辨证为前提，既无陈寒痼冷，无脾肾阳虚，脉细无神，无大汗大吐大泻之阳亡阴脱，无阴疽漫肿不溃者，用之当慎之又慎，更不能盲用重剂，如需重用则也要逐渐加量。再者使用附子当注重相应配伍，如配人参、山萸治汗脱亡阳；配熟地黄、当归能助生血之力；配肉桂能补肾阳；配桂枝、白芍、黄芪等治阳亡自汗。陈修园云："仲景用附子之温有二法，杂于苓芍甘草中，杂于地黄泽泻中。"在眼科界亦有善用附子者，如《眼科奇书》认为，"外障是寒"，方用四味、八味大发散。陈达夫教授所著《中医眼科六经法要》"少阴目广举要篇"，可为眼科同道在使用附子方面的借鉴。

1. 温肾助阳

治命门火衰所致眼底水肿持久不消，或青风内障及高风内障等，如肾气丸（《金匮要略》，熟地黄、附子、桂枝、茯苓、山萸肉、丹皮、茯苓、泽泻）。

2. 温阳发表

治少阴病引起的白睛血络淡红色，涕清如水，泪如涌泉，畏光甚，无眵，两眉头痛，脉沉紧，如麻黄附子细辛汤。

3. 温经通络

如小续命汤（《千金方》，麻黄、防己、人参、黄芩、桂心、甘草、芍药、川芎、杏仁、附子、防风、干姜），治肾经虚寒，风邪中络，眼珠转动受限。

4. 回阳固本，祛翳明目

常与党参、五味子、乌梅同用，如回阳固本汤（《目科捷径》，附子、干姜、党参、甘草、五味子、麦冬、橘红、生姜、大枣），治目病夕重夜疼，羞明伏地，日晡发热。

干姜内服外用均可

干姜药性辛、热，归脾、胃、肾、心肺经。功能温中散寒，回阳通脉，温肺化饮。

1. 温中

如理中汤（《伤寒论》，人参、干姜、白术、甘草），治疗中焦虚寒，视物矇昧不清，羞明流泪，白睛红赤，黑睛生翳，甚至黄液上冲，反复发作者。

2. 散邪退赤

与珍珠、贝齿同用，外用点眼，治疗白睛红赤，羞明流泪，如珍珠散（《审视瑶函》，珍珠、丹砂、干姜、贝齿）。

常与黄连、龙胆草相配煎水洗眼，治风弦烂眼，目赤生翳，流泪作痛，如大全宝光散（《瑞竹堂经验方》，黄连、当归、蕤仁、生白矾、甘草、杏仁、龙胆草、干姜、赤芍药）。干姜与附子均有回阳作用，但干姜主入脾胃，温中散寒，偏于守中，为治脾胃受寒，脘腹冷痛吐泻要药。虽不若附子能峻补下焦之元阳，然常与附子同用，以回阳通脉，增附子之力。

附　生姜、干姜、炮姜功效异同

生姜、干姜、炮姜本源于一物，但由于干鲜炮制不同而功能有别。生姜微温，长于发散风寒，又能温中止呕；干姜辛热，燥烈之性较强，长于温中回阳，兼可温肺化饮；炮姜性变苦温，辛散作用大减，善能温中止泻，兼能止血。故前人有"生姜走而不守，干姜能走能守，炮姜守而不走"的说法。

肉桂助阳，引火归原

肉桂药性辛、甘，大热，归肾、脾、心、肝经，能补火助阳，散寒止痛，温经通脉，引火归原。

陆绵绵言，只要全身无明显热象，皆可以少量肉桂配伍应用，以助气化通络散瘀。如视网膜有渗出水肿，或外伤后眼内有瘀血存留，但阴虚火旺，热病伤津，以及假寒真热者，不宜应用。

高健生认为，心肾不交，心火上亢扰目是糖尿病视网膜病变重要病机之一，即肾水不能上行以抑心火，导致心火独亢而上扰，故而提出用交泰丸治疗该病的思路，并在临床中取得一定疗效，而交泰丸即黄连与肉桂两药组成。

张锡纯云："肉桂可为诸药之使，因其香窜之气，内而脏腑筋骨，外而经络腠理，诸药不能通达之处，有肉桂引之则可透达也。"故寒邪中于眼内者，可用肉桂为引经药，以引所用之药上达目窍。

黄元御云："肉桂可达脏腑，而桂枝走经络，此为两者不同之处。"

1. 通阳益气补血

如人参养荣汤（《和剂局方》，白芍、当归、陈皮、黄芪、桂心、人参、白术、甘草、熟地黄、五味子、茯苓、远志），治疗心营亏虚所致视物模糊，不能久视等。

2. 温肾填精

治疗肾阳不足，胞睑下垂，夜盲，青盲等，如右归饮

(《景岳全书》，熟地黄、山药、山萸肉、山药、甘草、杜仲、肉桂、制附子)。

3. 止痛

常与决明子、菊花、黄连相配，治疗肝经风热上扰，迎风流泪，眼目疼痛，头痛等症，如菊花丸（《宣明论方》，熟地黄、菊花、决明子、防风、朱砂、羌活、肉桂、没药、黄连）。

4. 温经活血散瘀

如黑神散（《审视瑶函》，熟地黄、蒲黄、归尾、炮姜、赤芍、肉桂、甘草梢），治疗物损真睛，眼内瘀血存留，全身无明显热象者。

吴茱萸散寒、降逆、止呕

吴茱萸药性辛、苦，热，有小毒，归肝、脾、胃、肾经。功能散寒止痛，降逆止呕，助阳止泻。内服煎剂 1.5 ~ 5g，不宜多服或久服。

1. 温中降逆

常与人参、干姜等同用，治疗脾胃虚弱，饮邪上犯，颠顶头痛，目胀，瞳散视昏，干呕吐涎，食少神疲，四肢不温，如吴茱萸汤（《审视瑶函》，吴茱萸、人参、姜半夏、川芎、炙甘草、白茯苓、白芷、广陈皮、生姜）。绿风内障伴上述症状者亦可用之。

2. 温脾止泻

如五味子散（《证治准绳》，炒五味子、吴茱萸、陈皮），治疗脾肾两虚，大便不实，或五更泄泻，伴黑睛生翳，或糜烂破溃，白睛淡红，及疳积上目者。

吴茱萸能疏肝下气，常用于肝胃不和的呕吐吞酸。偏寒者可单用。若肝郁化火之胸胁胀痛，呕吐吞酸，常与黄连相配伍，重用黄连泻火，少佐吴茱萸开郁散结，如左金丸。眼病因郁而致胸胁胀满，干呕吞酸，如绿风内障或暴盲者可用之。

小茴香理气散寒治疝

小茴香药性辛、温，归肝、肾、脾、胃经。功能散寒止痛，理气和胃。

1. 祛寒止痛

如太乙神针方（《本草纲目拾遗》，防风、蕲艾、甘草、小茴香、钻地风、千年健、肉桂、川椒、乳香、没药、苍术、三七、穿山甲、人参、麝香、山羊血），治疗寒湿瘀滞致眼目痒痛或拘挛。

2. 理气活血散结

如少腹逐瘀汤（《医林改错》，当归、炒茴香、赤芍、川芎、延胡索、炒没药、生蒲黄、炒五灵脂、官桂、干姜），治疗外伤术后目痛或疤痕形成。

另外，眼病如症见少腹坠痛或患疝气者，可酌加小茴香、川楝、橘核、荔核等，往往有效。

高良姜温中止痛

高良姜药性辛、热，归脾、胃经。功能散寒止痛，温中止呕。眼科常用来治疗眼病患者伴有胃寒者，症见脘腹冷痛，或胃胀噫气，或呕恶上逆，食后腹胀不消，食欲不振等，如良附丸（《良方集腋》，良姜、香附）。

第七节 理气药

凡以疏理气机为主要作用，治疗气滞、气逆或气郁的药物，称为理气药，又名行气药。

理气药性味多辛、苦，温而芳香，其味辛能利，味苦能泄，芳香能走窜，性温能通利，故有疏理气机即行气、降气、解郁、散结的作用。并可通过畅达气机，消除气滞而达到止痛之效。此即《素问》"逸者行之""结者散之""木郁达之"之意。本类药物主归脾、胃、肝、肺经，以其性能不同，分别具有理气健脾、疏肝解郁、理气宽胸、行气止痛、破气散结等功效。

理气药主要用治脾胃气滞所致脘腹胀痛、嗳气吞酸、恶心呕吐、腹泻或便秘等，肝气郁滞所致胸胁胀痛、抑郁不乐、疝气疼痛、乳房胀痛、月经不调等，肺气壅滞所致胸闷胸痛、咳嗽气喘等，故凡眼疾兼有上述病证者，皆可伍用于治疗眼病的方剂中。由于"眼病多郁"，而本类药物多具行气解郁、疏通玄府作用，故眼科方剂使用本类药物相对较多，如青风内障、绿风内障、视瞻昏渺、暴盲、眉棱骨疼等。又因本类药物尚能理气健脾利湿，故对脾虚湿困所致视瞻昏渺、云雾移睛等，也多可用。此外，痰湿蕴结而致的痰核、结节及视网膜陈旧渗出物、机化物、增殖性改变等，也常用本类药物配伍相应方剂中。

使用本类药物，必须针对病证选择相应功效的药物。因本类药物辛燥，气阴不足者慎用。

陈皮理气为首选

陈皮药性辛、苦，温，归脾、肺经。功能理气健脾，燥湿化痰。李时珍在《本草纲目》中谓："陈皮同补药则补，同泻药则泻，用升药则升，同降药则降。"故本品在临床各科用之甚广，眼科亦不例外。已故眼科老中医唐亮臣使用补益肝肾气血治疗慢性眼疾时，每将陈皮伍用于相应方剂中，以防止黏腻厚重之品伤胃而有碍药力发挥，有时唐老还将陈皮与青皮一起使用，以增强理气散结之力。但青皮性较峻烈，行气力猛，苦泄下行，偏入肝胆，能疏肝破气，散结止痛，消积化滞，故脾虚气弱者勿用，且不宜久用。

1. 燥湿化痰

常与法半夏、茯苓等同用，治疗痰湿结聚而致胞睑硬结，按之不痛，或视网膜有硬性渗出等，如二陈汤（《太平惠民和剂局方》，法半夏、陈皮、茯苓、甘草）。

2. 益气健脾

如参苓白术散（《太平惠民和剂局方》，党参、茯苓、白术、扁豆、陈皮、山药、炙甘草、莲子肉、薏苡仁、桔梗、砂仁），治疗脾失健运而致胞虚如球、胎患内障、疳积上目及视瞻昏渺、圆翳内障等。

3. 逐痰

常与半夏、礞石、僵蚕等同用，治疗风痰上逆引起头痛、眼球胀痛、视力急降、胞轮红赤等症，如将军定痫丸（《审视瑶函》，黄芩、白僵蚕、陈皮、天麻、桔梗、礞石、白芷、薄荷、大黄、半夏）。

4. 理气消肿

如五皮饮（《中藏经》，桑白皮、陈皮、生姜皮、大腹皮、茯苓皮），治疗脾湿上泛，胞内粟疮累累，羞明流泪，沙涩不适，或视网膜严重水肿等。

5. 燥湿

常与苍术、黄柏等外用，治疗针眼、眼丹、漏睛疮红肿痛甚者，如金黄散（《外科正宗》，南星、甘草、陈皮、厚朴、苍术、大黄、黄柏、白芷、姜黄、天花粉）。

枳实较枳壳药力强大

枳实药性苦、辛、酸，温，归脾、胃、大肠经。功能破气消痞，化痰消积。

1. 行气降逆

常与柴胡等合用，治疗肝气横逆，气血郁闭，脉络阻塞所致的暴盲等，如四逆散（《伤寒论》，甘草、枳实、柴胡、芍药）。

2. 豁痰开窍

如导痰汤（《济生方》，半夏、陈皮、茯苓、甘草、南星、枳实），治疗风痰阻络，脉络阻塞，视力急降等。

3. 理气散结

如大黄平胃散（《眼科集成》，大黄、石膏、知母、枳实、防风、朱砂、黄芩、木通、竹茹），治疗眼内赤膜胬肉上下横生等。

枳壳功用、性味、归经与枳实同，但作用比较缓和。另有枳壳可以明目之说，此乃指气机不利或湿浊之气阻隔清气上升而致目睛昏蒙，用之可以升清降浊，其目可明，非见目不明者不加辨证而竟用之。亦可少佐于补益滋腻之剂中以利药力发挥。

木香治气之总药

木香药性辛、苦，温，归脾、胃、大肠、胆、三焦经。功能行气止痛，健脾消食。生用行气强，煨用行气力缓而实肠止泻。内服煎剂 1.5~6g 为宜，然煎煮时其气香特异，患者多恶其气而不愿服用，故以配成丸散为宜。

1. 散寒止痛

如加味调中益气汤（《审视瑶函》，黄芪、升麻、细辛、陈皮、木香、川芎、党参、炙甘草、蔓荆子、当归、苍术、柴胡），治肝胃虚寒，阴邪上逆，眼压升高，头目剧痛，舌淡苔薄等。

2. 行气祛湿

常与苍术、厚朴同用，治疗湿浊内蕴致视瞻昏渺，瞳神紧小，云雾移睛，兼有肢体困重，脘痞呕恶，神萎食少，便溏不爽，如分消汤（《万病回春》，炒苍术、白术、厚朴、炒枳实、砂仁、木香、香附、猪苓、泽泻、大腹皮、茯苓）。

3. 理气健脾，养血安神

如归脾汤（白术、茯神、黄芪、龙眼肉、党参、酸枣仁、木香、炙甘草、生姜、大枣），治疗心脾两虚，胞虚如球，视瞻昏渺，视直如曲，眼底血证等。

4. 行气祛翳

与木贼草、白蒺藜退翳药同用，治疗肝气壅盛，翳膜遮睛，隐涩难开，如甘菊花散（《银海精微》，菊花、木贼、防风、蒺藜、甘草、木香）。

本草学家倪朱谟对木香功能所论言简意赅，其谓："广木香，本草言治气之总药，和胃气，通心气，降肺气，疏肝气，扶脾气，暖肾气，消积气，温寒气，顺逆气，达表气，管统一身上下，内外诸气，独推其功。"

檀香行气止痛

檀香药性辛，温，归脾、胃、心、肺经。功能行气止痛，散寒调中。内服煎剂宜后下，以 2~5g 为宜。

1. 理气活血

如丹参饮（《时方歌括》，丹参、砂仁、檀香），治疗气滞血瘀，睛内脉道淤滞，甚至闭塞不通。

2. 散寒止痛

常与沉香、藿香、木香同用，治疗寒凝气滞，眼珠疼痛，得暖则缓，舌淡苔白，如木香匀气散（《世医得效方》，木香、丁香、檀香、藿香、沉香、白豆蔻、砂仁、甘草）。

3. 理脾行气

如匀气丸（《医学入门》，益智仁、槟榔、檀香、人参、陈皮、沉香、草豆蔻），治疗体虚气滞，目珠胀痛，脘腹胀满等。

香附善解肝经之郁结

香附药性辛、微苦、微甘，平，归肝、脾、三焦经。功能疏肝解郁，调经止痛，理气调中。眼科所用甚多。

1. 疏肝解郁

常与柴胡、枳壳同用，治疗气滞血郁所致视瞻昏渺，暴盲，伴见精神抑郁，胸胁胀痛，脘闷少食等，如柴胡疏肝散（《景岳全书》，柴胡、陈皮、白芍、枳壳、炙甘草、川芎、香附）。

2. 行气祛痰

如香贝养荣汤（《医宗金鉴》，白术、人参、茯苓、陈皮、熟地黄、川芎、当归、贝母、香附、白芍、桔梗、甘草、生姜、大枣），治疗气虚夹痰所致金疳、颈部痰核等。

3. 理气解郁

如滋阴养血和解汤（《中医眼科临床实践》，熟地黄、栀子、麦冬、沙参、当归、白芍、黄芩、半夏、银柴胡、荆芥、防风、香附、夏枯草、甘草），治疗阴血亏虚兼有郁热所致视物昏蒙、视瞻有色等。

4. 理气止泪

如六一丸（《银海精微》，蛤粉、黄连、木贼、香附末），治疗热泪时下。

5. 补血止痛

常与泽兰、益母草同用，治疗妇人产后崩漏出血过多，睛珠疼痛，以及经水不调等，如四制香附丸（《审视瑶函》，香附、黄柏、熟地黄、泽兰叶、川芎、白芍、当归、益母草）。

香附与夏枯草、炙甘草同用，组成夏枯草散（《张氏医通》），治疗肝虚目珠疼痛，至夜痛剧。祁老常用此方加白芍、当归、僵蚕、白芷，治疗因肝血不足而引起的眉棱骨痛（眶上神经痛），效果很好。《医学入门》云："香附理血气，妇人之仙药，盖妇人性多偏郁，此药散郁逐瘀，令新血自生而百体和。"严洁谓："柴胡表肝经之风热，川芎开肝经之血气，香附解肝经之郁结，木贼散肝经之寒邪，天麻通肝经之血脉，薄荷去肝经之风火，紫草败肝中之热毒，治之各有攸当，勿得杂投，以伤肝气。"

厚朴除胀消满

厚朴药性苦、辛，温，归脾、胃、肺、大肠经。功能行气燥湿，降逆平喘。

1. 燥湿运脾

如平胃散（《太平惠民和剂局方》，苍术、厚朴、陈皮、甘草），治疗湿滞脾胃，胞生痰核，针眼反复发作，以及视瞻昏渺等。

2. 行气散瘀消肿

常与天南星、大黄、天花粉相配外用，治疗针眼、眼丹、漏睛疮，如如意金黄散（《外科正宗》，天南星、甘草、陈皮、厚朴、苍术、大黄、黄柏、白芷、姜黄、天花粉）。

3. 解表化湿

常与藿香、薏苡仁、淡豆豉合用，治疗湿温在表，白睛红赤，黑睛生翳，肢体倦怠，胸闷口腻等，如藿朴夏苓汤（《医原》，藿香、半夏、赤苓、杏仁、生苡仁、白蔻仁、猪苓、淡豆豉、泽泻、厚朴）。

厚朴燥湿散满以运脾，行气导滞以除胀，故眼病患者兼有腹胀者多与枳壳相伍，胀满可除。另外，梅核气患者多与半夏同用，如半夏厚朴汤（《金匮要略》，半夏、厚朴、茯苓、紫苏、生姜）。枳壳破气，偏于消积滞，除痞满，兼能泻火。厚朴下气消胀，偏用于消腹胀，除胃满，兼能燥湿。大腹皮下气消胀，兼能利水，用于腹部水肿。大腹皮利水之力优于厚朴，厚朴下气之力优于大腹皮。

川楝子性寒，气郁化火者用之良

川楝子药性苦，寒，有小毒，归脾、胃、小肠、膀胱经。功能行气止痛杀虫。内服煎剂 4.5～9g，不宜过服或久服，以免中毒。因其性寒，脾胃虚寒者慎用。

由于眼部病变多郁，尤以气郁、肝郁为最。郁不解则易化火，理气药味多辛温，而此物性寒，故凡郁久生火者，用之尤佳。张山雷言："川楝清肝，最为柔驯肝木之良将。"本品可与沙参、当归、枸杞等伍用，以养血柔肝，理气解郁，如一贯煎（《续名医类案》，北沙参、干地黄、当归、枸杞子、川楝子）。

川楝子、郁金性皆苦寒，皆可用于郁久化火，但川楝子作用偏于下（入脾、胃、小肠、膀胱），而郁金偏于上，丹溪谓"郁金上行之药也"，且前者偏于气而郁金气血皆用，故凡血热上行用之可使气降而下。两者皆为降气开郁之品，眼目用药郁金与川楝子皆多，如用于肝郁化火上扰于目之出血、视神经炎等。

郁金之妙用

郁金药性辛、苦而寒，归肝、胆、心、肺经。功能活血止痛，行气解郁，清心凉血，利胆退黄。内服煎剂 4.5~9g；可磨汁或入丸、散。

1. 凉血止血，活血化瘀

如生蒲黄汤（《中医眼科六经法要》，生蒲黄、旱莲草、生地黄、荆芥炭、丹皮、郁金、丹参、川芎），治疗虚火上攻，伤络血溢之玻璃体混浊。

2. 行气解郁

常与柴胡、香附、白芍等同用治疗因肝气上逆所致的诸多眼疾，如眼珠深部疼痛，视力突然下降等。

郁金善于化痰，启开心窍，因肝郁化火之暴盲不见三光者，可用郁金、菖蒲以降火清心，豁痰开窍，或可取效。

郁金性凉而入血分，又能降气解郁，故凡属内热火炎，血气上逆，而致诸血证者，皆可用之。阴虚、气血不足及无气滞血瘀者忌服。

附　郁金、姜黄功效异同

郁金与姜黄为同一植物的不同药用部分，均能活血散瘀，行气止痛，用于气滞血瘀之证。但姜黄药用其根茎，辛温行散，祛瘀力强，以治寒凝气滞血瘀之证为宜，且可祛风通痹，而用于风湿痹痛。郁金药用块根，苦寒降泄，行气力强，且能凉血退黄，以治血热瘀滞之证为宜，还可用于湿热黄疸、热病神昏等证。

乌药行气散寒止痛

乌药药性辛，温，归肺、脾、肾、膀胱经。功能行气止痛，温肾散寒。煎服 6～10g。眼科可用于疏风行气，如乌药顺气散（《太平惠民和剂局方》，麻黄、陈皮、乌药、白僵蚕、川芎、枳壳、甘草、白芷、桔梗、干姜），治男子、妇人一切风气，攻注四肢，骨节疼痛，遍身顽麻，头目旋晕，眼球胀痛。

乌药辛温，入肺、脾、肾经，故能治三焦寒凝气滞疼痛。若见寒邪所致眼部肿胀疼痛，经脉拘急，或寒邪凝滞，气血阻塞之眼痛或眼睑白睛血凝紫胀，用之或可取效。

香橼疏肝理气且能消食健脾

香橼药性辛、苦、酸，温，归肝、脾、肺经。功能疏肝理气，宽中化痰。煎服，3～10g。

1. 理气止痛

本品辛能行散，苦能疏泄，入肝经，治疗肝郁气滞所致视瞻昏渺，五风内障，暴盲，伴见精神抑郁，胸胁胀痛，嗳气不舒，可与柴胡、郁金、佛手等同用。

2. 燥湿化痰

香橼宽中化痰，可用治气滞痰湿结聚而致胞生痰核，按之不痛，或视网膜有硬性渗出，伴有胸闷等，常配伍生姜、半夏、茯苓等。

因本品为芳香科植物，其气清香，可以醒脾，且性味柔和，故祁老常将此物伍用于滋补之剂中。

附　佛手、香橼功效异同

二者功效、应用相似，均能疏肝理气、宽中、燥湿化痰，治疗肝气郁滞、脾胃气滞、肝胃不和以及湿痰咳嗽，常相须为用。其中佛手疏肝理气止痛作用略强，香橼燥湿化痰作用略胜。

玫瑰花解郁和血

玫瑰花药性甘、微苦，温，归肝、脾经。功能行气解郁，和血止痛。煎服，3~6g。

1. 疏肝解郁

本品芳香行气，味苦疏泄，可治疗气机不畅所致多种眼病，如目珠胀痛、视物昏渺、暴盲等，可与香附、佛手、砂仁等配伍。

2. 活血止痛

治疗外伤、气滞所致血流不畅，或离经之血不能消散，眼部可见胞睑青紫、血翳包睛、眼底陈旧性出血等，可与当归、川芎、赤芍等配伍。

第八节　消食药

凡以消化食积为主要作用，主治饮食积滞的药物，称为消食药。

消食药多味甘性平，主归脾、胃二经，具消食化积、健脾开胃、和中之功。主治宿食停留，饮食不消所致之脘腹胀满、嗳气吞酸、恶心呕吐、不思饮食、大便失常，以及脾胃虚弱，消化不良等证。此类药物除具消食之功外，尚能行瘀散结，故眼病患者伴有上述症状，小儿消化不良所致疳积上目或胞生痰核，内障眼病过用滋补所致脾胃呆滞，每多伍用于相应方剂中。

由于食积者多有兼证，故应根据不同病情予以适当配伍。若宿食内停，气机阻滞，需配理气药，使气行而积消；若积滞化热，当配苦寒清热或轻下之品；若寒湿困脾或胃有湿浊，当配芳香化湿药；若中焦虚寒者，宜配温中健脾之品；而脾胃虚寒，运化无力，食积内停，则当配伍健脾益气之品，以标本兼顾，使消积而不伤正，不可单用消食药。

本类药物虽多效缓，但仍有耗气之弊，故气虚而无积滞者慎用。

山楂消肉食及油垢之积

山楂药性酸、甘，微温，归脾、胃、肝经。功能消食化积，行气散瘀。内服煎剂每次 10~15g，生者多用于消食散瘀，而焦者、炭者多用于止痢或止血。

1. 消食导滞

如保和丸（《丹溪心法》，山楂、神曲、半夏、茯苓、陈皮、萝卜子），治疗各种眼病，兼有食积内停，胃失冲和者。

2. 活血散瘀

如桃仁四物汤加生山楂、炒枳壳，治疗眼底陈旧性出血，高血压动脉硬化所致者更为适宜。

3. 止血

常与各种炭类药相伍，治疗气火上冲，迫血妄行的眼底早期出血，血色鲜红浓厚者，如用山楂炭合入十灰散（《十药神书》，大小蓟、荷叶、侧柏叶、白茅根、茜草根、山栀、大黄、丹皮、棕榈皮）。

煮老鸡、牛肉等入山楂数枚即易煮烂，故知其可消肉积，常与软坚散结药相须为用。

神曲消米谷食积

神曲药性甘、辛，温，归脾、胃经。功能消食和胃。此品乃面粉和其他药物（如鲜辣蓼草、青蒿、苍耳）混合后经发酵而成的加工品，有六神曲之称。其有消食化积、健脾和胃之功，故眼科常用本品根据病情伍用于相应的方剂中。另外，配制丸剂过程中，如有金石、贝壳类药物时，常以神曲为糊制成丸剂，以助消化而发挥药力，如眼科常用的磁朱丸（又名神曲丸）即由本品、磁石、朱砂组成。临床处方中焦三仙即本品与山楂、麦芽的称谓。

麦芽消面食之积

麦芽药性甘，平，归脾、胃、肝经。功能消食健胃，回乳消胀。

1. 消除食积，健脾助运

如四物肥儿丸（《医宗金鉴》，炒神曲、炒麦芽、芜荑、炒黄连），治疗小儿饮食不节，损伤脾胃，脾衰肝旺，肝热上攻所致疳积上目。

伍用于滋补气血津液方剂中，尤其是久服或服后胃呆腹满之眼病患者，以助消化。

2. 疏肝退乳

可每天用生、炒麦芽各 30~60g 煎汁分服，治疗妇女断乳后乳汁淤积造成的乳房胀痛，或因怒气伤肝，所致血少目暗、乳汁不畅壅积者。也可用加味逍遥散（《银海精微》，当归、白芍、白术、柴胡、茯苓、甘草、丹皮、山栀、煨姜、薄荷）合用本品同煎取效。

谷芽启脾进食

谷芽药性甘，平，归脾、胃经，功能消食和中，健脾开胃。

1. 健脾开胃

用于内障诸疾伴有黄斑部水肿，或视网膜脱离手术后积液未消，或眼疾兼有脾胃虚弱者，常与麦芽、茯苓、薏苡仁等同用。

用于久患内障，眼底退行性病变、色素增生、瘢痕形成，常谷麦芽合用，再加丹参、枳壳、参、芪、归、芍、杞、萸等可提高视功能。

2. 和中健胃

凡小儿眼病兼消化不良，食少体弱者，可与山楂或陈皮、白术同用，可助运化之能，增强体质，增强免疫力。

谷芽虽为平常之品，但能启脾进食，宽中消谷，补中，也可泡水当茶饮以助脾胃吸收功能。

鸡内金可化金石之积

鸡内金药性甘，平，归脾、胃、小肠、膀胱经。功能消食健胃，涩精止遗。

张锡纯谓本品不但化食积，瓷石铜铁皆能消化，无论脏腑何处有积，久服皆能消化。对虚劳之证，将本品伍于滋补药中，可化经络之瘀滞，常与软坚散结药相须为用，用于治疗目疾因痰结血瘀的病证。因痰瘀互结之物非治之一日而愈，必耐心长服始能消之，且久病必虚，鸡内金伍用相应治疗方剂中，既防滋补黏腻，又能健补脾胃而不碍进食。如配制成丸散则顽固之目疾亦可取效，故古时眼科常以本品组方治疗多种目疾。

1. 消食健胃

猪肝散（《银海精微》，真蛤粉、谷精草、夜明砂、猪肝）加鸡内金、神曲、炒麦芽，用以治疗小儿长期消化不良，食积不化所致疳积上目、夜视不明等。

2. 涩精止遗

将鸡内金研末与龟鹿二仙胶（《目经大成》，鹿茸、生龟甲、枸杞子、人参）同服，用以治疗遗精、梦遗、瘦怯目暗、内障久患，既可收涩固精，又可健脾运食，以防滋补腻滞不行。

3. 退翳明目

古时常将本品焙至棕黄色鼓起，研成细末入于散剂，用来点眼或滴鼻，以退翳明目。

莱菔子消食除胀，降气化痰

莱菔子药性辛、甘，平，归肺、脾、胃经。功能消食除胀，降气化痰。生用治风痰，炒用消食下气化痰。无食积及气虚脾胃虚弱者慎用，不宜与人参同用。

莱菔子与山楂均有良好的消食化积作用，但山楂长于消肉食积滞，而莱菔子主食积气滞者。

朱震亨言莱菔子治痰有推墙倒壁之功，其祛痰原于利气矣。如体虚气弱之人有痰喘者，当与补养药同用，但忌与人参同用。但亦有医者认为它与人参同用而无害，如张锡纯和陈士铎。祁老认为，人参补气，莱菔子利气，两者同用，有损药力，其害即指有损药力。由于莱菔子能利气化痰，故可伍用于化痰止咳平喘药或软坚散结药中，可增添药力。

第九节 驱虫药

凡以驱除或杀灭人体内寄生虫，治疗虫证为主的药物，称为驱虫药。

本类药物入脾、胃、大肠经。部分药物具有一定的毒性，对人体的寄生虫，特别是肠道寄生虫体有杀灭或麻痹作用，促使其排出体外。故可用治蛔虫病、蛲虫病、绦虫病、钩虫病、姜片虫病等多种肠道寄生虫病。此类病证多由湿热内蕴或饮食不洁，食入或感染寄生虫卵所致。虫体寄生于肠道可引起腹痛、腹胀、厌食等，迁延日久，可致疳积上目，表现为暗处不能见物、眼珠干燥、黑睛混浊甚至糜烂破损。若寄生眼内可引起蜡目（眼内寄生有蝇蛆之病证）、云雾移睛、视瞻昏渺等；湿热生虫，可见睑弦赤烂、风赤疮痍、黑睛溃烂等。驱虫药可单独使用，也可配合他药使用。若兼积滞，配消导行滞药；兼脾胃虚弱，配健脾和胃药；兼肝虚雀目，配养肝明目药；湿热生虫，配清热化湿药；夹有寒凝，配温里药。临证应灵活辨证应用。

驱虫药对人体正气多有损伤，故要控制用量，防止用量过大中毒或损伤正气。对素体虚弱、年老体衰及孕妇，更当慎用。驱虫药一般应空腹服用，使药物充分作用于虫体而提高治疗效果。

使君子杀虫消积，为驱蛔要药

使君子药性甘，温，归脾、胃经。功能杀虫、消积。内服煎剂9~12g，小儿每岁1~1.5粒，但总量不得超过20粒。空腹服用，每日1次，连续3天。大量服用可致呃逆、眩晕、呕吐、腹泻等，亦不能与热茶同服。

1. 驱虫理脾

常与槟榔、焦六曲、肉豆蔻等合用，治疗虫积及脾胃积滞所致的疳眼、小儿目劄，如肥儿丸（《和剂局方》，六神曲、黄连、肉豆蔻、使君子、麦芽、槟榔、木香）。

2. 消积明目

如消疳散（《审视瑶函》，使君子、雷丸、鸡肝），治疗虫积引起的肝虚雀目。

槟榔消积杀虫利水

槟榔药性苦、辛，温，归胃、大肠经。功能杀虫消积，行气，利水截疟。内服煎剂3~9g，驱绦虫、姜片虫30~60g。脾虚便溏者及孕妇慎用。

1. 杀虫消积

如槟榔丸（《医学正传》，槟榔、三棱、莪术、青皮、陈皮、炒麦芽、炒神曲、山楂肉、干漆、雷丸、芜荑、鹤虱、胡黄连、炙甘草、木香、砂仁、高良姜），治疗虫积引起的疳眼。

2. 消积理脾

如肥儿丸（《和剂局方》，六神曲、黄连、肉豆蔻、使君子、木香、槟榔、麦芽），治疗脾胃积滞所致疳眼、目劄等。

3. 消疳退翳

如小儿疳积上目方（《韦文贵眼科临床经验选》，石决明、夜明砂、谷精草、槟榔、神曲），治疗小儿疳眼生翳，入暮不能见物，消化不良等。

4. 利水通便

如疏凿饮子（《济生方》，羌活、秦艽、商陆、槟榔、木通、泽泻、花椒目、大腹皮、茯苓皮、赤小豆、姜片），治疗遍身水肿、喘呼烦渴、大小便秘结、目赤痛及眼底水肿等。

5. 缩瞳

治五风内障，制成眼药水点眼，如 0.5%～1% 槟榔碱滴眼液，或制成药膜置入眼内。

临床上槟榔与神曲、麦芽、山楂合用称为焦四仙，可以消食化积。也可与利水渗湿药合用，治疗眼部水湿为患，使水湿之邪下行排出体外。近年来本品与南瓜子、石榴皮合用治疗绦虫病，效果良好。

雷丸杀虫消积，不宜入煎剂

雷丸乃真菌雷丸的干燥菌核，其药性微苦，寒，有小毒，归胃、大肠经。功能杀虫消积。不宜入煎剂（因含蛋白酶，加热至 60℃ 即易破坏而失效）。

用于眼病兼有虫积者如绦虫病、钩虫病、蛔虫病，或疳积上目。本品以驱杀绦虫为佳。治疗绦虫病可单用本品，每次研末吞服，每次 20g，日服 3 次，多数病例在第二天虫体可排出体外。与槟榔、牵牛子、苦楝皮、木香同用，治疗钩虫病或蛔虫病。若小儿疳积，可配使君子、鹤虱、榧子、槟榔为末，乳食前米饮调下。也可以配使君子、苍术蒸鸡蛋食，如《杨氏家藏方》。

鹤虱、芜荑常与其他驱虫药相伍为用

鹤虱药性苦、辛，平，有小毒。芜荑（乃榆科植物大果榆果实的加工品）药性辛、苦，温。二者同归脾、胃经，功能杀虫、消积。临床使用多与其他驱虫药配伍组成方剂，治疗虫积所致疳积上目。

乌梅生津止渴，敛肺安蛔

乌梅药性酸、涩，平，归脾、肝、肺、大肠经。功能敛肺止渴，涩肠止泻，安蛔止痛，生津止渴。

乌梅在《中药学》中将其列入收涩药中，其驱虫力不强，乌梅丸中乌梅只是安蛔止痛而非驱虫。治疗消渴目病，如属阴虚燥热思饮者，可与麦冬、人参、花粉等同用，以益气生津，如玉泉丸（《杂病源流犀烛》，天花粉、葛根、麦冬、人参、茯苓、乌梅、甘草、生黄芪、炙黄芪）。若眼病兼肺虚久咳少痰或无痰，可与杏仁、沙参、罂粟壳同用。如目睛干涩，可与麦冬、生地黄、太子参同用，以缓解目睛干涩。亦可与其他药相配制成眼药水，治疗白睛红赤肿痛，黑睛生翳等，如梅青眼药水（《临床实用眼科学》，青黛、乌梅）。

第十节　止血药

凡以制止人体内外出血为主要作用的药物，统称止血药。临证时，使用止血药最忌"见血止血"，因造成眼部尤其是眼底出血原因很多，用此类药物必须审证求因，而后选择相应的药物及恰当的配伍，才能达到止血的目的。外伤出血或暴溢出血，其止血是当务之急。但有不少眼病血止后，如何防止再度出血，如何促进出血吸收，如何提高视力，如何减少并发或继发症等，就是比较棘手的问题。唐容川在《血证论》提到的治疗血证四大法，即止血、消瘀、宁血、补血，是否可奉为圭臬，尤其是止血后即考虑消瘀，祁老有不同的看法。治血四法是唐容川在论述"吐血"一病中提出的治法。唐容川在总论中专门设有"用药宜忌论"，这才是治疗血证的普遍原则。另外，祁老对某些医家提出的"出血必成瘀，有瘀必出血"及

"无论早中后各期总不离活血化瘀之治"持不同看法，这可能是对唐容川《血证论》关于活血化瘀的片面理解所致。

凡眼病出血治疗后，下一阶段是否即行以消瘀应视不同病证，尤其是有复发出血倾向、有新生血管形成和出血早期，用之一定要慎之又慎。关于眼部出血，特别是眼底出血，除外伤或局部解剖畸形外，往往与全身有关。故在使用止血药时必须针对造成出血原因选择用药，即"治病必求其本"。如出血乃由脾虚统摄失职所致，其治用归脾汤伍用相应止血药物，如仙鹤草、阿胶等，则事半功倍；如瘀血阻滞而致出血，其治可用桃红四物汤伍用茜草、花蕊石以化瘀止血。总之，凡见出血，必究其因而后选用相应药物，方能奏效，否则效果不彰。

关于"止血而不留瘀"的问题，祁老认为，凡见出血，尤其大量出血者，其止血为第一要务。血止之后，必须寻找出血原因，在"治病求其本"的前提下，进行下一步治疗。这样不但可以防再度出血，而且可以防止留瘀，当然止血之后其所用止血药物应逐渐减量，而代之以"治本"。若止血之后确有瘀血留滞者，治以活血化瘀。

一、凉血止血药

本类药物性多寒凉，味多甘、苦，入血分，能清泄血分之热而止血，适用于血热妄行所致的各种出血病证。

本类药物虽有凉血之功，但清热作用不强，在治疗血热出血病证时，常需配清热凉血药物同用。若治血热夹瘀之出血，宜配化瘀止血药，或配少量的化瘀行气之品。急性出血较甚者，可配伍收敛止血药，以加强止血之效。

本类药物均为寒凉之品，原则上不宜用于虚寒性出血。又因其寒凉易于凉遏留瘀，故不宜过量久服。

小蓟常与大蓟相须为用以加强止血之力

小蓟药性甘、苦，凉，归心、肝经。功能凉血止血，散瘀解毒消肿。

1. 凉血止血

如十灰散（《十药神书》，大蓟、小蓟、荷叶、侧柏叶、茅根、茜草根、大黄、山栀、棕榈皮、牡丹皮），治疗因血热蒸腾所致血灌瞳神，眼底出血，或外伤而致急性出血之眼疾。

2. 解毒消肿

常用生品外敷或内服治疗胞肿如桃，针眼初起红肿热痛者。然本品药力单薄，必与银花、连翘同用，方可取效。

大蓟为菊科植物的地上部分或根，与小蓟性味功能相同，常相须为用。然大蓟较小蓟药力强，而小蓟尚能利尿通淋，故可用于治疗血尿、血淋。

槐花凉血止血又能清肝

槐花药性苦，微寒，归肝、大肠经。功能凉血止血，清肝泻火。槐花善治肠风便血，殊不知本品亦为眼科所常用。由于本品凉血止血，又能清肝泻火，故常与羚羊角粉、丹皮同用，治疗眼底血管炎初期网膜出血；又因其能增加毛细血管弹性，故常与夏枯草、决明子同用，治疗高血压造成的眼底出血。除此，还可与仙鹤草、白芍、阿胶等配伍，治疗糖尿病视网膜反复出血。

槐花未开之前采之者为槐米，亦可凉血止血。槐实为槐树成熟之果实，古时常与黑豆同用，久服可使耳聪目明。

侧柏叶凉血涩敛

侧柏叶药性苦、涩，寒，归肺、肝、脾经。功能凉血止血，化痰止咳，生发乌发。本品兼有涩味，故又有收敛止血之功，与其他清热凉血药合用可增加止血作用。同时还可配川断、鹿茸、阿胶等，治疗虚寒性出血，如《张氏医通》之断红丸。因本药能清肺泄热，化痰止咳，亦能祛风湿，清血中湿热，如眼底出血兼有某些慢性疾患如慢性气管炎以及风湿痹痛者用之更良。

白茅根与芦根同用更宜于目

白茅根药性甘，寒，归肺、胃、膀胱经。功能凉血止血，清热利尿，清肺胃热。内服可用 15~30g，鲜品加倍。

本品清热凉血而不伤正，虽甘寒但不碍胃，既不黏腻，也不致瘀，但不能久煎，否则减效。本品鲜者甘寒而多汁液，故凡热迫出血、伤阴口渴者，煎之可当水饮。

眼科临证中，除用清热凉血治疗眼部因血热妄行之出血外，尚可用于眼底水肿，取其利尿消肿之功。因白茅根清热偏于下，故治疗目疾宜与芦根同用，有利于药力达上，因芦根清热，偏走上焦。

二、化瘀止血药

本类药物既能止血，又能化瘀，具有止血而不留瘀的特点，适用于瘀血内阻，血不循经之出血病证。部分药物尚能消肿止痛，还可用治跌打损伤、经闭、心腹疼痛等病证。本类药物适用于出血兼有瘀滞之证，然随证配伍也可用于其他各种出血病证。

本类药物具行散之性，对于出血而无瘀者及孕妇宜慎用。

三七化瘀止血，疗伤定痛

三七药性甘、微苦，温，归肝、胃经。功能化瘀止血，活血定痛。祁老认为，凡属大量新鲜出血，均要急则治其标，止血为先。如确因血瘀而致，或外伤，且新近出血者，三七则为首选，因三七具有化瘀止血、疗伤定痛之功。千万不能因瘀血而致出血而率直使用活血化瘀之峻品，以图化掉瘀滞而达到止血，此举极易造成坏病而血流难止。糖尿病视网膜病变而反复出血者，也可以使用三七，但必须与阿胶、白芍、仙鹤草相配，以达到柔肝荣润之需。三七也可与退翳明目药相伍，治疗血翳赤脉或宿翳等。

茜草药性苦寒与三七等有别

茜草药性苦，寒，归肝经。功能凉血化瘀，止血通经。

常与大小蓟、白茅根等同用，治疗血热所致的眼部各种出血证，如十灰散（《十药神书》）以行血止血凉血。尚可与解毒凉血之品合用，以活血化瘀解毒，治疗眼底静脉阻塞、眼底出血、视网膜血管炎初期以及外伤性眼底或前房积血，或由热毒内攻迫血上行所致眼底出血等。

茜草、三七、蒲黄、花蕊石均为化瘀止血类药物，但茜草味苦性寒，与其他三种性味有别。兼有凉血之功是其特点，故血热妄行，兼有瘀滞者，用之更妥。

蒲黄甘平，脾虚失摄者亦可伍用

蒲黄药性甘，平，归心包、肝经。功能止血化瘀，利尿。其炒者止血而生者活血，故临床欲化瘀止血者可生炒并用，且宜包煎，可用于出血而兼有瘀滞者之眼病。亦可与仙鹤草、旱莲草同用，可增强止血作用而不伤正，如生蒲黄散（《中医眼科六经法要》，生蒲黄、旱莲草、生地黄、荆芥炭、丹皮、郁金、丹参、川芎）。

蒲黄除止血化瘀外，尚能治疗心腹诸痛，故素有瘀滞之胸痹、胃脘疼痛兼眼底出血者，将其伍用于主治方剂中，可事半功倍。

《药品化义》言本品专入脾经，且药味甘平，故凡因脾虚失摄而致眼底出血者，可在归脾汤中伍入本品以增止血作用，且不留瘀，故糖尿病视网膜出血或高度近视黄斑出血者多伍用之。

花蕊石化瘀而不伤正

花蕊石药性酸、涩，平，归肝经。功能化瘀止血。内服宜包煎先下，每用 10g，研末吞服 1~1.5g。

本品通过化瘀而达到止血目的，故凡因瘀血阻络而致血不循经溢于络外之眼病用之为宜。血证大家唐容川在《血证论》中谓："花蕊石为末，每服三钱，男用酒调服，女用醋调服，瘀血化水而下。按此药独得一气之偏，神于化血，他药行血，皆能伤气，此独能使血自化，而气不伤，真去瘀之妙品。"本品尚能化瘀止痛，故常与三七同用，治疗眼部外伤血肿疼痛。也可将本品与软坚散结之品相伍用，或与益气养阴之品同用，以促进病变吸收，从而改善视力。

三、收敛止血

此类药物大多味涩，或为炭类，或质黏，故能收敛止血，广泛用于各种出血病证。然其收涩有留瘀恋邪之弊，临证每多配化瘀止血或活血祛瘀药同用。然急性出血，或有再度出血倾向病证，亦可不必虑其留瘀。当然，因瘀血而致出血者用之当慎，关键是配伍得当。

白及收敛止血，消肿生肌

白及药性苦、甘、涩，寒，归脾、胃、肝经。功能收敛止血，消肿生肌。内服煎剂 3~10g，研末吞服 2~5g。

黄宫绣《本草求真》、张秉成《本草便读》均言"白及既收且散"，其言可信。因本品除止血外，尚能治疮痈损伤，故兼有辛散之性。与其他收敛止血之品相比，收敛而不留瘀。凡因热迫血行之眼底血证，或因炎症引起出血，且量大、难止者，用之甚佳。因外伤而致眼部红肿出血者亦可伍用之。

仙鹤草止血尚可补虚

仙鹤草药性苦、涩，平，归心、肝经。功能收敛止血，止痢截疟，补虚劳。内服煎剂 10~15g，大剂量可用到 50g。

本品可广泛用于全身各部出血（眼科自不例外），既凡出血病证，无论虚实寒热，只要配伍得当，皆可用之。仙鹤草尚有补虚强壮作用，凡有出血倾向及反复发作出血者用之尤宜，如糖尿病视网膜出血、高度近视黄斑出血、静脉周围炎眼底出血者。外伤及疮疡红肿疼痛兼出血者用之亦可，因本品有解毒消肿之功。

藕节收敛止血，而不留瘀

藕节药性甘、涩，平，归肺、胃经。功能收敛止血。本品生用止血散瘀，炒用收敛止血而不留瘀。由于本品收敛止血而不留瘀，故常与其他收敛止血药相辅为用，以增加止血效用，又防过用收敛而留瘀之患。

四、温经止血

本类药物性属温热，能温内脏、益脾阳、固冲脉而统摄血液，具有温经止血之效。适用于脾不统血及冲脉失固之虚寒性出血病证。

若属脾不统血，应配益气健脾药；属肾虚冲脉失固者，宜配益肾暖宫补摄之品。热盛火旺之出血忌用。

艾叶温经止血安胎

艾叶药性辛、苦，温，有小毒，归肝、脾、肾经。功能温经止血，散寒调经，安胎。用于温经止血多炒炭用。

凡因脾虚统摄失职而致眼部血证均可伍用于相应方剂中。眼部血证，亦可辨证使用。

灶心土温中止血，止呕止泻

灶心土药性辛，温，归脾、胃经。功能温中止血、止呕、止泻。内服煎剂 15~30g 布包先煎，或 60~120g 煎汤代水。凡脾虚失统出血眼病皆可用之。脾胃虚寒而致呕恶及久泻兼眼部血证者伍用于相应方剂中，可提高疗效。

第十一节　活血化瘀药

凡以疏通血脉、促进血行、消散瘀血为主要作用的药物，均称之为活血化瘀药。在使用此类药物时，应明确两个概念，即"瘀血"和"血瘀"。"瘀血"是指由于血流不畅而造成的病理产物，而"血瘀"是指人体机能失常而引起的血流不畅，故不能将两者混淆。祁老在阅读大量相关资料并结合临床实践基础上总结了使用活血化瘀药物的指征：①眼病疼痛剧烈，持续不止，拒按有定处者。②不论外眼与内眼，凡见血脉虬赤或青紫迂曲者（包括血脉阻滞）。③眼部癥积包块（散粒肿、麦粒肿块、巩膜结节等）、眼底退行性病变以及眼底病变后期视力久不提高者。④凡离经之血、渗出物久不吸收且无再出血倾向者，或外伤、手术后出血久不吸收者。

根据病情与其他药物合理配伍也是非常重要的。

祁老特别强调"痰瘀相兼","痰可致瘀","痰瘀互结"，即瘀与痰的关系，活血化瘀药常配伍化痰软坚药，尤其是在治疗糖尿病视网膜病变过程中，不容忽视此点。祁老还强调，活血化瘀药是一柄双刃剑，我们在使用它时还应考虑它的副作用，尤其是孕妇或月经过多或有出血倾向者。血虚体弱者应慎用，或与补益之品伍用，同时也不能长期使用，毕竟它是克伐攻邪之品。

朱良春教授认为，虫类药具有攻坚破积、活血化瘀、息风定惊、宣风泻热、搜风解毒、行气活血、壮阳益肾、消痈散结、收敛生肌、补益培本十大功用，并认为除斑蝥、蟾酥有明显毒性外，绝大多数无毒。祁老根据临床需要，也常将某些虫类药伍用于活血化瘀方剂中，如土鳖虫、全蝎、水蛭等。

一、活血止痛药

本类药物多具辛味，辛散善行，既入血分，又入气分，活血每兼行气，有良好的止痛效果，主治气血瘀滞所致的各种痛证，如头痛、眼部胀痛、胸胁痛、心腹痛、痛经、产后腹痛、肢体痹痛、跌打损伤之瘀痛等，也可用于其他瘀血病证。由于本类药物有不同的特点，临床应用时，应根据不同部位、病因病情，选择相应药物，并作适当的配伍。

川芎为血中气药

川芎性味辛，温。功效活血行气，祛风止痛。

1. 行血活血

治疗因脉络瘀阻之暴盲、青盲、视瞻昏渺等诸疾，如四物汤（《目经大成》，当归、川芎、芍药、地黄）。

2. 祛风止痛

治疗眉骨、太阳穴、头面俱痛，眼见黑花，目渐昏暗，如芎菊散（《圣济总录》，川芎、菊花、白芷、细辛、石膏、防风、甘草）。

3. 祛风止痒

治疗风邪犯目，气血不和而致睑生风粟、睑眩湿痒、无名奇痒，如芎归汤（《审视瑶函》，川芎、藁本、甘草、川椒、香附、蝉蜕、蛇蜕、薄荷、苍术）。

4. 理气解郁

祁老常用川芎治疗郁病。正如《本草汇言》倪朱谟所论："川芎味辛性阳，气善走窜而无阴凝黏滞之态，虽入血分，又能去一切风，调一切气，凡郁病在中焦者，须用川芎，开提其气以升之，气升则郁自降也。"但用之宜量少，一般 3～5g 即可。由于川芎味辛性温，故阴虚火旺、妇女经期或怀孕者忌用。出血初期或有出血倾向目病者用之当慎或忌用。

《本草新编》谓："川芎可君可臣，又可为佐使，但不可单用，必须与补气、补血之药佐之则利大而功倍。"祁老认为此语甚妙，警世用川芎者必须配伍得当，则利大弊少。如开郁止痛，可与柴胡、香附、枳壳相配；治风寒头痛，可配白芷、荆芥、细辛；治风热头痛，可配菊花、石膏、僵蚕；治血虚头痛，可与当归、白芍、菊花相配。

郁金之妙用

郁金药性辛、苦而寒，归肝、胆及心经。除活血止痛、行气解郁外，尚能清心凉血，利胆退黄。眼科常用于凉血止血，活血化瘀，如生蒲黄汤（《眼科六经法要》，生蒲黄、旱莲草、生地黄、荆芥炭、丹皮、郁金、丹参、川芎），治疗因虚火上攻，伤络血溢之玻璃体混浊。因其功能行气解郁，故常与柴胡、香附、白芍等同用，治疗因肝气上逆所致的诸多眼疾，如眼珠深部疼痛，视力突然下降，或急性球后视神经炎等。

郁金善于化痰，启开心窍，如白金丸（《本事方》，白矾、郁金），因肝郁化火之暴盲不见三光者，祁老常用郁金、菖蒲以降火清心，豁痰开窍。

附　郁金、姜黄功效异同

郁金与姜黄为同一植物的不同药用部位，均能活血散瘀，行气止痛，用于气滞血瘀之证。但姜黄药用其根茎，辛温行散，祛瘀力强，以治寒凝气滞血瘀之证为宜，且可祛风通痹而用于风湿痹痛。郁金药用块根，苦寒降泄，行气力强，且能凉血退黄，以治血热瘀滞之证为宜，还可用于湿热黄疸、热病神昏等证。

乳香、没药同中有异

乳香、没药均可活血止痛，消肿生肌，临床常相须为用。其区别在于乳香偏于行气消肿，治疗痹证多用；而没药偏于散血化瘀，尚能治疗血瘀气滞较重之胃脘痛。其内服煎剂易使汤液混浊而引起呕恶。眼科常用来配制成外用剂进行涂敷。

二、活血调经药

凡以调畅血脉、通经止痛为主要功效的药物，称活血调经药。本类药物性能大多辛、散、苦泄，主归肝经血分，具有活血散瘀之功。除善通血脉而调经水，主治血行不畅所致的月经不调、痛经、经闭及产后瘀滞腹痛外，亦常用瘀血痛证、癥瘕、跌打损伤、疮疡肿毒，同时也是眼科常用药物。

丹参一味功同四物

丹参药性苦，微寒，归心、心包、肝经。古有"一味丹参功同四物"之说，但亦有不少医家对此说持有异义，如《医林纂要·药性》谓："昔人谓丹参一味，可当四物，此亦不然，丹参自是丹参之用，四物自是四物之用。"《本草便读》谓："丹参虽有参名，但补血之力不足，活血之功有余，为调理血分之首药。"祁老认为，此语提示丹参祛瘀活血之力不强或不专，故临床用时剂量可适当加大至 30g，可伍用药性微寒之益母草和凌霄花，以增强活血祛瘀之力。丹参之功效，不要被"一味丹参，功同四物"之说所囿，而应为活血调经、祛瘀止痛、凉血消痈、除烦安神。

目前丹参的药理和临床研究相对其他药味深入，这无疑对继承和发扬中医药事业有促进作用，如丹参注射液及其相应制剂在眼科领域与其他各科一样被广泛使用，但往往是对号入座，而很少考虑其性味功能，不辨寒热温凉，凡见血瘀者便拿来使用，这样就背离了辨证用药的精神，也不符合继承传统加以发扬的精神。

红花活血通经，祛瘀止痛

红花辛，温，归心、肝二经。

1. 祛瘀消肿

治疗眼胞肿硬、内生疙瘩、椒疮眼症，如归芍红花散（《审视瑶函》，当归、大黄、栀子仁、黄芩、红花、赤芍药、甘草、白芷、防风、生地黄、连翘）。

2. 活血祛风

与祛风退翳之品伍用，治疗风热瘀结之花翳白陷、白睛混赤、疼痛羞明等症，如洗肝散（《审视瑶函》，当归尾、川芎、防风、薄荷、生地黄、苏木、菊花、白蒺藜、蝉蜕、羌活、木贼草、赤芍、甘草、红花）。

3. 散瘀消肿

与清热解毒之品伍用，取其散瘀消肿之功，治疗痘疹初起，眼目紧闭，红肿赤痛，如加味红花散（《眼科纂要》，当归、红花、生地黄、赤芍、元参、泡参、连翘、紫草、荆芥、升麻、竹叶、竹茹）。

4. 疏肝理气

伍入疏肝理气方剂中可增加其疗效，如《医林改错》之血府逐瘀汤。或与软坚散结之品相配合以增强药力。因肝气郁结或痰湿蕴结均可致使血脉瘀阻，伍用红花可疏通血脉从而增加疗效。

桃仁润燥解毒通窍

桃仁药性苦、甘而平，归心、肝、大肠经。眼科常取其活血化瘀之功，治疗因气滞血瘀，血脉阻滞之目疾，如中央静脉阻塞之暴盲，如血府逐瘀汤（《医林改错》，桃仁、红花、当归、生地黄、川芎、赤芍、柴胡、枳壳、甘草、桔梗、牛膝）。祁老还将它与杏仁相配治疗便秘，取其利气润肠。如属气虚排便无力者，也可与生白术相配伍，其效甚佳（一般生白术用量宜大，可大至 30～40g）。如年龄偏大，肾虚便秘者，亦可配伍肉苁蓉，往往有效。

千金苇茎汤（苇茎、薏仁、冬瓜仁、桃仁）治疗肺痈，大黄牡丹汤（大黄、牡丹皮、桃仁、瓜子、芒硝）治疗肠痈，两方中皆有桃仁，故祁老常将桃仁伍用于清热解毒之剂中，用以治疗眼部化脓性病变以增加药力，如眼部疮疖以及眼化脓性眼内炎。比较陈旧的眼外伤以及视网膜动脉阻塞之暴盲，祁老常用通窍活血汤（《医林改错》，赤芍、桃仁、红花、川芎、老葱、生姜、大枣、麝香、黄酒），以活血化瘀，通阳开窍。

泽兰、益母草功兼利水消肿

泽兰与益母草功效均为活血调经，利水消肿，故在眼科使用过程赋予这两味药物双重意义，既能活血又能利水，凡因血瘀而引起水肿者皆可选用。血瘀引起水肿，古籍早有论述，如《金匮要略·水气病脉证并治》云"血不利则为水"，此即血流不畅可为水也。而目前诸多因血流不畅而导致水肿的眼部病变，可用泽兰与益母草治疗，如视网膜静脉阻塞、糖尿病视网膜病变及老年黄斑病变所致的黄斑水肿。但两者尚同中有异，泽兰性味苦、辛，微温，而益母草性味辛、苦，微寒，前者归肝、脾经，后者归心、肝、膀胱经。再则益母草辛寒苦泄之力、清热解毒作用均较泽兰强。

牛膝舒筋疏络，引火（血）下行

牛膝苦、甘、酸，平，归肝、肾经。功效活血通络，补肝肾，强筋骨，利水通淋，引火（血）下行。其在眼科的应用，其一治风湿热所致痹证而牵及眼目者，取其通络止痛、舒筋壮骨之功，不作为治眼之主药。其二为引火（血）下行，大凡证见肝阳上亢、心肝火热上行或阴虚火旺而致高血压眼底出血或视网膜静脉阻塞、静脉周围炎、血管炎、急性视盘血管炎等，均可伍用于相应方剂中，以引火（血）下行，如坠血明目饮（《审视瑶函》，细辛、人参、牛膝、赤芍、五味子、川芎、石决明、生地黄、山药、知母、白蒺藜、当归尾、川芎）。至于牛膝补肝肾之说，古人皆认为不实，如张石顽、蒋溶、张山雷等。祁老认为，肝肾位居下焦，如欲滋补，可借牛膝引药下行之力达于病所，用时必须与相应药物配伍才可，如补肝肾之阳应配以附子、川椒，补肝肾之阴则与熟地黄、龟甲等伍用，而且应以怀牛膝为宜。而肝肾两虚所致目疾，欲以滋补，则不宜选用牛膝，而应选用柴胡、防风、葛根辈。

鸡血藤祛瘀生新，舒筋壮骨

鸡血藤药性苦、微甘而温，归肝、肾二经。其功效为行血补血，调经，舒筋活络。其藤茎长可达十数米，砍断有类鸡血样汁液从伤处流出，古人取类比象，认为其善于疏通经脉，并补血。《纲目拾遗》谓："大补气血，妇女更为得益……统治百病，能生血、和血、补血、破血，又能通七孔，走五脏，宣经络。"《现代实用中药》云："为强壮性之补血药，适用于贫血性神经麻痹症，又用于妇女月经不调、月经闭止等，有活血镇痛之效。"由于鸡血藤具有以上功能，故祁老常用本品治疗头部外伤所致眼疾患者之稳定期，特别是伴有骨折者。另外，治疗视网膜色素变性患者，也常用鸡血藤、黄芪、山萸肉、桑寄生、鹿角胶、巴戟天、柴胡熬成膏剂常服，其活血不伤正，且能疏通脉络。治疗陈旧眼底病变视力久不提高者，可将鸡血藤伍用于补益精血、软坚散结方剂中，往往有效。

凌霄花善治风痒

凌霄花药性辛，微寒，归肝、心包经。临床常用于治疗血瘀经闭、癥瘕积聚、跌打损伤以及风疹皮癣、皮肤瘙痒、痤疮等。除应用于相应眼部血证外，祁老还将其与软坚散结药物相配伍以增加药效，如胞睑肿核、眼底硬性增殖等。因其味辛而寒，功能泻热解毒，祛风止痒，祁老还将此品用于眼部皮肤赤肿瘙痒。除内服外，尚可与黄连、白矾共研为末，调黄酒涂于患部。对酒渣鼻及眼部炎症，也可用凌霄花、山栀子各等分为细末，每服二钱，食后茶调下，日服二次。

三、活血疗伤药

凡以活血疗伤，治疗伤科疾患为主的药物，称为活血疗伤药。

本类药物味多辛、苦、咸，主归肝、肾经。功善活血化瘀，消肿止痛，续筋接骨，生肌敛疮。主要适用于跌打损伤、瘀肿疼痛、骨折筋损、金疮出血等伤科疾患，也可用于其他一般血瘀病证。

骨折筋伤病证，多与肝肾有关，故使用本类药物时，常配伍补肝肾、强筋骨药，以促进骨折伤损的愈合恢复。

随着生产力以及交通工具的不断发展，眼部外伤有日益增多趋势，故在治疗眼部外伤时，熟悉活血疗伤药会给治疗带来裨益。

土鳖虫活血疗伤

土鳖虫别名䗪虫，咸，寒，有小毒，归肝经。功能破血逐瘀，续筋接骨。

1. 治眼部外伤，如回生第一丹（《全国中药成药处方集》，土鳖虫、自然铜、乳香、血竭、当归）。临证如遇眼部及头部外伤涉及眼眶之急症者，回生第一丹可作急诊用药。

2. 视网膜色素变性（为唐亮臣老中医必用之药）以及视网膜静脉阻塞中后期或眼底出血久不吸收，皆可伍用于相应的方剂中，以收破瘀散结之功。

苏木活血祛瘀通经

苏木药性甘、咸、辛，平。功善活血疗伤，祛瘀通经。

1. 配以清肝祛风活血之品，如大黄当归散（《银海精微》，当归、菊花、大黄、黄芩、红花、苏木、栀子、木贼），治疗因肝经风热与血瘀互结之眼部肿胀、瘀血凝滞不散而生翳。

2. 配以祛风活血、健脾化湿药，如防风散结汤（《原机启微》，防风、羌活、归尾、白芍药、红花、苏木、苍术、白茯苓、独活、前胡、黄芩、甘草、防己），治疗胞生痰核或眼部手术后。

3. 与祛风退翳、活血明目之品合用，如洗肝散（《审视瑶函》，当归尾、川芎、防风、苏薄荷、生地黄、红花、苏木、家菊花、白蒺藜、蝉蜕、羌活、木贼草、赤芍药、甘草)，治疗花翳白陷，黑睛生翳，白睛混赤，疼痛羞明，流泪等症。

4. 与清肺止咳化痰药相配用，如清肺散(《眼科集成》，桔梗、桑白皮、地骨皮、陈皮、甘草、苏木)，治疗大人、小孩因咳嗽不止而引起的眼胞黑肿，白睛红赤而紫者。

血竭内服活血定痛，外用敛疮生肌

血竭性味甘、咸，平，归肝经。本品乃麒麟竭渗出的树脂，内服多研末吞服，外用为末撒敷于疮面。眼科多用于活血散瘀，消肿止痛，如没药散(《银海精微》，大黄、血竭、没药、朴硝等)，治疗因心脾胃有热致使睑内生疮，或被物撞破刺着胞睑睛珠，血积不散，或血灌瞳神，疼痛难忍，或室女逆经，满眼赤涩，甚则血灌瞳神等。亦可配以清热明目退翳药物治疗翳膜遮睛等，如熊胆丸(《审视瑶函》，熊胆、川黄连、密蒙花、羌活、蛇蜕、地骨皮、淫羊藿、木贼、龙胆草、旋覆花、甘菊花、瞿麦、葳蕤、麒麟竭、蔓荆子)。

骨碎补善治跌打骨伤

骨碎补性味苦，温，归肝、肾经。祁老多用于治疗眼部外伤尤其头部或眼眶骨折或其他部位骨折后致使眼部受损者。其活血止痛作用弱，而补肾强骨作用较强，常与补骨脂、牛膝、桂心同用，以收温肾健脾壮骨之效。

四、破血消癥药

凡药性峻猛，以破血逐瘀为主要功效的药物，称破血消癥药。

本类药物味多辛、苦，有的兼有咸味，均归肝经血分，药性峻猛，走而不守，能破血逐瘀，消癥散积，主治瘀血时间长、程度重的癥瘕积聚。亦可用于血瘀经闭、瘀肿疼痛、偏瘫等证。

本类药物药性峻猛，大都有毒，易耗气动血伤阴，所以阴血亏虚、气虚体弱及孕妇，均当忌用或慎用。

三棱、莪术常相须为用

三棱、莪术同为破气行血、消积止痛之品，临床中常相须为用。其不同是莪术长于理气，三棱则化瘀之力强。眼科常用于治疗陈旧性瘀血不化或顽固浓厚之渗出机化物。用药时要注意两点：一是不能操之过急，图以缓治。二是根据患者体质辨证施用，即凡体虚气弱者宜配参、芪以增药力，血弱者当伍用养血之归、芍，否则药而无功甚或引发再度出血或网膜脱离。

水蛭破血不伤正气

张锡纯曰："凡破血之药，多伤正气，唯水蛭味咸，专入血分，于气分丝毫无损，且服后腹不痛，并不觉开破而瘀血默消于无形，真良药也。"并谓："水蛭最宜生用，甚忌火矣……如气血亏损者，宜用补气助血之药佐之。"早在仲景即用此配成抵当丸治疗妇女经闭之癥瘕，亦可用于眼底血证瘀血不散或瘀血阻络，血溢络外或水肿渗出者，以及眼部陈旧外伤病变。一般多取水蛭研末冲服。

穿山甲活血消癥，下乳排脓

穿山甲性味咸，微寒，归肝、胃二经。功能攻穿经络，入达病所，透达官窍。亦可引药深达经络以取药效，作引经之用。眼球深部瘀滞如陈旧外伤、眶骨骨折而致视神经受损者，可取本品伍用以求化瘀、破癥、消肿，并引药力达深邃之处。

如气血虚损者，必加用补气养血之品，如归、芪等。另外，眼部疮疡红肿硬结未成脓者用之可消散，已成脓者用之可透脓外出。至于眼部肿瘤初期，也可伍用于消瘤药物中，如山慈菇、白花蛇舌草、生半夏、半枝莲等。

第十二节　化痰药

凡是以祛痰或消痰为主要作用，常用以治疗痰证的药物，称为化痰药。化痰药大多味苦、辛，苦可泄、燥，辛能散、行，其中性温而燥者，可温化寒痰，性寒凉者可清化热痰。多数化痰药兼有散结排脓、散风清热等作用，眼科使用化痰药多治疗湿热、风热犯目及肺脾失调所致眼部病变。

痰是一种病理产物，与水液代谢有关。古人认为，痰可以随气而升降，全身各部均可到达，其中也包括眼。陆南山老中医认为眼底的渗出物可能类似肺中的痰，可运用治疗痰证的方法进行治疗，并附有医案。《施今墨药对》一书中也提到，可用治痰的药物，如半夏曲、旋覆花，治疗渗出性胸膜炎。因此祁老认为凡眼部有渗出性病理改变的疾病，即可在辨证论治的前提下，在方剂中伍用相应的化痰药物。

王节斋云："痰生于脾胃，宜实脾燥湿。又随气而升，宜顺气为先。"热痰宜清之，湿痰宜燥之，风痰宜散之，郁痰宜开之，顽痰宜软之，食痰宜消之。如热痰选桑白皮，郁痰选旋覆花，食痰用炒三仙。

眼科专著《银海指南》列有痰病论，认为痰可害及于目，治最棘手。

祁老认为化痰药可用来治疗眼部渗出物。在临证中眼病患者兼患痰饮、咳喘病证者并不少见，化痰止咳药物的使用不可或缺。

旋覆花宣散降逆，利气化痰

旋覆花性味苦、辛、咸，微温，归肺、脾、胃、大肠经。功能降气消痰，行水止呕。入汤剂，宜包煎。本品苦降辛散，咸以软坚消痰湿，温以宣散肺壅。诸花皆升，此花独降，对于气机尤显宣散之功，故善于下气散结，宣肺平喘，消水利痰，又长于降逆止呕、止噫，故治疗痰饮蓄结，多择而选之。

降气消痰，如桑白皮汤（《审视瑶函》，桑白皮、泽泻、玄参、甘草、麦冬、黄芩、旋覆花、菊花、地骨皮、桔梗、茯苓），治疗因肺脾湿热熏蒸所致两目涩痛，不红不肿。

根据临证经验，眼部渗出病变，按痰论治，多可取效。治痰先行气，气顺则痰消，旋覆花则兼宣降肺气、化痰散结之效。施今墨老大夫根据多年临证实践，创旋覆花与半夏曲相伍，用于治疗痰疾，祁老用此药对治疗眼部渗出病变，多获良效。

旋覆花、黛蛤散治疗较新的眼部渗出。黛蛤散能清泄肝肺郁热，化痰止咳，凉血止血，可用于治疗肝火犯肺所引起的实性眼部急性渗出病变。

旋覆花、半夏曲治疗眼部较新且稀薄渗出。半夏曲为半夏加面粉等制成的曲剂，此药经炮制后，较半夏辛燥之性缓和，味苦，性平，入肺、脾、胃经。功能燥湿祛痰，和胃止呕，消食化积，下气宽中。与旋覆花伍用，半夏曲突出燥，旋覆花侧重宣，一燥一宣，相互促进，和胃降逆，祛稀痰，止咳甚妙。故可用此对药治疗眼部较新且稀薄的渗出物。

旋覆花、海浮石治疗稠痰及眼底硬性渗出。海浮石味咸，性寒，归肺、肾经。功能清肺化痰，软坚散结，利尿通络。本品虽称为石，但体多孔窍，质轻易浮，可使药效上达目窍。本品与旋覆花伍用，海浮石侧重化，旋覆花突出宣，一化一宣，可治疗稠痰及眼底硬性渗出。

桔梗祛痰排脓

桔梗性味苦、辛，平，归肺经。功能宣肺祛痰，利咽排脓。本品辛而不燥，苦而不峻，故能开宣肺气，泻火解毒，以祛外邪，通利胸膈，以利咽喉，能载药上行，为舟楫之品，皆是升提肺气之功。此外，桔梗还能排脓消痈，利气散结。

1. 清热消肿

如普济消毒饮加减（《东垣试效方》，黄连、黄芩、甘草、玄参、柴胡、桔梗、连翘、板蓝根、马勃、牛蒡子、僵蚕、升麻、陈皮、薄荷），治疗风火上攻，胞睑红赤如朱，焮热疼痛，水泡簇生，甚而溃烂，或火毒上壅，白睛红肿，眵泪带血。亦可用于病毒感染所致眼疾，如单纯疱疹病毒性角膜炎及带状疱疹眼部感染。

2. 清热疏风

如银翘散（《温病条辨》，金银花、连翘、桔梗、薄荷、竹叶、生甘草、荆芥穗、淡豆豉、牛蒡子），治疗风火上扰，初起胞睑肿胀，痒甚，微红，疼痛拒按，或风热客睑，睑弦赤痒，灼热疼痛，眼痒不适，干涩有眵，少量颗粒，状如花椒。

杏仁化湿降气散邪

杏仁味苦，微温，有小毒，归肺、大肠经。功能降气止咳平喘，润肠通便。清·黄元御谓："杏仁有疏利、开通、破壅、降逆之功。其诸主治，治咳逆，调失音，止咳血，断血崩，杀虫疾，除粉刺，开耳聋，去目翳，消停食，调大肠，通小便，种种功效，皆其降浊消郁之能事也。"

1. 化湿清热，降气平喘

如三仁汤（《温病条辨》，杏仁、飞滑石、通草、竹叶、豆蔻、厚朴、薏苡仁、半夏），治疗湿热犯目，眼部泪热胶黏，视物模糊，抱轮红赤，黑睛生翳，或湿热蕴蒸，眼前黑影浮动，视物昏蒙。

2. 降气散邪

如加减地黄丸（《原机启微》，生地黄、熟地黄、牛膝、当归、枳壳、杏仁、羌活、防风），治疗阴虚夹风，眼干不适，视物模糊，抱轮微红，黑睛生翳日久，迁延不愈。

祁老认为，杏仁功效主要是利气、开壅、降浊，故凡外障目疾多伍用于相应方剂中，取其祛邪散壅之功，而内障眼疾治疗方剂中有此物，如石斛夜光丸、加减地黄丸，其意在于利气开通，以解滋补腻滞。临证时应分清苦杏仁与甜杏仁，苦偏于泄，甜偏于润。该品有小毒，用之当慎。

前胡降气化痰，散风清热

前胡性苦、辛，微寒，归肺经。功能降气化痰，散风清热。

1. 祛风清热退翳

常与柴胡、防风同伍，治外感风邪，胞睑肿胀，黑睛生翳，眼痛泪多，或眵多眊矂，紧涩羞明等，如羌活胜风汤（《原机启微》，柴胡、荆芥、防风、羌活、独活、薄荷、川芎、白芷、白术、甘草、枳壳、桔梗、前胡）。

2. 祛风定痛，消瘀明目

常与防风、川芎相配，治眼珠破损，风邪乘袭，眼珠疼痛，或外伤所致的口眼歪斜，如除风益损汤（《原机启微》，当归、白芍、熟地黄、川芎、藁本、前胡、防风）。

3. 祛风除湿清热

常与羌活、黄芩、栀子合用，治风、湿、热相兼为患所致的目赤疼痛，羞明流泪，抱轮红赤，瞳神紧小或瞳神干缺等，如抑阳酒连散（《原机启微》，生地黄、独活、黄柏、防风、知母、蔓荆子、前胡、羌活、白芷、生甘草、黄芩、寒水石、栀子、黄连）。

《药品化义》谓："前胡味苦而辛，苦能下气，辛能散热，专主清风热，理肺气，泻痰热。"祁老还将前胡配伍枇杷叶用于小儿外感发热，咳嗽有痰。

桑白皮泻肺清热，化痰散结

桑白皮性味甘，寒，归肺经。功能泻肺平喘，利水消肿。

1. 泻肺清热化痰

如泻肺汤（《审视瑶函》，桑白皮、黄芩、地骨皮、知母、麦冬、桔梗），治因肺热亢盛，眼痛流泪，前部巩膜局限性隆起、压痛。又如泻肺饮（《眼科纂要》，石膏、赤芍、黄芩、桑白皮、枳壳、木通、连翘、荆芥、防风、栀子、白芷、羌活、甘草），治风热上扰，眼部灼热疼痛，怕热畏光，分泌物多而黏稠，流泪，眼睑红肿，结膜充血。再如退赤散（《审视瑶函》，桑白皮、甘草、牡丹皮、黄芩、天花粉、桔梗、赤芍、当归尾、瓜蒌、麦冬），治热客肺经，球结膜下出血，血色鲜红。

2. 软坚散结

如金疳、火疳，可用此伍于相应的方剂中。桑白皮也可以用于白睛血脉虬赤、黑睛赤络及硬化性角膜炎等。

枇杷叶清热润肺化痰

枇杷叶味苦，微寒，归肺经。功能清肺止咳，降逆止呕。

1. 清热润肺

常与麦冬、石膏相配，治疗胞睑频频眨动，眼干涩，常喜揉拭，干咳少痰，如清燥救肺汤（《医门法律》，冬桑叶、生石膏、人参、甘草、胡麻仁、阿胶、麦冬、杏仁、枇杷叶）。又如甘露饮（《太平惠民和剂局方》，枇杷叶、熟地黄、天冬、枳壳、茵陈、麦冬、生地黄、石斛、甘草、黄芩），治疗阴虚湿热，视昏目涩，眼前黑影，晶珠部分混浊。

2. 清热化痰

常与黄芩、茵陈同伍，治疗目涩视昏，烦热口臭，咳痰黄稠，如甘露饮（《阎氏小儿方论》，熟地黄、麦冬、枳壳、甘草、茵陈、枇杷叶、石斛、黄芩、生地黄、天冬）。

枇杷叶多用于眼部疾病兼见风热咳嗽，而风寒咳嗽一般不用，因其性凉味苦，以免加重寒邪。

荸荠化痰清热生津

荸荠，俗称马蹄，性味甘寒，归肺、胃经。功能清热生津，化痰消积。可煎汤内服、捣汁服、浸酒或煅存性研末服。外用煅存性研末撒，或澄粉点目，或生用涂擦。

1. 清热

常与熊胆、炉甘石合用，外用治漏睛、赤脉传睛、胬肉攀睛、花翳白陷、凝脂翳、蟹睛症、化学性眼外伤等，如八宝眼药（《中华人民共和国药典》，炉甘石、冰片、珍珠、硼砂、麝香、熊胆、野荸荠、海螵蛸）。

2. 退翳明目

常与硼砂、麝香相配，外治宿翳，如荸荠退翳散（《中医眼科学讲义》，硼砂、冰片、麝香、荸荠粉）。

3. 清肺利咽

常与鲜藕、青果同用，治咽痛目赤，烦渴咳嗽，纳呆欲吐者，如加减古方汁饮（《慈禧光绪医方选议》，蜜柑、鲜藕、荸荠、青果、生姜）。

本品常制成粉剂，与其他退翳药物配伍制成眼药散剂外用。

凡外障眼病，目赤肿痛，热泪眵多，均可生食之，以清心降火，补肺凉肝。婴幼儿睑板腺囊肿，饱满紫赤，便秘者，亦可生吃之，可破积滞，化脓血。

白芥子化寒痰，顽痰

白芥子味辛性温，归肺、胃经。功能化痰逐饮，散结消肿。《本草新编》云："能祛冷气，安五脏，逐膈膜之痰，消癖化痰，降食定喘，利窍明目，逐瘀止痛，俱能奏效。"朱丹溪曰："痰在胁下，皮里膜外，非白芥子莫能达。"张景岳曰："本品味厚气轻，故开导极速，而不甚耗气。既能除胁肋皮膜之痰，则他近处者不言可知。"肿毒初起，可用白芥子加醋调涂。

祁老认为，除用此药治疗内科痰病，尤其是寒痰、老痰外，尚可伍用于软坚散结药物中，治疗相应眼病，以求增效。本品还可用来治疗小儿睑板腺囊肿结，肿硬难消。汤剂中用量不可过多，3~6g。外用5g即可。

第十三节　软坚散结药

软坚散结法是消法之一。清·程钟龄《医学心悟》对消法论之甚详，其谓："消者，去其壅也，脏腑、经络、肌肉之间，本无此物，而忽有之，必为消散，乃得其平。"消法在眼科中的应用，记载不多，仅在胞生痰核中见到，如化坚二陈汤、防风散结汤（虽曰散结，实以活血为主），而其他眼病，尤其是内障，几乎很少应用。新中国成立后高等医药院校教材第三版《中医眼科学》没将此法列入。眼科名老中医唐亮臣治疗某些眼病应用此法曾有较好疗效。故祁老在参加四版教材编写时，提出是否将此法编入，得到其他编委的同意，故而此法得以编入眼科内治法中，到第五版教材时改为软坚散结法。为了让同道学习方便，特将祁老于1987年发表在《中国医药学报》第6期"消法治疗眼病的体会"一文摘要如下，以便参考。

1. 眼部疮疡疖肿尚未成脓之初期，使用消法，可使毒消邪散，减少成脓机会，免于手术之苦。如睑生偷针，睑弦赤烂，胞肿如桃，漏睛疮等。常在清热解毒之剂中加入此类药物，如防风、白芷、花粉、浙贝、皂角刺、山甲等。

2. 反复发作或久治不愈的睑腺炎、睑板腺囊肿，常于调理脾胃方中，加山楂、神曲、莱菔子、鸡内金、陈皮、连翘、防风等。

3. 中医称泡性结膜炎为"金疳"，巩膜炎为"火疳"。所谓疳即火毒结聚之义。治疗除泻肺利气之外，尚应"结者散之"，可加浙贝母、瓜蒌皮、牛蒡子、连翘、花粉、夏枯草、杏仁等，对颗粒及结节消散大有裨益。

4. 眼底的某些病变或黄斑前膜：①糖尿病视网膜炎及视网膜硬性渗出、视网膜增殖性改变及黄斑前膜等，多与痰湿蕴结或痰瘀有关，在辨证的基础上，可加入制半夏、浙贝母、瓜蒌皮、枳壳、鸡内金、海藻、昆布、海浮石等。但治疗此类疾病，不能操之过急，以免造成机化条索急剧牵拉而发生视网膜脱离。②视网膜血管阻塞性疾病，造成其血管阻塞的原因，未必纯为瘀血，痰浊也可导致，故不能一味活血化瘀，而应在治疗方剂中，伍用软坚散结之品。③眼底某些退行性病变，如视网膜色素变性、老年黄斑变性、视神经萎缩、视网膜动脉硬化等也可在辨证与辨病的前提下，伍用软坚散结药物治疗往往会增加疗效，如加茺蔚子、王不留行、毛冬青、玄参、鳖甲、漏芦、牡蛎、夏枯草等。④眼部顿挫伤后期，因眼部组织受到损伤，正常脉道受阻，败血湿浊之物不得排出而影响通光之道，对此有形之物，必用消散乃得其平，故祁老常在除风益损汤中加入泽兰、王不留行、三七、地龙、浙贝、花粉、连翘、焦三仙等。但软坚散结药总非补益之品，不宜单独长期使用。

半夏化痰燥湿必辅枳壳

半夏辛、温，有毒，归脾、胃、肺经。为燥湿化痰之圣药，并能降逆止呕，消痞散结。内服宜炮制后用。

1. 燥湿化痰

用以治疗湿痰滞留经络，上下胞睑蕴生痰核，如化痰丸（《眼科纂要》，半夏、川黄连、天花粉、陈皮、川贝、茯苓、甘草）。

2. 消痞散结

治疗风痰郁滞目窍所致目珠突出，鹘眼凝睛等，如导痰消风散（《银海精微》，陈皮、半夏、甘草、白芷、全蝎、羌活、防风、荆芥、升麻、细辛、芦荟、生姜）。

3. 降逆止呕

治疗针拨白内障术后的呕吐等，如和胃止呕吐方（《韦文贵眼科临床经验选》，姜半夏、厚朴、淡豆豉、藿香）。

4. 祛痰止痛

治疗因风痰上逆头目，致使目珠胀痛，偏正头痛，如细辛汤（《审视瑶函》，细辛、陈皮、川芎、制半夏、独活、白茯苓、白芷、甘草）。

5. 祛风化痰

用于风痰阻络所致目珠偏视，视一为二，如正容汤（《审视瑶函》，羌活、白附子、防风、秦艽、胆星、白僵蚕、制半夏、木瓜、甘草、茯神木）。

陆南山老中医认为，前房混浊、角膜后新鲜沉着物、眼底水肿渗出等与湿、热、痰有关，故可将制半夏伍用于治疗方剂中。

在使用半夏时，祁老指出：①半夏因炮制后性能有别，若取其化痰软坚，应以清半夏为宜。②由于半夏味辛性温，为温化寒痰药，故临床凡见血家、渴家、汗家用半夏，必须与其他相应的药物相配合，不能只辨病不辨证。③痰湿、瘀血留于经络脉道（眼部脉络深邃），必致气血流通受阻而不畅，此时单用祛痰化瘀之品，其效必不昭彰，必辅以行气之品，方能取效，故祁老在临证中往往清半夏与炒枳壳相须而用，以增软坚散结之力。再者，枳壳味苦酸，性微寒，伍用则可缓解半夏辛温之性。

天南星可内服亦可外敷

天南星药性苦、辛，温，归肺、肝、脾经。内服燥湿化痰，祛风解痉，外用散结消肿。眼科应用基本与半夏类同，但同中有异。如张石顽在《本草逢原》中谓："南星、半夏皆治痰药也，然南星专走经络，故中风麻痹以之为向导，半夏专走肠胃，故呕逆泄泻以之为向导"。《本草汇言》言："天南星，古方又谓能堕胎，因其有散血之力故也，但其性味辛燥而烈，与半夏同，而毒则过之。半夏之性燥而稍缓，南星之性燥而颇急。半夏之辛，劣而能守，南星之辛，劣而善行。"祁老在临证中，祛风解痉，如治眼睑疼挛、抽搐，常与天麻、防风、白附子、归、芍同用。若风牵偏视，口眼㖞斜，证情较重者，常与半夏同用，以增药力。在内服剂中，因其苦辣味重，尤其是胆南星（牛胆炮制）又增辛膻，故患者久服难以坚持，故与半夏相比用之较少。至于外敷，如痈肿（化脓前）、瘰疬、痰核，可用生南星以醋磨汁，涂于患部，可使肿物内消，但切忌将汁弄进眼内。也可与其他药物研末调成膏状敷于患部，如临床常用之如意金黄散。

天花粉眼科之妙用

天花粉为瓜蒌的干燥根，其药性甘、微苦，微寒。功能清热泻火，生津止渴，消肿排脓。

1. 散结降火

古人谓本品有开郁结、降痰火之功，又言半夏化湿痰，花粉化燥痰。如《药品化义》谓："此善导上焦之火下行，使肺气清则声音顿发，胃热减则消渴即除。"《本草汇言》谓："此药禀天地清阴之气以生，甘寒和平，退五脏郁热……唯此剂能开郁结，降痰火，并能治之。"故凡消渴目病初期眼底出血渗出水肿较新者，天花粉最宜用之。

眼部疮疡疖肿必用，因其清热泻火，消肿排脓，化结软坚，可促结肿消散，以防破溃成脓，如仙方活命饮即是。

2. 消肿软坚

祁老指出，本品虽列入中药清热泻火类中，但具消肿排脓、化痰软坚作用。凡血热妄行、湿热蕴蒸、热毒成脓者，如急性葡萄膜炎之渗出者（其渗出即可按脓论治）或眼底急性血管炎伴出血渗出者，可与清热凉血解毒之品伍用，如羚羊角粉、生石膏、连翘、生薏仁、浙贝母等。

3. 祛翳明目

可与退翳明目药相配伍，治疗黑睛星翳，如拨云退翳散（《银海精微》），楮实子、薄荷、川芎、黄连、菊花、蝉蜕、瓜蒌根、蔓荆子、密蒙花、蛇蜕、荆芥穗、白芷、木贼草、防风、甘草）。

浙贝母清热平肝散结

浙贝母药性苦、寒，归肺、心经。

1. 清热散结

用于眼部疮疡初起。凡风热外袭，致使胞睑红肿热痛，硬结未溃，用之常可使脓肿消散，如仙方活命饮（《妇人良方》，穿山甲、天花粉、甘草、乳香、白芷、赤芍、浙贝母、防风、没药、皂角刺、当归尾、陈皮、银花）。

2. 清热平肝

用于肝阳亢盛，痰火升扰，致使目络阻塞。如治疗高血压动脉硬化眼底出血、视网膜静脉阻塞以及视盘缺血病变等，取其平肝泻火、化痰通络之功。张山雷谓："象贝母味苦而性寒，然含辛散之气，故能除热，能泄降，又能散结……无非清热泄降，四字足以赅之，要之皆象贝之功用。"《本草正》谓本品"开郁结，止疼痛，消胀满，清肝火，明耳目"。常用方如化肝煎（《景岳全书》，青皮、陈皮、芍药、丹皮、栀子、泽泻、浙贝母）。

3. 清热除湿散结

治疗睑内红赤，颗粒累累，或混有粟粒，如甘露消毒丹（《温热经纬》，滑石、茵陈、黄芩、石菖蒲、木通、浙贝母、射干、连翘、薄荷、白蔻仁、藿香）。

4. 软坚散结

治疗胞生痰核，如消瘰丸（《医学心悟》，玄参、牡蛎、浙贝母）。

海藻、昆布消痰散结，利水消肿

海藻、昆布皆为海洋藻科植物，性味咸、寒，归肝、肾二经，临床常用来治疗瘰疬、瘿瘤、痰核，常相须为用。眼科常用来治疗因气滞痰凝血瘀引起的眼底渗出及增殖性病变，亦可治疗眼内陈旧性出血。因瘀血日久必阻塞气机，使用时可配行气化滞之品，如青陈皮、香附、郁金等。但因其味咸性寒，如属正气不足、清阳不运者，应伍用扶正助阳药物，特别是便溏易泻者，用之宜慎。二者服用后有滑肠作用。

海浮石体轻易上浮而达目窍

海浮石性味咸，寒，归肺、肾经。功能清肺化痰，软坚散结，利尿通淋。本品虽称之为石，但体多孔窍，质轻易浮，用之可使药效上达目窍。临证常与瓜蒌皮、花粉、浙贝母相伍，治疗白睛金疳、火疳以及眼部前房渗出、羊脂样角膜后沉着物，或因炎症引起的网膜渗出。尤其是治疗软性渗出物、玻璃体炎性混浊等，疗效优于瓦楞子、海蛤壳等贝类质重者。

瓦楞子消痰软坚，制酸止痛

瓦楞子药性咸，平，归肺、胃、肝经。因属贝类，宜打碎先煎。眼科常与昆布、海藻、三棱、莪术、鳖甲相配伍，用于胞生痰核、眼底渗出、增殖性病变。如眼疾患者胃脘不适，吞酸泛呕者，可煅用，以制酸止痛。

牡蛎重镇安神，尚能软坚散结

牡蛎咸、微寒，归肝、胆、肾经。本品能平抑肝阳，尚能软坚散结，为眼科所常用。祁老临证中，如遇肝阳上亢而致头晕目眩并发眼底病变者，或失眠少寐、易惊善感的眼病患者，常与龙骨、鳖甲、白芍、夏枯草同用，或与夜交藤、琥珀、龙骨同用，往往有效。与龙骨、浙贝母、玄参等同用，可治疗葡萄膜炎引起的渗出，或眼底渗出机化及增殖性改变。陈修园谓："痰，水也，随火而生，龙骨能引逆上之火，泛滥之水，而归其宅，若与牡蛎同用，为治痰之神品，今人只知其涩以止脱，何其浅也。"

皂角刺治疮疡有殊功

皂角刺药性辛、温，归肺、大肠经。功能消肿排脓，祛风杀虫，软坚散结。陆南山老中医言，皂角刺治疗疮疡肿疖，未成脓者可消，将破者可以引之出头，已溃者引之行脓，故凡眼部疖肿必与花粉、银花、连翘相伍而用之。祁老还根据《金匮要略》皂荚丸能软化胶结之顽痰的记载，用皂角刺来代替皂荚，因皂荚服后易刺激胃黏膜而产生呕吐、腹泻。皂角刺与皂荚均为皂荚树的不同组织，皂角刺同样可对顽痰有治疗作用，且药力锐利，可直达病所，而无刺激胃肠的副作用，故对眼底硬性渗出、增殖产物及陈旧病变，常根据辨证需要伍用于益气补血或养阴补肾之剂中，以增强药力，提高视功能。

鳖甲育阴除蒸散结

鳖甲药性甘、咸，寒，归肝、肾经。功能滋阴潜阳，退热除蒸，软坚散结。本品虽可软坚散结，但滋阴潜阳、退热除蒸之功亦不可忽视。眼科患者伴有肝肾阴虚、潮热骨蒸者可选用。温热病后阴伤者可与秦艽、地骨皮伍用于相应方剂中。而头晕目眩，阴虚阳亢者，常与牡蛎、菊花、生地黄同用。用于软坚散结，如《庞赞襄中医眼科经验》鳖甲散（鳖甲、木贼、香附），治疗眼外伤引起的白内障或青少年患者晶体囊膜破损所致眼痛、头痛、视物不清等。

夏枯草为眼科常用之品

夏枯草药性辛、苦，寒，归肝、胆经。功效清热泻火，明目，散结消肿。为眼科常用之品。

1. 清肝泻火

如红肿翳障方（《韦文贵中医眼科临床经验》，生地黄、赤芍、密蒙花、白芷、夏枯草、石决明、赤石脂、焦白术、细辛、川芎、黄芩、生甘草），治疗肝火炽盛引起的黑睛生翳，赤肿疼痛，羞明流泪。

2. 软坚散结

常与贝母、牡蛎、半夏、昆布等同用，治疗眼部因痰凝而致的痰核、眼底渗出等。

3. 补肝止痛

如四物补肝散（《审视瑶函》，熟地黄、香附、川芎、白芍、当归身、夏枯草、甘草），治疗肝虚所致目珠疼痛，眉棱骨痛，至夜尤甚，或妇人产后眼昏不明。

4. 补肝止泪

如《眼科纂要》之温肝汤（防风、木贼、夏枯草、荆芥、地黄、芍药、当归、川芎），治疗肝虚迎风流泪。

朱震亨认为，夏枯草禀纯阳之气，因此草夏至自枯，故而得名，故其性非寒当温。夏枯草不单用于清肝，肝虚者用之亦不少见，如补肝止痛、补肝止泪等。祁老认为，夏枯草性寒不妥，以温和为宜，且夏枯草乃夏枯草之果穗，体轻易浮，又入肝经，具有温和补肝之能，故常与其他软坚散结之品相伍。用以软坚散结，因取其克化而不伤正。此外，祁老常用以止目痛。

第十四节　安神药

凡以安定神志，治疗心神不宁病证为主的药物，称安神药。

安神药主要用治心神不宁的心悸怔忡、失眠多梦，亦可作为惊风、癫狂等病证的辅助药物。由于导致心神不宁的病因病机不同，除选用适宜的安神药物治疗外，进行相应的配伍至关重要，否则效果不彰。如实证的心神不宁应选用重镇安神药；若因火热所致者，则与清心泻火、疏肝解郁、清肝泻火药物相配伍；因痰所致者，则与祛痰开窍药相配伍；因血瘀所致者，则应与活血化瘀药物相配伍；肝阳上亢者，则与平肝潜阳药相配伍。祁老指出，本类药物多作为辅助药物应用。虚证心神不宁应选用养心安神药。若血虚阴亏者，须与补血、养阴药物相伍；心脾两亏者，应与补益心脾药相伍；心肾不交者，又应与滋阴降火、交通心肾之品相配伍。使用时，不能不辨证，而只选本类药物施治，其结果则属对症治标而已。矿石类重镇安神药及有毒药物只能暂用，中病即止，在眼病治疗中更应遵守此原则，即不可不用，又不可乱用，必须根据心神不宁之病因病机恰当地进行配伍，注意使用宜忌，方能取效。

根据临床应用不同，安神药可分为重镇安神药与养心安神药两类。

一、重镇安神药

本类药物多为矿石、化石、介类药物，具有质重沉降之性，重则能镇，重可祛怯，故有镇安心神、平惊定志、平肝潜阳等作用。主要用于心火炽盛，痰火扰心，肝郁化火及惊吓等引起的实证心神不宁、心悸失眠及惊痫、肝阳眩晕等证。

朱砂有毒不宜煎服

朱砂药性甘，微寒，有毒，归心经。功能清心镇惊，安神解毒。内服只宜入丸、散，每次0.1~0.5g，不宜入煎剂。眼科常用以制成散剂外用，取其解毒、散瘀止痛、明目退翳之功。因其为无机汞化合物，高浓度可抑制多种酶的活性，使代谢发生障碍，直接损害中枢神经系统，故不可内服过量或持续服用。孕妇及肝功能不全者禁服，且服药期间避免与茶碱、普萘洛尔、碘化物、咖溴合剂同服，不能进食高脂饮食或饮酒。

眼科主要用于眼病伴心神不宁或失眠者。如心火亢盛，内扰神明，惊悸，烦躁不眠者，可与黄连、栀子、磁石、麦冬合用。与当归、生地黄、炙甘草等同用，治疗阴血不足，心火独盛之失眠，如朱砂安神丸（《内外伤辨惑论》）。若仅为阴血亏虚，也可与炒枣仁、柏子仁、当归同用。

磁朱丸（神曲八两，磁石二两，朱砂一两）又名神曲丸，出自《备急千金要方》，功能摄纳浮阳，镇心明目，治两目昏花，视物模糊，心悸失眠，耳鸣耳聋。方中磁石滋肾潜阳，重镇安神，朱砂清心安神，二药合用，使心肾相交，精气得以上输，心火不致上扰，又以神曲健脾，使石药不伤胃气。20世纪60年代曾报道用此治疗老年性初期白内障，目前已少用，因治疗初期白内障必须长期服用，一则伤脾，二则易蓄积中毒。古时用此可能与当时习用丹药有关，故不用为佳。若属心神不交，心悸失眠，宜暂服。

磁石益肾阴，潜肝阳

磁石药性咸，寒，归心、肝、肾经。功能镇惊安神，平肝潜阳，聪耳明目，纳气平喘。内服煎剂宜打碎先煎，用15~30g，入丸散每次1~2g。因久服易伤脾胃，丸散更不宜久服。

本品在眼科主要用于眼病兼有头目眩晕、耳鸣、惊悸、失眠者，一般多与龙骨、牡蛎相伍用。聪耳明目，多与补益肝肾之品如熟地黄、山茱萸、山药、枸杞子、女贞子、菊花等相伍用，治疗因肝肾阴亏而引起的耳聋不聪及目视不明，而单用此品治疗耳鸣不聪、视物昏渺者不多。

本品与朱砂均为重镇安神常用药，然磁石益肾阴潜肝阳，主治肾虚肝旺，肝火扰心之心神不宁，而朱砂以清心安神，善治因心火亢盛之心神不安。

龙骨尚兼收敛固涩

龙骨药性甘、涩，平，归心、肝、肾经。功能镇惊安神，平肝潜阳，收敛固涩。内服煎剂 15～30g，宜先煎，镇惊平肝宜生用，收敛固涩宜煅用。常与菖蒲、远志等同用以聪耳明目，治疗健忘等；与酸枣仁、柏子仁、琥珀等同用以安神，治疗失眠；与代赭石、磁石、生牡蛎、白芍同用，以滋阴潜阳息风。

祁老常将本品与生牡蛎相伍，用以治疗陈旧的眼底病变，如硬渗、机化物及眼病病理改变、视功能低下及玻璃体积血后遗留混浊，取其化结软坚收敛之功。在临证中凡遇青少年发育期间尤其是男性患者遗精、滑泄，则在治疗眼病方剂中伍用本品、牡蛎、芡实等，取收敛固涩之功。陈修园谓："龙骨、牡蛎同用为治痰之神品。"徐大椿谓，龙骨收敛正气而不敛邪气，邪气未尽亦可用之。

在眼科多与白丁香、珍珠、细砂、冰片等一起外用，治疗宿翳，取其明目退翳之功。

琥珀镇惊安神，活血散瘀

琥珀药性甘，平，归心、肝、膀胱经。功能镇惊安神，活血散瘀，利尿通淋。多研末冲服。

20世纪八九十年代北京市面曾有"琥珀还睛丸"售卖，主要用于因肝肾两亏，虚火上炎引起的视物昏花、久视无力、瞳神散大等内障疾患，药物组成多达26味，且药方有犀角、羚羊角。但琥珀并非本方之君主之药。琥珀内服以镇惊安神、散血散瘀为主而无明目之功，外用仅取其活血散瘀退翳之用，故不要误解琥珀善治目病。琥珀主要用于镇惊安神，或与化结软坚之品相伍，治疗陈旧渗出、眼底病变机化，或用于配制外用制剂。

二、养心安神药

本类药物多为植物类种子、种仁，具有甘润滋养之性，故有滋养心肝、益阴补血、交通心肾等作用。主要用于阴血不足、心脾两虚、心肾不交等导致的心悸怔忡、虚烦不眠、健忘多梦、遗精盗汗等。

酸枣仁治失眠亦兼补益

酸枣仁药性甘、酸，平，归心、肝、胆经。功能养心益肝，安神敛汗。宜炒用，因炒后易煎出有效成分。眼科主要用于眼病兼失眠或心悸、多汗者。但细究本草文献，本品应用远不如此。如《本经》谓："本品久服安五脏，轻身延年。"《本草再新》谓："平肝理气，润肺养阴，温中利湿，敛气止汗，益志定呵，聪耳明目。"《得配本草》云："收肝脾之液，以滋养荣气，敛心胆之气，以止消渴，补君火以生胃土，强筋骨以除酸痛。"故凡见视力疲劳，目睛干涩，少泪隐痛，消渴目病，瞳神散大，不论内损或外伤，久视劳瞻，皆可于相应方剂中伍用。但肝、胆、心有实热或脾虚湿蕴者不宜用之。

柏子仁安神润便

柏子仁药性甘，平，归心、肾、大肠经。功能养心安神，润肠通便。

在养心安神方面与炒枣仁同功，多相须为用。若年老久病体衰，津血枯耗，而致大便秘结者，多配桃仁、杏仁、当归、麻仁、瓜蒌、松子仁同用。

首乌藤一名夜交藤

首乌藤药性甘，平，归心、肝经。功能养血安神，祛风通络。

治疗心神不宁、失眠多梦者，多与酸枣仁、柏子仁、合欢皮等同用。治疗阴虚阳亢之失眠，多与珍珠母、龙骨、牡蛎同用。若阴虚血少或久病者之陈旧眼底病变、视功能差者，多与鸡血藤、丝瓜络等伍用，以通络利脉且不伤正气。

首乌藤治阴阳不交之失眠，柏子仁治心虚血少之失眠，酸枣仁治肝胆不足、虚烦神怯之失眠。

远志安定神志，益智强识

远志药性苦、辛，温，归心、肾、肺经。功能安神益智，祛痰开窍。

治疗心阳不足，神光不得发越于远处之青少年近视，如定志丸（菖蒲、远志、茯神、人参）。与菖蒲同用，以开窍醒脑，作为治疗暴盲之辅助用药，如急性球后视神经炎或癔症性眼病、皮质盲等。由于远志能开心气，宁心安神，又能通肾气而强志不忘，为交通心肾、安定神志、益智强识之佳品，故可治疗因视觉中枢病变而导致的视功能障碍。因"目为心之使也，心者神之合也""肾生骨髓，脑为髓海"，故可用之。

在使用化结软坚药物时，可伍用远志，因远志可治痰多黏稠，咳吐不爽，能增加药效。

第十五节　开窍药

凡具有开窍作用，主要治疗窍闭神昏的药物称为开窍药。开窍药大多温辛芳香，性散走窜，功能通窍开闭，苏醒神志。临床上多用于邪陷心包或痰浊蒙蔽清窍所致的实证，如温热病、惊风、癫痫及中风等。

眼为七窍之一，一旦眼窍闭塞，即可致目昏，甚或暴盲，临证中使用开窍法，与内科同中有别。其同即如中风、温热病、眼外伤等，发病同时常可伴随或并发相应的眼部病变。此时的治疗，多以抢救生命为主，眼病的治疗，为次要而已，故所用方剂中的开窍药物与内科无异。至于治疗眼病的开窍法，选用的药物与内科有别，且作用机制亦有差异。开窍药物不但可以内服，也可以外用。在传统的眼科外用方剂中，诸如散剂、滴剂、膏剂、粉剂等，多伍用开窍药，如冰片、麝香等。外用药主要用于外障眼病（应用外用药治疗内障眼病很少）。外障眼病，视力受损，多因外眼结构组织受邪损伤而致，与内障眼病如暴盲等源于气闭、瘀血、风痰而导致窍闭不同。在辨证施治的方剂中，伍用相应的开窍药常易取效。不仅是只用冰片、麝香，像薄荷、细辛、菖蒲、木贼亦可。实验证明，眼科外用药中常用的开窍药如冰片等，点敷后可穿透眼部组织的保护屏障，达到病所。至于陈旧性慢性内障，如青盲、五风内障后期，高风内障等视力严重受损，即神光目窍枯萎不通者，在治疗内服方剂中，似乎也可伍用相应的开窍药，如麝香、牛黄、细辛等。

开窍药物，常与其他药物配伍使用。根据临证需要，不可久用。

麝香开窍通闭，活血消肿

麝香为鹿科动物麝成熟雄体香囊中的干燥分泌物。呈颗粒状的优质麝香，习称当门子。本品应贮于密闭、遮光的容器中。其性辛温，归心、脾经。功能开窍醒神，活血散结，兼有止痛、催产之效，故孕妇忌用。本品宜入丸、散，不入煎剂，外用适量。

1. 开窍通闭

本品辛香走窜之性甚烈，具有较强的开窍通闭的作用，故在视神经疾病中用于开通玄府。《本草纲目》称其可"通诸窍，开经络，透肌骨……盖麝香走窜，能通诸窍之不利，开经络之壅遏，若诸风、诸气、诸血、诸痛、惊痫，经络壅闭，孔窍不利者，安得不用为引导以开之通之耶？非不可用也，但不可过耳。"《本草述》指出："麝香之用，其要在通诸窍一语，盖凡病于为壅、为结、为闭者，当责其本以疗之。然不开其壅、散其结、通其闭，从何处着手？"麝香通诸窍之不利，开经络之壅遏，各种原因导致的视神经萎缩均可使用，但由于该药效峻猛，正气不足患者应慎用。

2. 祛风退翳

本品辛香透达，能开窍避秽，解毒散瘀，消肿止痛，以退目翳。常配伍解毒药，用于风火上扰所致的眼睛红肿痛痒、流泪、眼睑红烂，及结膜炎、角膜炎、睑缘炎、目痒、翼状胬肉等外眼病见上述证候者。如眼科专用成药八宝眼药，由炉甘石、琥珀、麝香、人工牛黄、珍珠、冰片、硼砂、硇砂组成，具有清热祛风、燥湿止痒、退翳明目之功。

3. 活血散结

本品能行血分之滞，有活血散结之效，常用于治疗络脉瘀阻，血滞眼内、外眦局部的病变——翼状胬肉。本品用作治疗翼状胬肉的主药，活血散结，开经络之壅滞，常辅以石决明、蛇胆、蝉蜕等散结退翳药物，能使有形之翼状胬肉消散。麝珠明目液为眼科临床常用的活血散结剂，方中麝香味辛芳香，开窍通闭，散结化瘀，是为君药。

牛黄清热解毒明目

牛黄为牛科动物牛的胆结石，称天然牛黄。由牛胆汁或猪胆汁经提取加工而成的称人工牛黄。性味苦，凉，归肝、心经。功效清热解毒，息风止痉，化痰开窍。本品宜研末冲服或入丸、散，外用适量。孕妇慎用。非实热证不宜用。

1. 开窍醒神

本品性凉，气味芳香，入心经，常与麝香、冰片、黄连等开窍醒神、清热解毒之品配伍，用以清心热，豁痰开窍。

2. 清热解毒

本品性凉，为清热解毒之良药，用治火热内盛之目赤肿痛，常与黄芩、冰片、大黄等同用，如牛黄解毒丸，方中牛黄味苦气凉，入肝、心经，功善清热凉血解毒，是为主药。

冰片泻火解毒，清热止痛，妙在外用

冰片为龙脑香科常绿乔木龙脑香的树干经蒸馏冷却而得的结晶，称"龙脑冰片"，亦称"梅片"。成品宜贮于阴凉处，密闭。性味辛、苦，微寒，归心、脾、肺经。功效开窍醒神，清热止痛。宜入丸散，不入煎剂，外用适量。孕妇慎服。

1. 开窍辟秽

《本草经疏》云："芳香之气，能辟一切邪恶；辛热之性，能散一切风湿。"本品有开窍辟秽之效，但不及麝香，二者常配伍应用。《本草衍义》云其"非常服之药，独行则势弱，佐使则有功"。

2. 清热止痛

本品外用，有清热止痛、防腐止痒之效，为眼科常用药。目赤肿痛，单用点眼，即可取效。《新修本草》谓之"主心腹邪气，风湿积聚，耳聋，明目，去目赤肤翳"。

石菖蒲开窍宁神

石菖蒲为多年生草本植物石菖蒲的根茎，生用或鲜用。性味辛、苦，温，归心、胃经。功能开窍醒神，化湿和胃，宁神益志。

本品可治疗痰湿秽浊之邪蒙蔽清窍所导致的视物昏花。《本经》谓其"主风寒湿痹，咳逆上气，开心孔，补五脏，通九窍，明耳目，出音声……聪耳明目，不忘，不迷惑，延年"。《本草从新》云其"辛苦而温，芳香而散，开心孔，利九窍，明耳目"。

石菖蒲与远志功效，除石菖蒲开窍功能强于远志外，余则相同，故临床常相须为用以增药力。还可与滑石、茵陈、黄芩相伍用，治疗湿热内阻之眼睑内红赤，颗粒累累，色黄而软，取其祛湿之功。在化浊祛痰方面，菖蒲与乌梢蛇、僵蚕、清半夏、天麻、白附子等同用，治疗脾虚痰湿上逆之风牵偏视，或伍入正容汤中增加药效。

第十六节　退翳明目药

退翳明目药，主要用于治疗黑睛翳障。所谓翳，乃指黑睛病变的全过程，如新鲜病变的星翳、凝脂翳、花翳白陷、湿翳、混睛障等及病变后期的冰瑕翳、云翳、厚翳、斑脂翳等，而不只是病变后期留下的瘢痕，故明目退翳药范围相当广泛。《眼科纂要》谓："夫翳自热生，疗由毒发，发必在乌轮，乌轮属肝，则凡清肝、平肝、行肝气之药，如柴胡、芍药、青皮之类，皆退翳药也。浅学者不识此理，唯执蒙花、木贼、谷精、虫蜕、青葙、决明为退翳之药，又不辨寒热，信手摺拈，糊涂乱用，非徒取识者笑诸，而且害人。"故想用好此类药物，必须好好学习明目退翳法不可。

退翳明目法乃眼科专科治法，应根据翳障程度、发作时间以及全身体征选择不同的退翳明目方法，伍用相应的退翳药物。如病之初期，星翳点点，迎风流泪，风热正盛，当以祛风清热退翳（谷精草、蝉衣）。病之中期，翳大而厚，肝火正旺，瘀血内停，当以清肝明目，活血退翳（茺蔚子、决明子、青葙子）；若风热或肝火减退，则应以退翳明目为主；病之后期，翳障停留，气血已虚，当以益气养血退翳或益肝补肾退翳（密蒙花、沙苑蒺藜、蕤仁）；若气血不虚，则当以退翳明目为主。在退翳明目的过程中无论初期、中期、后期，均不可过用寒凉，以免邪气冰伏，气血凝滞，翳不易退。黄岩所著《眼科纂要》中关于翳膜诊治，可谓金石之言，不可不读。

明目退翳药，根据黑睛病变发展阶段的不同，不但用于内服，而且也可外用，其中内服多为植物类，而外用则以矿物类或贝类为主，例如炉甘石、硼砂、珍珠等。在治疗黑睛翳膜方面，外用药占很大比重，无论新翳、旧翳，皆能发挥治疗作用，如八宝眼药、拔云散、眼药锭、马应龙眼药、障翳散等，至今市面上尚有 30 余种。可惜由于种种原因，目前在中医眼科中却很少使用。

退翳明目药在《中药学》中没有专门列出，多含在清热泻火药中，如谷精草、密蒙花，而木贼、蝉衣则列在发散风热药中，为了突出中医眼科学术特点，故将明确具有退翳明目功能的常用内服传统药物列出，以供同道临床参考。

蝉蜕功擅退翳止痉

蝉蜕又名蝉衣，乃蝉科昆虫黑蚱昆虫羽化时脱落的皮壳。性味甘、寒，除功专退翳外，尚可疏散风热，利咽开言，透疹，息风止痉。

1. 发散风热

常与白蒺藜、决明子、薄荷、连翘等同用，治疗风热感冒、肺经客热所致白睛红赤，眵多羞涩，刺痒难忍等。

2. 清肝除翳

常与白蒺藜、决明子、山栀等同用，治肝经积热，上攻于目之黑睛生翳，赤肿羞明，疼痛流泪，如蝉花散（《银海精微》，谷精草、蝉蜕、羌活、甘草、蔓荆子、蒺藜、决明子、防风、川芎、栀子仁、密蒙花、黄芩、荆芥穗、木贼）。

3. 明目退翳

本品不但能退风热所致之新翳，老翳亦可用之。祁老取其开破消磨之力，常用于治疗黑睛宿翳方剂中。

4. 祛风解痉

常与钩藤、全蝎、僵蚕等同用，治疗目睛瞤动，胞轮振跳，如止劄饮。

5. 散风止痒

祁老常与防风、防己、生薏仁、当归、赤芍、白鲜皮等同用，治疗过敏性眼炎及眼部无名之奇痒。

谷精草尚有养肝明目之功

谷精草性味辛、甘，平。与其他退翳药凉解不同，谷精草散风火而无寒凉遏抑之虞。除用于痘后生翳外，每多用于治疗小儿疳积雀目。尚能养肝润燥，治疗目睛干涩，泪水缺乏者，多伍用于相应的方剂中。

1. 疏散风热，明目退翳

常与荆芥、决明子、龙胆草同用，治疗目赤肿痛，羞明多泪，眼生翳障，如谷精草汤（《审视瑶函》，谷精草、白芍、荆芥穗、玄参、牛蒡子、连翘、决明子、菊花、龙胆草、桔梗）。

2. 益肝明目，清疳热

常与猪肝、苍术、夜明砂同用，治疗肝虚雀目内障，白睛表面失泽，黑睛晦暗，目干羞明，入暮目暗不明。

密蒙花肝肾不足之内障亦可用之

密蒙花性味甘，寒，善于清热泻火，养肝明目退翳。

1. 清肝热

临床上常与黄芩、薄荷等同用，治疗肝经风热之眼目赤痛，黑睛暴赤生翳，怕日羞明，风弦赤烂等，如密蒙花散（《普济方》，密蒙花、当归、川芎、砂仁、桔梗、防风、薄荷、黄芩、甘草）。

2. 养肝血

密蒙花可与养血药同用，治疗肝血亏虚之目疾。《素问·五脏生成》云："肝受血而能视。"《审视瑶函》则进一步阐述说："真血者即肝中升运于目，轻清之血，乃滋目经络之血也。"肝血亏虚，每多表现视物不能持久，甚则怕日羞明。祁老认为视疲劳、干眼症等每多源于肝血不足，故施治中于养肝血之剂中多伍用密蒙花及谷精草，岂能囿于"退翳明目"之用耳？

3. 润肝燥

密蒙花味甘，性微寒，除养肝明目外，尚能润肝燥，养肝血。《本草用法研究》云："密蒙花，其色紫，故入肝，甘寒无毒，故能润肝燥，养肝血……肝血得养，故一切目疾皆可除也。"缪希雍亦曰："此药甘以补血，寒以除热，肝血足而诸证无不愈也。好古谓其润干燥，守真以之治畏日羞明，诚谓此也。"因肝肾同源，补肝血，即可以益肾耳，祁老也常用此品伍用于补肝益肾之剂中。

高健生研究员根据本草书籍中载有密蒙花有退目中血翳之功，故而组成"密蒙花方"，治疗糖尿病视网膜新生血管。经过实验初步证明，该方具有抑制缺氧状态下人脐静脉血管内皮细胞增殖的作用，进而提示，"密蒙花方"是治疗糖尿病视网膜新生血管的有效方药。

青葙子味苦性寒，宜退新翳

青葙子味苦性寒，多用于因肝火上炎而致黑睛之新翳，而宿翳者用之较少。因退宿翳必待以时日，用久则会耗伤正气。

1. 散风清热

常与菊花、龙胆草等同用，治肝经风热之眼目暴赤，黑睛生翳如凝脂，抱轮红赤，碜痛羞明，眵多流泪，如石决明散（《普济方》，石决明、决明子、赤芍、青葙子、麦冬、羌活、山栀子、木贼草、大黄、荆芥）。

2. 散风止痒

治风热所致胞睑或皮肤红赤瘙痒，如决明子丸（《普济方》，决明子、地肤子、车前子、黄连、人参、玄参、槐子、青葙子、地骨皮、升麻、白茯苓、沙参、苦参）。

3. 清肝明目

治疗因肝经火盛而致头目昏眩，视力急降，甚至失明之暴盲，如青葙子丸（《圣济总录》，青葙子、蕤仁、地骨皮、麦门冬、赤茯苓、泽泻、前胡、枳壳、甘草、菊花、防风、黄连）。

由于青葙子油脂有扩瞳作用，故古籍中有"瞳子散大者禁用"之记载。

刺蒺藜不独退翳，尚可解郁散结

刺蒺藜（北京地区将白蒺藜作为刺蒺藜给药）性味平、苦，微温，有小毒，归肝经。眼科常用于祛风明目退翳。

1. 息风止痉

高等中医教材将白蒺藜列入平肝息风药类，故凡肝阳上亢，头晕目眩，伴眼底病变患者，如视网膜动脉硬化所致眼底出血，或视盘水肿等病变，祁老常将刺蒺藜、天麻、钩藤、菊花、夏枯草等伍用于相应治疗方剂中。

2. 解郁化癥去滞

《本草汇言》云："刺蒺藜去风下气，行水化癥之药也，其性宣通快便，能运能消，行肝脾滞气，多服久服有去滞之功。"《植物名实图考》谓："蒺藜，近时《临证指南》一书用以开郁，凡肋上乳间，横闷滞气，痛胀难忍者，炒香入气药，服之极效。"故凡因肝郁气滞而致目疾者皆可伍用之。如暴盲、青风内障等，如韦文贵老中医之"青光眼三方"（石决明、白蒺藜、决明子、防风、羌活、蝉蜕、密蒙花、白术、白芷、细辛、生地黄）即是。

3. 去滞生新

伍于软坚散结方剂中，可增强磨运去滞、生新化癥之力。对眼底较陈旧之机化病变，祁老常用此伍于软坚散结或磨云退翳之剂中。

4. 祛风止痒

祁老常将此品与蝉衣、僵蚕、防风、荆芥、地肤子、归尾、赤芍伍用，治疗眼部风疹赤痒以及眼表过敏病变。若因血虚风盛或瘙痒难忍者，常与当归、何首乌合用，往往收到良好效果。

蛇蜕定惊解毒

蛇蜕性味甘、咸而平，归肝经。

1. 退翳明目

眼科常用此品祛风退翳明目，治疗睑生风粟，或痛或痒，渐生翳膜，或久患头风抽搐，如万应蝉花散（《原机启微》，石决明、蝉蜕、当归身、甘草、川芎、防风、白茯苓、苍术、羌活、蛇蜕、赤芍药）。

2. 消障退赤

治赤膜下垂、一切顽固宿翳夹有赤脉侵入及圆翳内障日久者，如皂角丸（《审视瑶函》，穿山甲、蝉蜕、白术、玄精石、谷精草、当归、茯苓、木贼草、赤芍药、蛇蜕、连翘、刺猬皮、龙胆草、菊花、人参、川芎、獖猪爪，一半入猪牙皂，一半入淫羊藿，治内障，与生熟地黄丸同服）。

3. 息风定惊

祁老常用本品治疗胞轮振跳、目睛瞤动、辘轳转关、目劄等。《本草汇言》谓："蛇蜕，专治风动为病，故前古主小儿惊痫癫疾，四肢瘛疭，摇头弄舌，皆属厥阴经为病也。"《内经》亦言"诸风掉眩，皆属于肝"。上述眼病，目珠胞弦动摇不定，皆为肝风内动之故，其治疗总宜柔肝潜阳，方剂中伍用蛇蜕可增加疗效，如张锡纯之镇肝息风汤（怀牛膝、生赭石、生龙骨、生牡蛎、生龟甲、生白芍、元参、天冬、川楝子、生麦芽、茵陈、生甘草）加蛇蜕、钩藤、全蝎等。

4. 解毒止痒

蛇蜕尚有解毒止痒之功，故眼部疔肿，如胞肿如桃、眼丹、风赤疮痍等，皆可伍用于清热解毒方剂中。其止痒之功较蝉蛇力强，故临证中遇目睛奇痒者，在辨证基础上加用，往往获效。

千里光尚能补肝明目

千里光又名天胡荽，《滇南本草》称之为千里光或千光草，其性苦寒。功效清热解毒，清肝明目退翳。常与黄芩、夏枯草、密蒙花等同用，治疗肝经热盛之胞轮红赤，黑睛生翳，紧涩羞明，热泪如汤，视物昏蒙。亦可将其单味捣烂外敷，或为末调敷，或煎水熏洗患目，以治疗风弦赤烂，实热生疮（粟疮、椒疮），风痒眵泪，白睛红赤等。将千里光全草加工制成千里光眼药水可用作"白睛病变"通治方。

《银海精微》有千里光散（菊花、千里光、甘草），治疗能近视不能远视，其病因为血虚不足也，故可知其有养肝血之功。

木 贼

木贼为木贼科植物木贼的干燥地上部分。药性甘、苦，平，归肺、肝经。功能疏散风热，明目退翳。内服煎剂 3~9g。

1. 疏散风热

用于清热祛风止泪，常与白蒺藜、防风、羌活等同用，治疗眼出冷泪，如木贼散（《济生方》，木贼、苍术、白蒺藜、防风、羌活、川芎、甘草）。

用于清热祛风，益肾明目，常与龙胆草、淫羊藿等同用，治疗青盲、忽然不见物等病证，如还睛散（《济生方》，川芎、龙胆草、楮桃仁、木贼、淫羊藿、甘草、淡竹叶）。

用于疏散郁结，祛风止痛明目，常与丹参、白芍、银柴胡、蝉衣等同用，治疗暴盲因眼底血管阻塞所致者，如疏肝破瘀通脉汤（《庞赞襄中医眼科经验》，当归、白芍、丹参、赤芍、银柴胡、茯苓、白术、羌活、防风、蝉蜕、木贼、甘草）。

2. 明目退翳

用于疏风散热，退翳膜，常与白蒺藜、密蒙花、菊花、决明子等，治疗风热瘀滞所致之胬肉攀睛、赤脉缕睛等，如栀子胜奇汤（《原机启微》，白蒺藜、蝉蜕、谷精草、甘草、木贼草、黄芩、决明子、菊花、山栀子、荆芥穗、羌活、密蒙花、防风、蔓荆子）。

用于发散肝肺风热，退翳明目，常与薄荷、蝉蜕、羌活、红花、苏木等同用，治疗花翳白陷，如洗肝散（《审视瑶函》，当归尾、川芎、防风、苏薄荷、生地黄、红花、苏木、密蒙花、白蒺藜、蝉蜕、羌活、木贼草、赤芍、甘草）。

祁老认为：①木贼治疗宿翳为必用之药，如《原机启微》之拨云退翳丸。然其克削之力甚强，若气虚、血弱者用之，当加归、芍、参、芪以助之。②与软坚散结之品相伍，可增加软坚散结之力。③木贼配蝉衣，祛风散热，疏解玄府郁结，可用以治疗因风热郁闭玄府之内外障眼病。

第十七节　平肝息风药

凡以平肝潜阳或息风止痉为主，治疗肝阳上亢或肝风内动病证的药物，称平肝息风药。《素问·至真要大论》言："诸风掉眩，皆属于肝。"故本类药物皆入肝经，多为介类昆虫等动物及矿石类药物，具有平肝潜阳、息风止痉之功效，部分药物以其质重、沉降之性，兼有镇惊安神、清肝明目、降逆、凉血等作用，某些息风止痉药物兼有祛风通络之功。

故凡见头目晕眩、头风损目、胞轮振跳、目眩、目睛瞤动、辘轳转关、视瞻昏渺、萤星满目、眼底血证、风牵偏视、神光自现等兼见失眠、心悸、烦闷、面赤、震颤、痉挛、麻痹、脉弦、舌红者，均可选用。心脑血管系统、神经系统及部分内分泌系统功能紊乱所致的眼部病变，常伍用此类药物进行治疗。

使用本类药物应注意其病证的病因与兼证，如肝风内动，因火热炽盛或肝阳上亢引发，应用时要佐以清热泻火或清肝泄热之品；亦有因血少阴虚，水不涵木，肝失滋养所致的肝风内动或肝阳上亢，治疗时要与补肾益肝、滋阴养血类药物同用。肝病常可出现神志方面的兼证，又需与养心安神类药物相配。

本类药物有性偏寒凉或性偏温燥之不同，又多为沉重之介类及矿物，或有毒性的虫类，故临床使用时要掌握分寸，注意配伍，审慎用药。

平肝息风药可分为平抑肝阳药和息风止痉药两类。

一、平抑肝阳药

凡能平抑或潜镇肝阳，主要用治肝阳上亢病证的药物，称为平抑肝阳药，又称平肝潜阳药。

本类药物多为质量沉重之介类或矿石类药物，具有平抑肝阳或平肝潜阳之功效，主要用治肝阳上亢之头晕目眩、头痛、耳鸣和肝火上攻之面红、口苦、目赤肿痛、烦躁易怒、头痛目昏等症。亦用治肝阳化风、痉挛抽搐及肝阳上扰、烦躁不眠者，当分别配伍息风止痉药与安神药。

石决明眼科常用

石决明药性咸，寒，归肝经。功能平肝潜阳，清肝明目。内服煎剂宜生用，打碎先煎，外用宜煅用。张锡纯谓："石决明为凉肝镇肝之要药，肝开窍于目，是以其性善明目，研细水飞作敷药能治目外障，作丸散内服能消目内障，为其能凉肝兼能镇肝，故善治脑中充血作痛、作眩晕，因此证多系肝气、肝火夹血上冲也。"

1. 平肝潜阳

常与生地黄、白芍、牡蛎相配，治疗肝肾阴虚，肝阳上亢所致两眼发胀，眼前黑花缭乱，视物昏蒙，或突然盲而不见，或眼内积血，瞳仁散大，目珠偏斜等，如慢性青光眼方（《韦文贵眼科临床经验》，防风、羌活、细辛、蝉衣、石决明、菊花、密蒙花、生地黄、川芎、石斛、僵蚕）。

2. 平肝清热

常与夏枯草、钩藤、菊花相配，治肝热头昏，视物不明，目赤，头痛目胀，如石决明散（《中医眼科六经法要》，石决明、决明子、赤芍、青葙子、山栀子、木贼、大黄、羌活、荆芥）。

3. 明目退翳，祛风清热

如菊花决明散（《原机启微》，石决明、石膏、木贼、羌活、炙草、防风、菊花、蔓荆子、川芎、黄芩、决明子），治疗目疾日久，白睛微变青色，黑睛稍带白色，黑白之间，赤带如环，视物不明，眵多羞明等。

珍珠母功似石决明但能安神

珍珠母药性咸，寒，归肝、心经。功能平肝潜阳，安神定惊明目。宜先煎，打碎入药。

珍珠母与石决明功能主治基本相同，但石决明清肝明目之力强，又有滋养肝目之功，尤宜于血虚之羞明、目暗、青盲等目疾及阴虚阳亢之眩晕、耳鸣等。珍珠母又入心经，有镇惊安神之效，故失眠烦躁、心神不宁等神志疾病多用之。祁老认为，临证时二者多互相代替使用，但治疗目疾当以石决明为先。

紫贝齿平肝、镇惊、明目

紫贝齿药性咸，平，归肝经。功能平肝潜阳，镇惊安神，清肝明目。内服宜打碎先煎。本品内服与珍珠母相近，古代多用此与其他药如冰片、炉甘石、珍珠等配制成散剂、膏剂外用，治疗两目赤肿，黑睛生翳等，如七宝膏（《证治准绳》，珍珠、琥珀、龙齿、石决明、水晶、紫贝齿、空青、玛瑙）。亦可与桑叶、菊花等相配伍，治疗头痛、头晕、目赤肿痛、黑睛生翳等。

二、息风止痉药

凡以平息肝风为主要作用，主治肝风内动，惊厥抽搐病证的药物，称息风止痉药。

外风宜疏散，内风宜平息。本类药物主入肝经，以息肝风、止痉抽为主要功效，适用于热极动风、肝阳化风、血虚生风等所致之眩晕欲仆、项强肢颤、痉挛抽搐等症，以及风阳夹痰，痰热上扰之癫痫、惊风抽搐，或风毒侵袭，引动内动之破伤风、痉挛抽搐、角弓反张等症。部分兼有平肝潜阳、清泻肝火作用，治疗肝阳眩晕和肝火上攻头痛等。此外，某些息风止痉药尚兼祛外风之功，故可用治风邪中经络之口眼㖞斜、肢麻痉挛、头痛、痹证等。

羚羊角既善清里又善透表

羚羊角药性咸，寒，归肝、心经。功能平肝息风，清肝明目，散血解毒。内服煎剂 1.5~3g，宜单煎 2 小时以上。磨汁或研细末每次 0.3~0.6g 为宜。

中药某些品种，由于疾病谱的变化、市场供应和价格、稀有动物保护等诸多因素影响，其使用频率在不断变化。如羚羊角即是其中的一种。据统计，《秘传眼科龙木论》内服方剂中羚羊角占 16.41%，到了明代《审视瑶函》下降到 5.78%，到清代《目经大成》及现代眼科学其使用率更低。关于羚羊角的使用，祁老认为，只要药证对应，尤其是治疗急重棘手眼病均应使用。再者，目前多用粉剂吞服，其价位患者是可以接受的。临床大家张锡纯对羚羊角使用所论甚祥，其谓："羚羊角最能清大热，兼能解热中之大毒，且既善清里，又善透表，能引脏腑间热毒达于肌表而外出，疹之未出，或已出而速回者，皆可以此表之，为托表麻疹之妙药。即表之不出，而毒气内陷者，服之亦可内消。所最异者，性善退热却不甚凉，虽过用之不致令人寒胃作泄泻，与他凉药不同。此乃具有特殊之良能，非可以寻常药饵之凉热相权衡也。"此真乃经验之谈。眼科古籍《秘传眼科龙木论》使用羚羊角频率较大，总以平肝息风、清热祛瘀、退翳明目、清热解毒为用。

钩藤眼科妙用

钩藤药性甘，凉，归肝、心包经。功能清热平肝，息风定惊。

1. 平肝息风

常与防风、僵蚕、全蝎同用，治疗辘轳转关、上睑下垂、口眼㖞斜等病症，如钩藤饮子（《审视瑶函》，钩藤、麻黄、甘草、天麻、川芎、防风、人参、全蝎、僵蚕）。

2. 清热平肝，退翳明目

如决明汤（《圣济总录》，决明子、钩藤、丹皮、升麻、羚羊角、赤芍、大黄），治疗时气病后眼生翳，赤痛羞明。陆南山老中医用此与蝉衣、制香附、当归、川芎、白芍组成

"退翳散"，治疗单纯疱疹性角膜炎，其谓："钩藤虽然用于热病高热、惊痫抽搐等证，但是在眼科方面可以平肝泄热，而且更有息风镇痉作用，对眼病的流泪畏光兼有刺激症状者，用之颇为相宜。"

3. 清肝明目止眩

常与石决明、天麻、菊花、夏枯草、白蒺藜等同用，治疗高血压或肝火旺盛而致的眼底病变。

4. 清热息风定惊

如韦玉英主任医师钩藤息风饮（钩藤、银花、连翘、生地黄、白僵蚕、全蝎、蝉蜕、薄荷、石菖蒲），治疗各种急性热病后邪热未解，双眼青盲或视瞻昏渺，瞳神散大，兼有身热神烦、肢体强直、屈伸不利，如急性视神经炎，尤其适于小儿视神经萎缩和小儿皮质盲有以上诸症者。

天麻内风外风皆可平，故有定风草之谓

天麻药性甘，平，归肝经。功能息风止痉，平抑肝阳，祛风通络。

1. 息肝风平肝阳

眼病凡兼眩晕、头痛者均可于方剂中伍用天麻，因其有息肝风、平肝阳之功，且不论虚实皆可用之。外风引起头痛者，亦可伍用天麻，因其不但息内风，而且可祛外风，故罗天益称天麻为定风草。

2. 息风化痰除湿

如和阵方十九（《目经大成》，天麻、黄芪、人参、白术、茯苓、橘皮、半夏、神曲、麦芽、黄柏、干姜、泽泻、苍术），治痰饮内停之头痛目眩，眼暗睑黑，恶心气促，心神颠倒，身重而倦，四肢厥冷，脉大缓而浮。

3. 息风止痉

常与钩藤、防风、全蝎相配，治疗因风邪所击，神珠不待人转而自转动，搏击不定，筋脉振惕天吊之候，如钩藤饮子（《审视瑶函》，钩藤、麻黄、甘草、天麻、川芎、防风、人参、全蝎、僵蚕、生姜）。对顽固性之睑痉挛者，可用本方加白芍、当归以治。

4. 补肝明目

常与枸杞、菟丝子、巴戟天等相配伍，治疗肝肾俱虚，眼昏或黑花乱飞如蝇翅，冷泪常流等，以天麻入肝，引诸补益药达病所。

钩藤、天麻、羚羊角均有平肝息风、平抑肝阳之功。然钩藤性凉轻清透达，长于清热息风，治小儿高热惊风轻证为宜；而羚羊角清热力强，因其性寒，除治热极生风，又能清心解毒，多用于高热神昏，热毒发斑；天麻甘平质润，清热之力不如钩藤、羚羊角，但治肝风内动、惊痫抽搐之证，不论寒热虚实皆可伍用，且能祛外风而止痛。与钩藤、羚羊角相比，天麻偏于补益。

全蝎、蜈蚣功同，前者力平，后者力猛

全蝎药性辛、平，有毒，归肝经。蜈蚣药性辛、温，有毒，归肝经。两者功能皆为息风镇痉，攻毒散结，通络止痛。内服煎剂 3～6g，研末吞服 0.6～1g。因其有毒，用量不宜过大，且不适长期服用。两味药物还能"引风药以达病所"，凡因风邪作祟而致眼病（尤其是内风），两药物可作引经之用，发挥药力。又因眼部经脉血络纤细而深邃，病邪侵入，一般药物恐难深入，而全蝎、蜈蚣之属，不但引药深达病所，而且有搜剔祛邪之功。因此，凡痰瘀阻于眼部脉络日深者，非伍用全蝎，则难以疏通，如陈旧眼外伤、视网膜静脉阻塞以及日久难

消的眼底增殖改变。在通络止痛方面，如顽固的眼球深部顿痛，久治不愈的眶上神经痛，严重的伴有牵掣抽痛的偏头痛，常与夏枯草、白芷、香附、僵蚕、天麻、川芎等同用，往往有效。

全蝎、蜈蚣皆有息风镇痉、解毒散结、通络止痛之功效，二者相须，有协同增效作用。然全蝎性平，息风镇痉、攻毒散结之力不及蜈蚣；蜈蚣性猛性燥，善走窜通达，其功效较全蝎力强。故临床应根据病情，视病势缓急择而用之。至于相须为用，必须急重顽疾，否则不宜。

僵蚕祛风定惊，兼能化痰散结

僵蚕药性咸、辛，平，归肝、肺、胃经。功能祛风定惊，化痰散结。本药药力和缓适中，眼科临证用之较全蝎、蜈蚣为多。

1. 祛风化痰通络

为眼科治疗风牵偏视之常用之物，如牵正散（《杨氏家藏方》，僵蚕、白附子、全蝎），《审视瑶函》正容汤乃由此方加减化裁而来。

2. 化痰散结

常与陈皮、半夏、茯苓、浙贝母、防风相配，治疗胞生痰核。如系小儿，可加焦三仙，往往效果显著。

3. 散风止痒

常与白芷、辛夷、桔梗、防风、白蒺藜、杏仁合用，治疗眼部过敏性疾患。

4. 息风止痉

常与钩藤、蝉蜕、菊花、天麻、半夏等配合，治疗眼部抽搐，目眨频繁，紧闭难开等。若属小儿目劄者，亦可用此配伍清半夏、防风、白蒺藜、焦三仙、钩藤以治之。

近代大医章次公、朱良春临证常使用虫类药。朱良春《医学微言》言虫类药物功用有攻坚破结、活血化瘀、息风定惊、宣风泄热、搜风解毒、行气和血、壮阳益肾、消痈散肿、收敛生肌、补益培本等十个方面，并提示，使用时要辨证明确，选药精当，注意配伍、剂量、疗程，特别对有毒的斑蝥、蟾酥应谨慎使用，防止毒副作用。

第十八节　补气药

本类药物均具有补气的功效，能补益脏气以纠正人体脏气虚衰的病理偏向。补气又包括补脾气、补肺气、补心气、补元气等。本类药物的性味以甘温或甘平为主，其中，少数兼能清火或燥湿者亦有苦味，能清火者药性偏寒。大多数药能补益脾肺之气，主要归脾、肺经，少数药兼能补心气，又归心经。

眼科临证中补气药多用于治疗气虚、气陷所致病证，而气虚气陷之证多因劳伤过度（包括竭视劳瞻）或久病失养而耗伤元气，以致气机衰惫，不能敷布精微充泽五脏上荣于目，或卫外不固，统摄温煦失职，全身常表现为少气懒言、肢体乏力、语言低微、自汗、心悸、头晕、食少、小便清或频、脉虚弱或濡细无力、舌质胖淡。眼部可为眼睑下垂，举抬无力，冷泪常流，黑睛陷翳久不平复，或内外障翳久不痊愈，视力疲劳，不能久视，眼睑水肿、出血，睛珠混浊，青盲内障。

临床使用补气药时，应分辨不同病因，选择适当药物相配伍。例如脾虚湿滞证，应配伍化湿、燥湿或利水渗湿药，以消除因脾虚不运而停滞的水湿；若气虚兼血虚、阳虚、里寒，又需配用补血、补阳、温里药；脾虚统摄失职而出血者，又应配止血药。血可化气，酌加补血之品，可增强补气的功效。由于本类药中部分味甘壅中助湿，对湿盛中满者应慎用，必要时辅以理气除湿药。

人参为补气第一要药

人参药性甘、微苦，平，归肺、脾、心经。功能大补元气，补脾益肺，生津止渴，安神益智。祁老认为，补益之药，均能补虚扶弱，纠正人体气血阴阳虚衰的病理倾向，而眼部视觉功能正常与否，离不开气血的正常运行。以气虚论，它可以造成种种眼病，如元气暴脱或失血过多之暴盲、脾气虚损而致视瞻昏渺、视瞻有色、青盲内障、圆翳内障，以及脾虚肌肉无力之上胞下垂，或气虚收摄无力之泪溢、陷翳、漏睛疮瘘、久不平复之外障。不论内外障翳，只要有气虚表现者，人参为必用之品，例如冲和养胃汤、益气聪明汤、人参补胃汤等方剂中，均有人参。

临证中如遇血虚，除需用补血药外，尚可配伍补气药如人参等，即所谓"有形之血不能自生，生于无形之气"。温热病或消渴病所致眼病，可伤津耗气，在补阴生津药如石斛、知母、花粉、麦冬中伍用适量人参会增药力。目睛偏视、眼底渗出机化物或瘀血停滞久不吸收者，酌加人参，往往有效。

目前市售人参有野生和人工栽培两种。野生的称野山参，价贵缺货，一般用之不多，而人工栽培的又分红人参、白人参和生晒参，产于朝鲜的称高丽参。红人参其性刚健温燥，能振奋阳气，适用于急救回阳；白人参和生晒参药力平和，不但补脾，又可生津。

西洋参产于美国、加拿大，我国亦有栽培。它与人参均有补益元气之功，可用于气短神疲、脉细无力等症。但人参益气救脱之力强，单用即可收效；西洋参偏寒，兼能补阴，较宜用于热病所致气阴两虚证，故脾肺气阴两虚之证用之较良。

党参功同人参但力稍逊

党参药性甘，平，归脾、肺经。功能补脾肺之气，补血生津。

人参与党参均可用于气虚之证，但党参味甘平，作用缓和，药力单薄，不具人参益气固脱之功，故遇元气虚脱之证，不能用党参代替人参。

1. 补益脾气

如参苓白术散（《和剂局方》，党参、白术、茯苓、扁豆、陈皮、山药、莲子、炙甘草、桔梗、砂仁、薏苡仁），治疗中气虚弱所致眼睑无力，常欲重闭，久视睛痛，神光不足等。

2. 益气滋阴

如二气左归丸（《目经大成》，党参、炙黄芪、沙苑子、鹿角胶、龟甲、五味子、山萸肉、地黄、当归、枸杞子、蕤仁、肉苁蓉、山药、夏枯草、肉桂、楮实子、防风、白菊花、茺蔚子），治疗热病伤津所致青盲及气阴两虚所致的高风内障、瞳神干缺等。

3. 益气托毒

治疗气阴不足，毒邪未尽，大眦瘘等，如千金托里散（《眼科集成》，党参、生黄芪、茯苓、甘草、当归、芍药、川芎）。

太子参

太子参又名孩儿参，乃为石竹科植物并叶假繁缕的块根。与人参、党参本不同属。与西洋参均能补脾胃之阴，生津止渴，但甚力薄，均不及西洋参，故凡气阴不足之证（火不盛）及小儿宜用之。

黄芪功擅升阳举陷，益卫固表，托毒生肌

黄芪药性甘，微温，归脾、肺经。功能健脾补中，升阳举陷，益卫固表，利尿，托毒生肌。内服煎剂 10~15g（大剂量可用 30g 以上）。生用走表，能固表止汗，托里排脓，敛疮收口；炙用走里，可补中益气，补气生血，利尿。闷胀胃满、表实邪盛、多气多怒者勿用。

治疗脾气虚弱证，多与人参或党参同用，如益气聪明汤、补中益气汤等。治疗脾虚水湿失运所致眼部浮肿或眼底水肿，常选加黄芪伍于相应方剂中，也可用黄芪煎水送服参苓白术散以利水消肿，如加防风其效力更佳（因风能胜湿之故也）。在补血、摄血方面，也是必用之品，如当归补血汤、归脾汤。凡属易于复发之眼病，或免疫力低下，或眼底病变、水肿、渗出、机化、瘀血、瘢痕等，以及眼表陷翳、黑睛上皮失荣（即着染久不消退）、眼珠软塌眼瘘等，经治久未能改善修复者，均可在相应方剂中伍用黄芪，以举陷益卫，托毒生肌，使病情改善。

白术为健脾第一要药

白术药性甘、苦，温，归脾、胃经。功能健脾益气，燥湿利尿，止汗安胎。

白术与黄芪、人参同为补气之品，治疗脾气虚弱证。但白术补气之力不及参、芪，而白术性燥，故脾虚不能运化、水湿停留诸证，必用白术。燥湿利水宜生用，补气健脾宜炒用。

白术与苍术均可健脾燥湿，然白术偏于健脾，苍术偏于燥湿，故《本经逢原》云："凡欲补脾则用白术，凡欲运脾则用苍术，欲补运相兼，则相兼而用。"另外，白术还有利尿、止汗、安胎之功，苍术还有发汗解毒、祛风湿及明目作用。白术

治脾虚湿困而偏于虚者，苍术以苦温燥湿为主，适用于湿浊内阻而偏于实证者。

由于白术能固表止汗，与黄芪、防风相配，即玉屏风散（《丹溪心法》，黄芪、防风各一两，白术二两），故凡眼疾患者易感冒或易患鼻痒喷嚏、目泪不断、痒若虫行及过敏体质者等均可服用。

山药补脾益肾生津

山药药性甘，平，归脾、肺、肾经。功能补脾养胃，生津益肺，补肾涩精。

1. 补脾胃

常与人参、茯苓、白术等同用，治疗因脾胃虚弱所致内外眼病，如参苓白术散（《和剂局方》，莲子肉、薏苡仁、砂仁、桔梗、人参、炒甘草、白术、山药）。

2. 补脾益肾

由于山药既补脾又益肾，故脾肾俱虚者用之最宜。如眼科最为常用之明目地黄丸（熟地黄、山萸肉、山药、泽泻、茯苓、丹皮、柴胡、当归）、杞菊地黄丸（即六味地黄丸加枸杞、菊花）。

3. 补脾益肾养肺

消渴一病与脾、肾、肺有关，气阴两亏为主要病机。本品既补脾肺肾之气，又补脾肺肾之阴，故可与黄芪、天花粉、知母等同用，治疗消渴病，如《医学衷中参西录》之玉液汤。

甘草补气缓急，调和诸药

甘草药性甘，平，归心、肺、脾、肾经。功能补脾益气，祛痰止咳，缓急止痛，清热解毒，调和诸药。煎服 1.5~9g。

生用性微寒，可清热解毒，蜜炙药性微温，并可增药之力。不宜久服，久服则导致水钠潴留浮肿。

1. 补脾益气

如助阳活血汤（《原机启微》，炙甘草、黄芪、当归、防风、蔓荆子、白芷、柴胡、升麻），治疗脾胃虚弱、中气不足所致眼病，如眼睑无力、不能久视甚则酸痛、陷翳等。

2. 清心泻火

如泻心散（《一草亭目科全书》，甘草、泽泻、黄连），治疗血轮红赤，眦帷赤烂。

3. 缓急止痛

如小芎辛汤（《证治准绳》，川芎、细辛、当归、甘草），治疗风寒头痛，眉棱骨痛。

4. 缓和药性

如调胃承气汤（《伤寒论》，大黄、芒硝、炙甘草），方中炙甘草制大黄、芒硝之性，用以治疗目睛红赤疼痛，兼大便秘结、谵语等。

5. 清热解毒

多与地丁、连翘、银花、防风等同用，治疗眼部疖肿。与牛蒡子、桔梗、板蓝根同用，治疗咽喉肿痛。

大枣补气养血安神

大枣药性甘，温，归脾、胃、心经。功能补中益气，养血安神。

常与人参、白术、山药、黄芪等补益脾胃药相配伍，治疗因脾胃虚弱所致眼病。再者，因其具有养血安神之功效，故可用作治疗心失充养之心神无主而脏躁的要药，如甘麦大枣汤（《金匮要略》，甘草、小麦、大枣）。

另外，本品有缓和毒烈药性之效用，故眼科也用此配制外用药，如治时眼风火方（《眼科集成》，枣肉、胆矾、黄柏），治疗天行赤眼之红枣金丹（《眼科秘书》，红枣、铜绿、明矾、黄丹）。内服汤剂如十枣汤（《伤寒论》，炒芫花、甘遂、大戟、大枣）。

对血虚者可用赤小豆同煮熬粥当食饮。

第十九节　补阳药

凡能补助人体阳气以治疗各种阳虚病证为主的药物，称为补阳药。

本类药物味多甘、辛、咸，性多温、热，主入肾经。咸以补肾，辛甘化阳，能补助一身之阳气，肾阳之虚得补，其他脏腑得以温煦，从而消除或改善全身阳虚诸证。肾为先天之本，内寄元阳，具有激发和维持机体各种生理功能的独特作用，直接关系到人体疾病的转归和生命的夭寿。肾之元阳虚弱，则机体各种机能随之减退，百病滋生。神光的产生主要是靠肾精的上承，阳不足则清气不能上升，浊阴不能下降，清浊不分，视物昏蒙。五脏六腑之精气皆上注于目，肾阳亏损，五脏六腑皆不能受其温养，目失所养，茫茫而无所见。

本类药物使用，全身辨证相当重要。肾阳不足表现为畏寒肢冷，腰膝酸软，性欲淡漠，阳痿早泄，精寒不育或宫冷不孕，尿频遗尿；脾肾阳虚则见脘腹冷痛，完谷不化，五更泄泻，或口涎自流，少气懒言，面色㿠白；肝肾精血亏虚多见眩晕耳鸣，须发早白，筋骨痿软，小儿则为发育迟缓，齿迟行迟等。眼科使用补阳药，也多以全身辨证为依据，而具体眼部指征为辅。如肾阳不足，可见视物昏花，目无光彩，视物变形，夜视不见，视衣色淡，不耐久视，怕日羞明（非外障者），或某些小儿先天目疾。

使用本类药物，若以其助心阳、温脾阳，多配伍温里药；若见气虚，多配以补脾益肺之品；精血亏虚者，多与养阴补血益精药配伍，使阳得阴助，生化无穷。补阳药性多燥烈，易助火伤阴，故阴虚火旺者忌用。

眼科使用补阳药时，必须辨证与辨病互参，必要时可舍病求证，即"有是证用是方"，更不能受"瞳神属肾"所限，治疗内障动则补益肝肾，方取六味，药用杞、地。殊不知病至陈旧，久治不愈，病证复杂者，多非单阴或纯阳，而常为阴阳互损，其治宜取平补阴阳，如菊睛丸（《和剂局方》，枸杞子、菊花、肉苁蓉、巴戟天）、加减驻景丸（《银海精微》，楮实子、菟丝子、枸杞子、五味子、车前子、川椒、当归、熟地黄）、还少丹（《一草亭目科全书》，熟地黄、枸杞子、肉苁蓉、巴戟天、川断、川牛膝、杜仲、山萸肉、远志、菖蒲、楮实子、小茴香、白茯苓、山药）。不可盲用鹿茸、紫河车、仙茅，尤其是眼底血证者，以免伤阴动血。

鹿茸补肾阳，益精血

鹿茸药性甘、咸，温，归肾、肝经。功能补肾阳，益精血，强筋骨，调冲任，托疮毒。内服多研粉冲服 0.3~1g，或入丸散。但宜小量缓补，否则易发生吐血、衄血、目赤头晕等。一般眼底血证、肾虚有火、胃火炽盛、肺热有痰及外感者忌用。

鹿茸多用于眼疾肾阳亏虚或脾肾阳虚者，如高风内障、小儿先天禀赋不足伴生目病。

鹿角即雄鹿已骨化的角，可做鹿茸代用品，唯效力较弱。鹿角除补肾助阳外，尚能活血散瘀消肿。鹿角胶为鹿角煎熬浓缩而成胶块，其功效较鹿茸差而比鹿角强，并有良好的止血作用，一般用量 5～10g，烊化服。与龟甲胶合用，名龟鹿二仙胶，用于阴阳俱虚。鹿角霜为鹿角胶熬制后的残渣，似鹿角之功能，有涩精、止血、敛疮之功。上述之药阴虚火旺者忌用。

淫羊藿

淫羊藿药性辛、甘，温，归肾、肝经。功能补肾阳明目，强筋骨除湿。

本药较上述诸药性温而燥烈，长于补肾壮阳，不似肉苁蓉、菟丝子、沙苑子等虽能温补肾阳，但兼以滋补肝肾之阴。眼科临证用于肾阳亏虚兼有风寒湿痹者，如畏寒肢冷、腰膝无力、阳痿早泄、尿频泄泻，常与肉苁蓉、巴戟天、威灵仙、桑寄生、木瓜等同用。《圣济总录》用本品与生王瓜（即生黄瓜）等分为末，茶下，日服两次，治目昏暗、黑睛翳膜等。阴虚火旺者不宜服用。

巴戟天能治多种眼病

巴戟天药性辛、甘，微温，归肝、肾经。功能补肾助阳，祛风除湿，温通止泪。

《本草新编》云：“夫命门火衰，则脾肾虚寒，即不能大进饮食，用附子、肉桂以温命门，未免过于大热，何如巴戟天之甘温，补其火而又不烁水之为妙耶。”又言：“巴戟天补水火之不足……实补药之翘楚也。用之补气之中，健脾以开胃气；用之补血之中，可以润肝以养肺阴。”又因其补肾阳，强筋骨，祛风湿，故祁老在治疗因脾肾阳虚、肾阳虚或肾阴阳俱虚而致风湿骨痹、腰膝酸软而致目疾者，每多在相应方剂中伍用之。眼科古籍中多取其治疗疑难缠绵之目疾，如菊睛丸、还少丹等。

杜仲擅治腰痛

杜仲药性甘、温，归肝、肾经。功能补肝肾，强筋骨，安胎。

眼科临证主要用于补肾温阳，明目聪耳，如杜仲丸（《圣济总录》，杜仲、肉苁蓉、楮实子、五味子、茴香子、远志、山茱萸、白茯苓、山萸肉、牛膝），治疗因肝肾不足所致目昏耳聋，腰膝冷痛。

现代药理研究证明杜仲有降压作用，故眼源于高血压者常伍用于相应的方剂中。因它有治疗腰痛的功效，故凡目疾兼有腰痛者多取用之，尤其属肾虚腰痛者。冲任不固而胎动不安者，与续断、山药、桑寄生同用，每多取效。

续断与杜仲常相须为用

续断药性苦、辛，归肝、肾经。功能补益肝肾，强筋健骨，止血安胎，疗伤续断。

续断与杜仲功能相近，常相须为用。但杜仲入肾经气分，偏治腰脊酸痛；而续断入肾经血分，善能接骨续断，如与生血活血之品相伍用，其效更著，若头部外伤损及眼者可伍用之。

肉苁蓉药性平和，当为平补从容之品

肉苁蓉药性甘、咸，温，归肾、大肠经。功能补肾助阳，润肠通便。

由于本品味甘能补，甘温助阳，质润滋养，咸以入肾，故为补肾阳、益精血之良药。又因其性平和助阳而又益阴，故可与补肾助阳药相配，如《张氏医通》之金刚丸（杜仲、巴戟天、紫河车），治疗肾阳虚损；亦可与羚羊角、生地黄等同用，治疗肝肾两亏之坐起生花，视物不明，如《银海精微》

之补肾明目丸（羚羊角、生地黄、肉苁蓉、枸杞子、防风、决明子、楮实子、干菊花、羌活、当归、羊肝）。老年因肝肾两亏而致津液耗伤之大便秘结者常用。但阴虚火旺、大便泄泻者不宜服用。

菟丝子为平补阴阳之品

菟丝子药性辛、甘，平，归肾、肝、脾经。功能补肾益精，养肝明目，止泻安胎。

菟丝子药性平和，为平补阴阳之品，为眼科常用补益之品。

1. 温补肾阳

如菟丝子丸（《圣济总录》，菟丝子、人参、山萸肉、茯苓、防风、车前子、熟地黄、黄芪、石决明），治疗目暗不能远视。

2. 滋补肾气

如补肾丸（《银海精微》，磁石、枸杞子、石斛、菟丝子、五味子、熟地黄、覆盆子、楮实子、肉苁蓉、沉香、青盐），治疗眼目昏花，瞳仁不明，渐成内障，迎风流泪等。

由于其功能平补肝肾，久服而不燥热，故目前常与五味子、覆盆子、车前子、枸杞子相配，名为五子衍宗丸，用以治疗一些先天遗传眼病，如视网膜色素变性、遗传性视神经萎缩等。也可伍用于治疗消渴目病的方剂中。

沙苑子

沙苑子药性甘、温，归肝、肾经。功能补肾固精，养肝明目止泪。

沙苑子味甘兼苦，补益肝肾，明目固精，治肝肾不足，腰膝酸软，目昏，遗精早泄，小便频数，遗尿，尿血，白带，为补肾涩精之药。其气清香，能养肝明目，润泽瞳仁，补肾固精，强阳有子，不烈不燥，乃和平柔润之品。因其为豆科植物扁茎黄芪的成熟种子，与菟丝子、覆盆子、枸杞子等同为子药，因子能明目，且药性平和，为眼科常用之物。

第二十节　补血药

凡能补血以治疗血虚证为主的药，称为补血药。

血虚多由失血过多或化生不足所致，全身症状多表现为面色苍白、唇舌色淡、爪甲无华、头目眩晕、失眠健忘、心悸怔忡、疲倦无力或手足发麻、脉细、舌淡等，妇人则见月事量多、色淡。眼科表现可见眼睑内面及白睛血脉淡红不鲜，目睛干涩少泪，不耐久视或视物不清，眉骨酸楚，目睛隐胀，目痒时止时作，眼睑抽掣，眼内出血色淡稀疏不浓，或反复少量出血。

使用补血药常配伍补气药，即所谓"有形之血不能自生，生于无形之气"。又因血虚与阴虚关系密切，血虚往往可导致阴虚，形成阴血亏少，故临床有时会与补阴药同用。有的补血药兼有补阴作用，故有时补血药也可作补阴药用。脾为气血生化之源，血虚多源于脾虚，故多配伍补益脾气之品。补血药多滋腻黏滞，故脾虚湿阻、气滞食少者慎用，必要时可配伍化湿行气消食药，以助运化。

当归诚血中圣药，亦血中之气药

当归药性甘、辛，温，归肝、心、脾经。功能补血调经，活血止痛，润肠通便。古有归身补血、归尾行血之说。如使用全当归，则补中有动，行中有补。祁老反复强调，熟悉每单味药的药性、归经、功能主治固属必要，但临证之时很少使用单味药，更多的是用复方，即通过合理的配伍组成相应方剂，才能对复杂疾患取得理想效果。故合理的配伍更为重要，尤其寒热错杂、补攻兼施的方剂更需深谙药性，注意配伍及剂量轻重。

1. 补血

常与地、芍同伍，治疗血虚目昏，两目酸楚，不能久视，如当归补血汤（《证治准绳》，生地黄、天门冬、川芎、牛膝、白芍、炙甘草、白术、防风、熟地黄、当归身）。

2. 活血化瘀，通利血脉

如血府逐瘀汤（《医林改错》，桃仁、红花、当归、川芎、生地黄、赤芍、柴胡、枳壳、甘草、桔梗、牛膝），治疗睛内脉道瘀阻甚至闭塞不通。

3. 凉血止血

如荷叶丸（《药典》，藕节、白茅根、茜草、大蓟炭、知母、黄芩炭、棕榈炭、焦栀子、白茅根炭、玄参、白芍、当归、香墨），治疗眼内外血不归经，溢于络外的各种出血早期或急期。

4. 和血定痛

如《本事方》用川芎、防风、细辛、薄荷、麦门冬等，治疗睛痛难忍者。

治疗眼部外伤以及疮疡肿毒，也可与其他相应药物组成方剂，如复元活血汤（《医学发明》，柴胡、花粉、当归、红花、甘草、炮山甲、桃仁、大黄）及仙方活命饮（《校注妇人良方》，炙山甲、白芷、花粉、皂角刺、归尾、甘草、赤芍、乳香、没药、防风、贝母）。

5. 润肠通便

眼病因血虚肠燥便秘者，尤以老人或妇女多见，常与肉苁蓉、牛膝、杏桃仁等配伍。

熟地黄滋阴养血，为眼科常用之品

熟地黄药性甘，微温，归肝、肾经。功能补血养阴，填精益髓。

临证所用鲜地黄，甘、苦，大寒，滋阴力虽弱，但长于清热凉血，泻热除烦，多用于血热邪盛或阴虚津亏证。干地黄或生地黄味甘寒质润，凉血之力稍逊，但长于养心肾之阴，故血热阴伤及阴虚发热者宜之。熟地黄性味甘温，入肝、肾经，功专养血滋阴，填精益髓，凡真阴不足，精髓亏虚者皆可用之。又熟地黄性黏腻有碍消化，凡气滞痰多、脘腹胀满、食少便溏者忌用。重用久服宜与陈皮、砂仁等同用，以免黏腻碍胃。

1. 滋阴填精

如四物五子丸（《证治准绳》，熟地黄、当归、地肤子、白芍、菟丝子、川芎、覆盆子、枸杞子、车前子），治疗血少视昏及干涩不能久视。

2. 填精益髓，滋补肝肾

如杞菊地黄丸（《医级》，枸杞子、菊花、熟地黄、丹皮、山药、山萸肉、泽泻、茯苓），治疗肝肾两虚视昏之诸般内障。

3. 滋阴益肾，升水降火

如滋阴降火汤（《审视瑶函》，当归、生地黄、熟地黄、白芍药、麦门冬、川芎、知母、黄柏、黄芩、柴胡、甘草），治疗双目莹星乱散，六阳贼火上炎。

熟地黄功兼养血滋阴，入心、肝、肾经，又因乙癸同源，故眼疾用之较多，尤以内障为著。但熟地黄主静偏阴，质地重腻，并非所有内障之疾皆可用之。故欲用之，必须辨明病因，适者当用，或依证与他药配伍，不可乱用。

白芍养血敛阴止痛，平肝解郁

白芍药性苦、酸，微寒，归肝、脾经。功能养血敛阴，柔肝止痛，平抑肝阳。

白芍在补血及养肝明目方面常与熟地黄相配，如四物汤及四物五子丸。但在调和肝脾、柔肝解郁、敛阴缓急方面为其他养血药所不及，故由玄府闭郁，气机不畅而致目病者，非逍遥散（白芍、当归、白术、茯苓、甘草、煨姜、薄荷）莫选。眼底血脉挛急或新生脉络（病态脆弱失柔），可与阿胶、乌梅相配，以求缓急敛阴软坚，不必用活血化瘀之品。高血压、动脉硬化病属肝阳上亢、虚风内动而致目疾者，本品常与牛膝、龙骨、牡蛎、代赭石、生石决明、夏枯草、天麻等相配伍，以养血柔肝，平肝息风。此外，白芍伍入夏枯草散（夏枯草、香附、炙甘草）治目珠胀痛，以及与山萸肉、五味子伍入除风益损汤（防风、前胡、藁本、川芎、熟地黄、白芍、当归）中治疗撞击伤目之瞳孔散大，均可收效。

阿胶有补血滋阴，润肺止血之功

阿胶药性甘，平，归肺、肝、肾经。有补血、滋阴、润肺止血之功。阿胶块多烊化服。

阿胶为驴皮熬制而成的胶块，乃血肉有情之品。常与熟地黄、当归、芍药同用，如阿胶四物汤，用于血虚诸证，尤可治疗出血后的血虚之证。在止血方面，常用于眼底反复出血缠绵之证，如视网膜静脉周围炎，治疗常用补肺阿胶散（《眼科临证录》，炒阿胶、炒牛蒡子、炙甘草、杏仁、糯米）。糖尿病视网膜病变新生血管增殖者，常与白芍、乌梅相伍以治之。

阿胶尚可治疗热病伤阴之心烦失眠，或阴虚风动手足瘛疭，故眼病患者眼睑痉挛抽动者，亦可伍于相应方剂中。

何首乌有抗衰老及乌须发之功

何首乌药性苦、甘、涩，微温，归肝、肾经。功能制用补益精血，生用解毒截疟，润肠通便。何首乌在养血补阴方面与熟地黄相似，但首乌补血之力不如熟地黄。熟地黄滋腻太甚，易碍膈伤胃，而首乌不寒不燥，亦不腻膈伤胃，又有祛风散结之用，尤其在抗衰老、延年益寿以及乌须发方面为熟地黄所不及。首乌延寿丹（《世补斋医书》，何首乌、豨莶草、菟丝子、金银藤、生地黄、杜仲、牛膝、女贞子、桑叶、桑椹、黑芝麻、金樱子、旱莲草）、七宝美髯丹（《积善堂经验方》，赤白首乌、赤白茯苓、牛膝、当归、枸杞子、菟丝子、补骨脂）可用于血亏精弱，年迈体衰，耳目昏花，须发早白，腰膝无力等。此外，眼部疔肿痰核，生首乌可配合公英、地丁、玄参、连翘、花粉同用，以解毒消肿。

龙眼肉养血安神

龙眼肉药性甘，温，归心、脾经。功能补益心脾，养血安神。

龙眼肉常用于思虑过度，劳伤心脾，惊悸怔忡，失眠健忘，如归脾汤（《校注妇人良方》，人参、白术、炒黄芪、茯苓、龙眼肉、当归、远志、炒枣仁、木香、甘草、姜、枣）。祁老用归脾汤治疗眼病有一定经验。

第二十一节　补阴药

以滋养阴液，纠正阴虚病理偏向为主要功效，常用于治疗阴虚证的药物，称为补阴药。

　　本类药性以甘寒为主，能清热者，常有苦味。其中能补肺胃之阴者，主要归肺、胃经。能滋养肝肾之阴者，主要归肝、肾经。少数药能养心阴，又归心经。

　　阴虚证主要表现为两类见症：一是阴液不足，不能滋润脏腑组织，出现皮肤咽喉、口鼻、眼目干燥或肠燥便秘。二是阴虚内热，出现午后潮热、盗汗、五心烦热、两颧发红，或阴虚阳亢，出现头晕目眩。不同脏腑的阴虚证还各有其特殊症状。如肺阴虚可见干咳少痰，咯血或声音嘶哑，眼部表现为眼部干涩，白睛及黑睛表层多呈不荣甚则失润。若发金疳，则肿痛不甚，但易缠绵或反复，有眵而不稠结。胃阴虚可见口干咽燥，胃脘隐痛，饥不欲食，或脘痞不舒，或干呕呃逆，眼部也可伴生目眵。脾阴虚大多是脾的气阴两虚，可见食纳减少，食后腹胀，便秘，唇干少津，干呕呃逆，舌干少苔，眼部也可伴生胞虚如球，眼底病变如视瞻有色或视瞻昏渺多为病变后期，老年黄斑变性则以干性为多，也可见疳积上。肝阴虚可见头晕耳鸣，两目干涩，或肢麻筋挛，爪甲不荣等，眼部多伴不耐久视或眼目酸胀，眉骨酸楚胀痛，黑睛表层不荣，甚则伴生星翳、胞轮振跳、目眨抽掣拘挛等。肾阴虚可见头晕目眩，耳鸣耳聋，牙齿松动，腰膝酸痛，遗精，眼部可伴生诸般内障。心阴虚可见心悸怔忡，失眠多梦等，眼部可伴生小眦赤脉，或胬肉攀睛（均是肿痛不甚，血丝稀疏，病势缓慢等），或能远却近，不耐久视，妇女行经目痛等。

　　使用本类药治疗热邪伤阴或阴虚内热证，常与清热药配伍。不同脏腑之阴虚则要配伍相应药物，以求标本兼顾，如阴虚兼血虚或兼气虚，则应配以补血或补气药同用。

　　本类药大多有一定滋腻性，脾胃虚弱、痰湿内阻、腹满便溏者慎用。

楮实子药性甘寒，功擅清肝滋肾明目

楮实子药性甘，寒，归肝、肾经。功能滋肾、清肝、明目、利尿。

楮实子多用于治疗腰膝酸软，虚劳骨蒸，头晕目昏。因本品性甘、寒，故可用于肝经有热，目生翳障之症，如《仁斋直指方》楮实散，即用楮实子单味研末蜜汤调下。如风热上攻，目翳流泪，眼目昏花，也可与芥穗、地骨皮相配，炼蜜为丸，米汤调服。

沙参养阴清肺，益胃生津，有南北之分

南北沙参本两种不同植物，其功用相似，均能养阴清肺，益胃生津。但北沙参清养肺胃作用较强，故肺胃阴虚有热之证用之为多，而南沙参尚兼益气及祛痰之功，宜用于气阴两伤及燥痰咳嗽者。

沙参与麦冬、杏仁、桑叶、玄参、黄芩、桔梗等配伍，用于治疗阴虚肺燥之干咳少痰，咳带血丝，咽干音哑，或与石斛、玉竹、乌梅配伍，用于治疗胃阴虚所致口干多饮，饥不欲食，便秘，苔光舌红，胃胀痛等。眼科多用于治疗肺火上炎、耗伤肺阴或脾胃燥热以及肝火刑金等目疾，如目涩症、金疳肿赤不甚、流金凌木以及目眩等。

百合养阴润肺，清心安神

百合药性甘，微寒，归肺、心、胃经。功能养阴润肺，清心安神。

百合微寒，作用平和，既补肺阴，又兼清热，故常与沙参、杏仁、麦冬等配伍，治疗阴虚肺燥之目疾。另外，也可与酸枣仁、麦冬、丹参等配伍，治疗目疾兼心悸失眠之患者，或

兼情绪不能自主，以口苦、小便赤、脉微数为主的百合病。因百合药食两用，如遇目睛干涩，不耐久视者，亦可与马蹄、山药熬粥作食疗。

麦冬养阴润肺清心

麦冬药性甘、微苦，微寒，归胃、肺、心经。功能养阴生津，润肺清心。

眼科临床主要用于肺胃津液亏耗、肝肾阴液不足之目疾诸证。

1. 养阴润肺

如百合固金汤（《目经大成》，生地黄、麦冬、百合、当归、地黄、芍药、贝母、甘草、元参、桔梗），治疗火热刑金，肺伤咽痛，喘咳痰血，目赤痛之候。

2. 清心除烦益胃

如芎苏散（《审视瑶函》，紫苏、川芎、麦门冬、白术、陈皮、干姜、白芍、甘草、姜葱），治疗孕妇外感风寒，憎寒发热，眼花头昏如旋，甚则眼疼头痛，心胸烦闷。

3. 清心补水宁神

如补水宁神汤（《审视瑶函》，熟地黄、生地黄、白芍、当归、麦门冬、茯神、五味子、甘草），治疗阴虚不能济火，无形之火妄动，致神光自现症。

天冬清肺润燥

天冬药性甘、苦，寒，归肺、肾、胃经。功能养阴润燥，清肺生津。眼科临床多用于肺肾火燥为害所致目疾。

天冬、麦冬性能功用相似，常相须为用。然天冬苦寒之性较强，清火润燥之力强于麦冬，且入肾滋阴，适用于肾阴不足，虚火亢盛之证。麦冬微寒，虽清火滋润之力稍逊，但滋腻性亦小，且能清心除烦，宁心安神，故可治心阴不足及心火旺盛之证。天冬寒润滋腻，凡新感外邪、脾胃虚弱、便溏者慎用。

1. 清热降火

如泻肝散（《秘传眼科龙木论》，大黄、知母、芒硝、车前子、茺蔚子、黄芩、天冬、黑参），治疗火毒炽盛，炎蒸胞睑之睑硬睛痛，或胞肿如桃，风赤疮痍等。

2. 滋阴润燥，益精明目

如地芝丸（《审视瑶函》，天门冬、干地黄、枳壳、菊花），治疗目能远视，不能近视。

3. 滋阴补肾明目

如还睛丸（《一草亭目科全书》，黄柏、天冬、麦冬、生地黄、白芍、山药、杜仲、百部、当归、知母、黄芪），治疗中年两目昏花，视一为二，由饮酒伤目者。

石斛为益胃补肾平和之品

石斛药性甘，微寒，归胃、肾经。功能益胃生津，滋阴清热。有金钗石斛、霍石斛及鲜石斛之分。其中金钗石斛偏于养胃阴，补肾精；霍石斛常用于老年人、体虚之人、阴液不足者；鲜石斛有清热生津、解渴之功。三者治疗作用大体相同。

石斛其功用主要有二：一为滋养胃阴，生津止渴，兼能清胃热。二为滋肾阴，兼降虚火。故《原机启微》将其与天冬、人参、犀角、羚羊角等20余种药物组成石斛夜光丸，系扶正祛邪兼明目除翳剂，多用于圆翳内障、瞳神散大、慢性青光眼、青盲等。其方中君药为天冬、人参、茺蔚子，而石斛与菊花、蒺藜等为佐药。祁老提示不要理解石斛为该方之君药，不能过分强调石斛治疗眼病之效。石斛其药性平和，能养胃阴、益肾津，很适于平素当茶饮，可起到保健作用。如遇眼疾重急棘手者，仍应辨证与辨病相结合，循规施治，方能有效，不能只凭石斛之功，因其味薄力缓也。

玉竹养阴润燥，生津止渴

玉竹药性甘，微寒，归肺、胃经。功能养阴润燥，生津止渴。其质地柔滑，养阴润燥，治肺胃燥热，咳嗽烦渴之症最宜。眼科临床常用于阴虚津少或阴虚火旺之候，或佐祛风剂中，防其性燥伤津之弊，或辅清热剂中，助其降火之功，故可伍用于糖尿病视网膜病变新生血管之反复出血、内燥之证，或视网膜静脉周围炎，或火疳缠绵反复及瞳神紧小缓解期。其药性平和，作用稍缓。

黄精补虚延年

黄精药性甘，平，归脾、肺、肾经。功能补气养阴，健脾，润肺，益肾。

古籍言黄精有"久服轻身，延年不饥，多年不老，发白更黑，齿落更生，壮元阳"之效，盖其补肝益肾，生精明目，如蔓菁子散（《太平圣惠方》，蔓菁子、黄精）、全真散（《目经大成》，黄芪、枸杞、当归、地黄、肉苁蓉、龟甲、山萸肉、五味子、人参、酸枣仁、山药、黄精）。然本品甘腻，脾虚有湿者慎用。现代制剂中，如当归黄精膏、黄精片、黄精注射液，多以黄精加工提纯，治疗身体虚弱、倦怠无力、腰膝酸软、神经衰弱等。

枸杞子平补肝肾，益精明目

枸杞子药性甘，平，归肝、肾。功能滋补肝肾，益精明目。

枸杞子药性甘平，既能补肾以生精，又能养肝以生血，且为子类，故为益精养血明目之上品。《本草经疏》云："昔人多谓其能生精益气，除阴虚内热，明目者，盖热退则阴生，阴生则精血自长。肝开窍于目，黑水神光属肾，二脏之阴气增益，则目自明矣。"故古今方剂在治疗眼病特别是内障眼病时多伍用之，如菊睛丸（《审视瑶函》，菊花、巴戟天、肉苁蓉、枸杞子）、《眼科六经法要》加减驻景丸。

枸杞子药性甘平，药力缓和，宜较长时间服用，用于某些慢性眼病、康复阶段及保健养生，甚为相宜。但对紧急棘手疑难眼病，不能以此为主，必须与其他相应药物相伍用，方能有效，更不能用此不加辨证地配伍于方剂中。

女贞子

女贞子药性甘、苦，凉，归肝、肾经。功能滋补肝肾，乌须明目。

近代老中医庞赞襄常用此品配合清肝解郁渗湿之品治疗中心性浆液性脉络膜视网膜病变、急性视网膜色素上皮炎等，如清肝解郁益阴渗湿汤（柴胡、菊花、蝉蜕、木贼、羌活、防风、白术、苍术、生地黄、赤芍、女贞子、菟丝子、甘草）。或用于滋阴养肝明目，如滋阴养肝汤（生熟地黄、麦冬、天冬、党参、枸杞子、女贞子、菟丝子、茯苓、山药、白蒺藜、石斛、决明子、杏仁、白术、苍术、牛膝、五味子、青葙子、川芎、甘草），治疗中心性浆液性视网膜病变后期肝肾阴亏者。或用于滋阴解郁明目，如滋阴养肝汤（生地黄、山药、枸杞子、女贞子、知母、沙参、白芍、生龙骨、生牡蛎、黄芩、旱莲草、赤芍、甘草），治疗视网膜静脉周围炎眼底出血属阴虚肝郁者。

《济急仙方》用女贞子捣汁熬膏，净瓶收固，埋地中七日，每用点眼。子能明目，又兼补益肝肾，故眼科常用以明目而伍用于治疗肝肾阴亏内障方剂中。亦可与旱莲草相配，名为二至丸，以滋补肝肾，乌须明目。

黑芝麻补肾润燥

黑芝麻药性甘，平，归肝、肾、大肠经。功能补肝肾，润肠燥。

除与补益肝肾药物相配伍治疗相应目疾外，也常与桑叶相配伍，名为桑麻丸（桑叶以升为主，黑芝麻以降为主，二药参合，一升一降，清上润下，补益肝肾，滋阴润燥，凉血养血，乌须黑发力增），治疗早期白内障、玻璃体混浊等。精血亏虚，目疾便秘者，用之为良。本品含油脂，故能润肠通便。

龟　甲

龟甲药性甘，寒，归肾、肝、心经。功能滋阴潜阳，益肾健骨，养血补心。本品经砂炒醋淬后捣碎后先煎，也可用此熬成胶，名为"龟甲胶"，其作用更好，并有止血作用。龟甲乃阴中至阴之物，且得水火既济之制，常用于真阴亏损，肾气不足之候。

眼科主要用于补益肝肾，生精明目，如全真散（《目经大成》，黄芪、枸杞子、当归、肉苁蓉、龟甲胶、山萸肉、五味子、人参、酸枣仁、山药、黄精），治疗精血亏亡，形容憔悴，视物昏花，口不甘味等。

对阴虚阳亢，虚风内动，所致头目昏眩，或并发眼底出血者，可伍用于相应方剂中，取其滋阴潜阳止血之用。

本品为血肉有情至阴之品，对小儿发育不良如鸡胸、龟背、囟门不合甚或智力不聪等有治疗作用，故亦可用于先天遗传性眼病，如眼球震颤、黄斑发育不良、弱视等。本品熬制之胶块不仅能补益精血止血，而且可以柔肝润燥，故对眼底新生血管反复出血、糖尿病视网膜病变、老年黄斑变性、高度近视等，有治疗作用。

鳖甲滋阴除蒸散结

鳖甲药性甘、咸，寒，归肝、肾经。功能滋阴潜阳，退热除蒸，软坚散结。

龟甲与鳖甲均能滋养肝肾之阴，平肝潜阳，同治肾阴不足，虚火亢旺之骨蒸潮热、盗汗、遗精，以及肝阴不足，肝阳上亢之头痛、眩晕等症。但龟甲长于滋肾，鳖甲长于退虚热。此外，龟甲兼有健骨、补血、养心等功效，而鳖甲兼能软坚散结，常用于癥瘕积聚，故可与软坚散结药相配伍，治疗眼底增殖性改变，或硬性渗出机化等。

第二十二节　收涩药

凡以收敛固涩，用以治疗各种滑脱病证为主的药物称为收涩药，又称固涩药。

本类药物味多酸、涩，性温或平，主入肺、脾、肾、大肠经，有敛耗散、固滑脱之功。本类药物因其功能主治不同，又可分为固表止汗、敛肺止咳、涩肠止泻、固精缩尿、收敛止血止带等类。使用本类药物应根据具体证候，寻求根本，适当配伍，标本兼治，才能收到较好的效果。

五味子擅收瞳孔

五味子药性酸、甘，温，归肺、心、肾经。功能收敛固涩，益气生津，补肾宁心。张锡纯谓："五味子至酸之味，又善入肝，肝开窍于目，故五味子能敛瞳孔散大。"祁老认为，瞳子阴看则大，阳看则小，随阴阳变化而展缩自如，且能维持双目等大正圆，不大不小，此等功能乃受天真之气维护耳。临证当中罹患内障而目盲者，每多伴见瞳仁散大而不收，此即病损天真之气，斫伤至极而致，其治必须培元固本，且避饥饱劳役，驱七情五贼，且要德性纯粹。故倪维德治疗"气为怒伤散而不聚之病"，滋阴地黄丸、石斛夜光丸、益阴肾气丸皆有五味子佐入其中，此即取其专功补肾收摄则真气归原之义。故凡遇内障、瞳孔散大、视力极差者，无论内损外伤，皆可伍用五味子，其理明也。

五味子也可配以人参、附子等纳气而滋化源，助益真元而使火交于下，水布于上，水火既济，如回阳汤（《银海精微》，附子、人参、当归、川芎、赤芍、茯苓、五味子、细辛、车前子、甘草）。也可伍用于治疗外伤瞳孔散大方剂中。

诃子敛肺开音止泪

诃子药性苦、酸、涩，平，归肺、大肠经。功能涩肠止泻，敛肺止咳，利咽开音。

诃子能涩肠止泻，敛肺止咳，润喉开音。眼科常以其与退翳消障明目药配成外用散剂或膏剂，治疗翳膜遮睛，目昏流泪，如仙传紫金膏（《一草亭目科全书》，真黄丹、川黄连、石燕、诃子、真熊胆、白蜜）及炉甘石膏（《证治准绳》，炉甘石、代赭石、黄丹、柯子、槐柳枝、黄连、冬蜜）。也有将其与栀子、金铃子配伍，治疗慢性结膜炎，以清热泻火，理气止痛。

山茱萸

山茱萸药性酸、涩，微温，归肝、肾经。功能补益肝肾，收敛固涩。

山茱萸补益肝肾，故《中华本草》将其列入补阴药，补益肝肾之主方六味地黄丸中即有此物，因此在治疗内障方剂中常伍用之。

山萸肉大能收敛元气而不敛邪，故常与五味子相须为用，以收敛瞳神。且能补益肝肾，亦可治疗肝肾不足，阴液不制之冷泪不止，如羌活散（《济生方》，羌活、木香、官桂、胡黄连、山药、升麻、艾叶、牛膝、山茱萸、白附子）。

覆盆子益肝肾，固精缩泉

覆盆子药性甘、酸，微温，入肝、肾。功能固精缩泉，益肝明目。

眼科主要用于补肝益肾，生精明目，如四物五子丸（《审视瑶函》，当归、川芎、熟地黄、白芍、枸杞子、覆盆子、地肤子、菟丝子、车前子），治疗心肾不足，眼目昏暗，干涩昏花。也可用于泪液不固，冷泪常流，取其固摄之用。

金樱子固精缩泉

金樱子药性酸、涩，平，归肾、膀胱、大肠经。功能固精，缩尿，止带，涩肠止泻。

眼科常用于滋肾降火，祛翳明目，如补肾丸（《一草亭眼科全书》，人参、白蒺藜、白术、杏仁、苍术、蛤蚧、玉屑、石脂、车前子、金樱子、旋覆花、五味子、黄柏），治疗花翳内陷，肺金被心火克制，金虚不能平制肝木，木反刑金，肾水又枯，不能制火，火更旺而肺金益虚。

莲子、芡实常相须为用以补脾肾

莲子、芡实均为睡莲科植物的成熟种子，药性甘、涩、平。功能固精缩尿止带，为药食两用平和之物。由于两者均可固精止带，眼底渗出明显兼有脾肾两虚者，可与党参、白术、薏苡仁、山药配合以治之。若渗出稠黏色浊，亦可伍用清热利湿之黄柏、车前子。

第六章

常用药对

药对亦称对药，乃指两种药物配伍应用，其间有起到协同作用者，有相互消除副作用取所长者，有相互作用产生特殊效果者，二者配伍使用，可以相互依赖，相互制约，相互促进，如白术、枳实，当归、川芎，三七、白及，黄连、肉桂，知母、贝母，银花、连翘，人参、甘草等，皆可称为药对。

临证使用药对切忌对号入座，某药对专治某病，而应遵照辨证施治原则选择药对。以治痰为例，稀痰用旋覆花、半夏曲，稠痰用旋覆花、海浮石，顽痰（风痰）用旋覆花、胆南星。

处方中使用药对，根据临证需要，也可适当伍以其他药物或药对同时使用，因为药对不等于完整的方剂，应用不能喧宾夺主。如白术、枳实为枳术丸，加木香、砂仁则称为香砂枳术丸。还有小柴胡汤，其中含有药对黄芩、柴胡。

药对的产生源于临床实践，目前药对专著以《施今墨对药》一书为最详。眼科至今尚无药对专著及相关论述，但不等于眼科治疗不用药对。

龙骨、牡蛎

龙骨、牡蛎配用，出自《伤寒论》桂枝甘草龙骨牡蛎汤，治火逆证下后又加烧针，心阴两伤，烦躁不安，心悸怔忡等。

　　龙骨为古代哺乳动物之骨骼化石，味甘，涩，性微寒，入心、肝经，《品汇精要》言其"气薄，味厚，阴中之阳"，生品入药功专平肝潜阳，镇静安神，用于治疗肝肾阴虚，肝阳上亢引起的头晕、目眩、耳鸣、烦躁等，又治神志不安，心悸失眠，以及惊痫癫狂等证。煅后功专收敛固涩，用于遗精、滑泄、久泻脱肛、崩漏、带下、自汗、盗汗等，另外还可敛疮，治疗疮疡溃后不愈合等。生用 15~30g，打碎后先煎。

　　牡蛎，为牡蛎科动物之贝壳，味咸、涩，性微寒，入肝、胆、肾经。《品汇精要》言其"气之薄也，阳中之阴"。既能平肝潜阳，治疗阴虚阳亢之烦躁不安，心神不安，心悸怔忡，失眠，头晕目眩，耳鸣等，又能软坚散结，用于治疗因痰火郁结之瘰疬、痰核、瘿瘤等。本品经煅制后功擅收涩固脱，涩精止带，制酸止痛，用于自汗、盗汗、白带、胃酸过多、胃溃疡等。生用 15~30g，打碎后先煎。

　　张锡纯云："人身阳之精为魂，阴之精为魄，而龙骨能安魂，牡蛎能强魄。结合《品汇精要》之言，故可将龙骨作用于阳，而牡蛎作用于阴，两药合用，则阴阳兼顾，则魂安而魄强，精神自足，虚弱自愈。"故张锡纯称此二药为魂魄精神之妙药。

　　张锡纯认为，"龙骨、牡蛎能收敛上溢之热，使之下行，而上溢之血，亦随之下行归经"。重镇降逆之品，亦可降气止血。此即气升血亦升，气降血亦降之理也。

　　陈修园与张锡纯均认为龙骨与牡蛎合用为治痰之神品。陈修园谓："痰，水也，随火而生，龙骨能引逆上之火，泛滥之水，而归其宅，若与牡蛎同用，为治痰之神品，今人只知其涩以止脱，何其浅也。"

　　祁老在治疗眼科疾患中，涉及与神志、血证、痰湿相关等病征均在辨证论治前提下将龙骨、牡蛎伍用在相应的方剂中。

适应证

1. 婴幼儿目眨，尤其是内向、胆怯孩子及新入学阶段者，均可伍用在止劄散中（防风、天麻、僵蚕、炒三仙、木瓜、白芍等）。

2. 眼底出血，新鲜出血可加仙鹤草、槐花，陈旧出血（无再出血倾向者）加三七、凌霄花。

3. 眼底渗出，新鲜渗出加旋覆花、半夏曲、生薏仁，硬渗出加旋覆花、海浮石，机化者加三七、鸡内金。

4. 干眼症（泪液缺乏型），加谷精草。

5. 视疲劳，加木瓜、白芍、桑寄生。

6. 特发性眼睑痉挛。

临证备要

两药配伍，阴阳互补，互相促进，益阴潜阳，镇静安神，软坚散结，涩精止血，止带。现代研究表明，两药合用，可增强镇静作用，用于神经衰弱诸症，确有良效。目眨、干眼、视疲劳与目前视频终端使用、工作紧张、心理压力大及睡眠不足不无关系，因此龙骨、牡蛎伍用于相应方剂中，均可提高疗效。

旋覆花、半夏曲

旋覆花为菊科多年生草本植物旋覆花的头状花絮，味甘辛咸，性微温，入肺、脾、胃、大肠经。本品苦降辛散，咸以软坚消痰湿，温以宣散壅肺。诸花皆升，此花独降，对气机凸显宣散之功，故善于下气散结，宣肺平喘，消水利痰，又长于降逆止呕止噫，故治疗痰饮蓄结，多择而选之。

半夏曲为半夏加面粉等制成的曲剂，此药经炮制后，比半夏辛燥之性缓，味苦、辛，性平，入肺、脾、胃经。功能燥湿祛痰，和胃止呕，消食化积，下气宽中，与旋覆花伍用，半夏曲突出燥字，旋覆花侧重宣字，一燥一宣，相互促进，和胃降逆，祛稀痰，止咳甚妙。

人眼底中的白色渗出物，可以认为是痰，凡眼病有渗出病理改变等，均可在相应的方剂中伍用旋覆花及半夏曲以宣肺化痰。

适应证

1. 旋覆花、黛蛤散，治疗较新的眼部渗出病理产物。
2. 旋覆花、半夏曲，治疗稀薄渗出。
3. 旋覆花、海浮石，治疗稠痰。

黛蛤散能清泄肝肺郁热，化痰止咳，凉血止血，可治疗肝火犯肺所引起的实性眼部急性渗出病理改变。

海浮石，味咸，性寒，归肺、肾经，功能清肺化痰，软坚散结，利尿通络。本品虽称之为石，但体多孔窍，质轻易浮，用之可使药效上达目窍。本品与旋覆花伍用，海浮石侧重于化，旋覆花突出于宣，二药伍用，一化一宣，故肺热清除，痰可祛也。

临证备要

眼部渗出之病理改变，多可按痰进行治疗。治疗痰先调气，气顺则痰消，旋覆花兼宣降肺气，化痰散结，因此施今墨老大夫首创旋覆花与半夏曲相伍，用治疗痰疾。祁老将此药对组合引用到治疗眼部渗出病变。

天麻、钩藤

天麻味甘、辛，性平，无毒，归肝经。《本经》列为上品，功能息风止痉，用于治疗肝风内动，惊痫抽搐，破伤风。《本草正义》曰："天麻质厚重坚实，而明净光润，富于脂液，故能平肝镇定，养液以息内风，故有定风草之名，能治虚风。"许豫和亦称天麻不独能治风，亦补肝肾之药也。又能镇静平肝，治疗肝风引起的眩晕。天麻尚有解痉止痛作用，用于治疗偏头痛，肢体麻木，手足不遂等。血虚生风者也可应用，故妇人肝热生风，头眩眼黑等，四物汤中常加用，多效。

钩藤味甘，性凉，入肝、心包经，功能息风止痉，清热平肝，可用于治疗肝经有热、头胀头痛，肝阳上亢、血压增高。又能泻心包经之火，以清心热，息风止痉，用于治疗惊痫抽搐，如小儿惊啼瘈疭。陈士铎曰："但风火之生，多因于肾水不足，以致木燥火炎，于补阴药中，少用钩藤，则风火易散，倘不补阴，纯用钩藤以祛风散火，则风不能息而火且愈炽热矣。"

二药合用，出自《杂病论治新义》。天麻钩藤饮，用于治疗高血压、头痛、头晕、失眠等。另外，盖用钩藤之气，合天麻之味，即天麻味厚，补肝肾之精，养液以息内风，配伍钩藤以散火祛风，体用结合，阴阳相聚，则效益彰，即"以钩藤之清减天麻之燥，平肝息风而无弊也"。

适应证

1. 婴幼儿之目劄。

2. 特发性眼睑痉挛。

3. 高血压、动脉硬化引起眼底病变。

4. 眼球震颤（神珠不待人转而自转动，搏击不定，筋脉振剔）。

5. 视神经炎，视网膜病变，尤其是小儿脑病所致视神经萎缩、皮质盲等。

临证备要

天麻、钩藤药对常与龙骨、牡蛎同时伍用在治疗眼病的方剂中。天麻质重肥润，宜先煎，而钩藤体轻，宜后下。龙骨、牡蛎质重，宜先煎。

此四味药使用时，宜伍用健脾益胃之品，如香橼、砂仁等，以妨碍胃，影响吸收，尤其脾胃不健者更要注意。

炒薏仁、炒白术

薏苡仁，味甘、淡，性微寒，始载于《神农本草经》，被列为上品，"主筋急拘挛，不可屈伸，风湿痹，下气"，入脾、胃经。功能利水消肿，渗湿健脾，除痹，清热排脓。为药食两用之品。陈士铎谓："或问薏仁之功用甚薄，何不用猪苓、泽泻，可以少用见功，而必多用何为乎，不知利水之药，必多耗气，薏仁妙在利水而不耗真气，故又可重用之耳。"

《本草述》言："薏以仁除湿，而不如二术助燥，清热不如芩、连辈损阴，益气不如参、术辈扰滋湿热，诚为益中气要药。然其味淡，如不合济，厚集以投，弗能取效。"《本草新编》云："故凡遇水湿之证，用一二两为君，而佐以健脾祛湿之味，未有不速于效专也。倘居其气味之平而轻用之，无益也。"薏苡仁经炮制成炒薏苡仁，宜用于健脾益胃，如参苓白术散，而生用则可利水渗湿，清热排脓，故治之有别。祁老谓：健脾利湿类药物性温为多，唯薏苡仁性微寒，由于湿邪蕴久者化热为多，故取薏苡仁治之最宜，此为其他利湿药所不及。

现代药理研究证明，薏苡仁提取物有抗肿瘤、解热抗炎、增强体液免疫、降血糖等作用，因此，祁老在治疗目病时多用此与其他药味配对使用。

适应证

炒白术治疗脾虚气弱湿蕴，可与炒薏苡仁相须而用。患目疾辨为脾虚者，皆可将此药伍用相应的方剂中。《本经疏证》谓："术与薏苡非相反相恶也，既用此即不用彼者，无他，术性急，薏苡性缓，合而用之，恐其应速则嫌于缓，应迟又伤于燥也。"即用薏苡仁清白术之热，以达到中和缓急无害也。

生薏苡仁、炒杏仁

杏仁味苦、辛，性温，有小毒，归肺、大肠经。功能苦泄降气，祛痰止咳，平喘滑肠。临证除用于咳喘气逆痰壅，兼有目疾者外，医家也将此伍用方剂中清热利湿（如三仁汤），清肺散结，退赤止痒等。

生薏苡仁、炒杏仁合伍用之，杏仁苦辛而温，辛开苦降升肺气，宣通上焦肺气，薏仁生用甘淡渗湿，利下焦湿热，二药配伍，辛升肺气于上，甘淡渗湿于下，宣通气机，使流连于气分湿热，上下分消而解。

适应证

凡因过敏引起目痒，可将此二药与防风、乌梅、穿山龙、凌霄花等同用。

薏苡仁、鸡内金

鸡内金味甘性辛，归脾、胃肠、膀胱经，功效消食健脾，涩精止遗，消癥化石。

炒鸡内金以通为用，而炒薏苡仁以补为常，二药伍用，通补结合，健脾化食，功效益彰，可医治小儿疳积所致目疾，亦可伍用于滋补药剂，以防长期服用滋腻碍胃，并增强药力之运化。也可伍用于软坚散结药物中，亦取其通补互用，以防长期消癥致损之弊。

适应证

1. 凡眼底硬性渗出、机化及动脉硬化病变，均可与软坚散结之品伍用于相应方剂中。

2. 婴幼儿及睑板腺功能障碍引起睑板腺囊肿均可用之内服，以增速消散或破溃敛收。

3. 糖尿病视网膜病变全过程均可伍用于相应方剂中。

薏苡仁、炒三仙

麦芽、神曲、山楂三味配伍使用，俗名三仙，即言其功效妙如神仙之灵验也。炮制有生、炒、焦、炭之异，炮制后功效有别。

生麦芽长于健胃通乳，炒麦芽则消食回乳，而焦麦芽常用于食积吞酸，脘腹胀满，偏于便溏者宜。《本草求原》谓："凡麦、谷、大豆浸之发芽，皆得生升之气，达肝以制化脾土，故能消导。凡怫郁致成膨膈等症，麦芽用之甚妙，人知其消谷而不知其疏肝也。"故少用生麦芽使气机升发，可以通乳，而多用炒麦芽则疏泄太过，脾土受制，故而乳无化源，则乳回也。

适应证

1. 炒薏仁、炒三仙

炒薏仁善于补与守，而炒三仙侧重于消而走，一补一消，一守一走，相互制约，相互促进，相互为用，升清降浊，以达补而不腻，消不伤正，健脾强胃，消食化积，消胀除满之功。

凡脾胃不健，运化失常所致眼病，皆可伍用于相应方剂中。

2. 生薏仁、生三仙

（1）目疾兼有食积者，纳少食呆，脘腹胀满，便秘不爽，皆可伍用于相应方剂中。

（2）婴幼儿胞生痰核，凡见上述症状者必用。如患者素喜肉食加鸡内金。

（3）肥人痰湿盛者，加荷叶，用之更优。

生薏仁、防风、乌梅

乌梅味酸涩，性平，归肝、脾、肺、大肠经。功能敛肺涩肠，生津安蛔，可用于肺虚久咳，久泻不止，虚热消渴，蛔厥腹痛呕吐。《施今墨对药》记载本药尚有抗过敏作用。本品内服还可止血治崩漏下血；外敷能消疮毒，并治胬肉外突。需注意本品酸涩收敛，故外有表邪或内有实热积滞者均不宜服。

防风以升散祛风为主，乌梅以酸敛和胃为要，二药伍用，一敛一收，相互制约，相互为用，祛风、抗过敏之力增强。祁老加生薏仁，取其清热利湿，兼可调节免疫，如慢性过敏的眼病可用炒薏仁。

凡因过敏而致目疾者均可使用。

骨碎补、续断

骨碎补味苦性温，入肝、肾经，功能补肾强骨，活血续断，止痛。冉雪峰谓："能续断，深入骨髓，骨碎而能补。"即强调其能补骨也。

《本经》列续断为上品，本品主伤，补不足，止痛生肌，续筋骨，故名续断。味苦，性微温，归肝、肾经，功能补肝肾，强筋骨，调血脉，止崩漏，接筋骨折。《本草汇言》云："续断，补续血脉之药也，大抵所断之血脉非此不续，所伤筋骨非此不养，所滞关节非此不利，所损胞孕非此不安。"该品补而不腻，行而不泻，故可常服久用。

大凡外伤重者，其骨损筋伤，骨碎补长于疗骨，而续断长于治筋，两药合用，筋骨病得治。故祁老常伍用二药治疗头面外伤，尤其是颅骨骨折者。

适用证

头颅损伤而致目疾者，伴有颅骨骨折者更宜，祁师常用此药。对新伤可伍用三七，以止血而不留瘀，后期可加桃仁、全蝎以活血通络。如脑部及视神经受损，可视全身脉证，伍用鹿茸，以填髓补脑（谢海洲老中医治疗脑部损伤为必用之药）。

附 鹿茸

有人认为，鹿茸乃温燥助阳之品，瞳神之患多从肝肾着手，用之不当易助火动血。但曹炳章认为，鹿茸为骨血之精，通督脉而上入于脑，其上升之性明矣。故祁师常用此治疗诸如视盘受损而萎缩及视网膜退行性变等。但初用剂量当少，而后逐渐加量，"此即大虚缓补之义也"。一般均用鹿茸粉 0.5g，服后如无不适，可逐渐增加，但不宜超过 3g，如证见脾胃阳虚者，开始即可服用 2g 以上，总之要遵循大虚缓补，辨证施治。

杏仁、桔梗

杏仁味苦、辛，性温，有小毒，入肺、大肠经。本品辛能散邪，苦能下气，润能通便，温可宣肺，故既能发散风寒，又可下气平喘，故治疗外感风寒咳嗽气喘，痰吐不利，胸闷不舒等。

桔梗味辛、苦，性平，入肺经。本品辛而不燥，苦而不峻，既能开宣肺气，泻火散寒，以祛外邪，通利胸膈，以利咽喉。古云其能载诸药上行，为舟楫之品，皆是升提肺气之深层意思。此外，桔梗还能排脓消痈，利气散结。

杏仁散风寒，降肺气，化痰利肺，而止咳平喘，润肠通便，桔梗引药上浮入肺，升宣肺气，而祛痰排脓，二药配合，一降一宣，调和气机，宣肺疏风，止咳祛痰，行气止嗽，治外感肺气不宣，咳嗽，胸闷痰多，咽痛喑哑等。再则杏仁主下降，而桔梗升提，两药配伍，一升一降，相互制约，相互为用。顺应升降，故而肺气宣通，升降有序，则气机调顺。因此祁老治疗目疾时，凡见痰湿阻碍，气机不利，或滋补之剂中多加此二物，以求增效。

方剂中常用为引经药，以求药力上行，故眼科方剂多伍用之。除此，桔梗还能排脓消痈，利气散结，多伍用于治疗眼部疮疡。

枳壳、桔梗

枳壳苦泄下降，下气消痞，桔梗升提肺气，宣肺祛痰，二药合用，一升一降，一宣一散，桔梗开肺气之郁，并能引苦泄下降之枳壳上行于肺，枳壳降肺气之逆，又助桔梗利膈宽胸，有开降肺气、宣肺下痰、宽胸利膈之功，无论因寒因热或肝郁气滞所致肺气不利，咳嗽咳痰，胸膈满闷，咳引胁痛，皆可用之。

《内经》曰："五脏六腑之精皆上注于目。"精气上注于目，关键在于气机推动，气机不畅，气血精液水谷输布迟滞，而致目眼失养造成病患。眼科前辈提出"目病多郁"。故祁师在治疗目疾方剂中多伍用以上药对。

以上两种药对虽皆能理气解郁，但细分也有所不同，桔梗、杏仁理气解郁之力薄而桔梗、枳壳则力雄，且杏仁归肺和大肠经，而枳壳归脾胃，故杏仁偏于表而枳壳偏于里，故外邪入侵而致目疾者，尤其是白睛之病轻者、星睛翳障初患者以及儿童和成年脑力劳动者，多可取之，如暴风客热、金疳、火疳、天行赤眼、聚星障、干眼症、视疲劳。桔梗、枳壳侧重用于气机郁滞偏里而致胸膈胀满、便秘不爽、痰涎壅盛者。

谷精草、密蒙花

谷精草味辛、甘，性平，入肝、胃经，功能祛风散热，明目退翳。与其他退翳药凉解不同，本品散风火而无寒凉遏抑之虞。《本草述》谓："洁古《用药式》，谷精草入肝补气，是固风剂也。愚于风虚头痛，同诸味用之累效，然则又为风证之补剂，张洁古先生能察物哉。"古人常用本品与猪肝配伍，治疗疳积上目所致夜盲，故可知谷精草除退翳明目外，尚有养肝润燥之功。

密蒙花归肝经，味甘，性微寒。功能祛风清热，润肝明目退翳。《开宝本草》云："主青盲肤翳，赤涩多眵泪，消目中赤脉。"本品有润肝燥、养肝血之功用，偏于治本，为其他明目退翳之药所不及，故肝虚而有风热之目疾多选此而用之。

谷精草轻清上浮，直上颠顶，疏散风热，明目退翳，亦能养肝润燥。伍用密蒙花之甘微寒，补益肝血之力倍增，而疏散风热之力不减，为其他退翳之品所不及。退翳药若以虚实而论，谷精草、密蒙花以治虚翳为主，即所谓补以治本，而对风火邪盛之实翳以及宿翳，则不及其他退翳药，如青葙子、木贼等。祁老常将此药对用于干眼病症、视疲劳、黑睛翳障恢复期、小儿疳积上目、夜盲及目劄等。

凌霄花、蝉衣

凌霄花亦称紫葳，味酸，性微寒，归肝经，《本品汇精要》言其"气薄味厚，阴也"。功能清热凉血，解毒润燥，化痰散结，祛风止痒。

蝉衣疏散风热，息风透疹，凌霄花清热凉肝，凉血祛风，二药合用，蝉衣息风，凌霄花偏于清热凉血，祛风止痒，其凉血祛风、止痒透疹之功效倍增。祁老常用此药对治疗眼部皮肤赤肿瘙痒，或眼部疮疡疖肿，伴刺痒等。

白芍、木瓜

木瓜味酸性温，归肝、脾、胃经，功能舒筋活络，和胃化湿，主治风湿痹病，肢体酸重，筋脉拘挛，吐泻转筋，脚气水肿。傅仁宇用木瓜治疗目睛偏视，意在缓解目筋拘急牵引而致斜视。

《本草衍义》云："盖益筋与血，病腰肾脚膝无力，木瓜不可阙也。"《中华本草（精选本）》云："本品长于舒筋，对其他原因引起的筋脉拘挛可使用本品随症加减。"《素问·六节藏象论》云："肝者，罢极之本，魄之居也，其华在爪，其充在筋。"

白芍味苦酸，性微寒，入肝经、脾经，功能养血和营，缓急止痛，敛肝平肝，主治月经不调，经行腹痛，崩漏，自汗盗汗，胁痛，脘腹疼痛，少腹挛痛，头有眩晕。平肝阳宜用生，养肝柔肝宜炒用。例如芍药甘草汤（《伤寒论》治疗手足拘挛，筋脉挛缩，脘腹疼痛。刘弼臣老中医治疗儿童多动症、甲亢之"息风静宁汤"中即有白芍、天麻。

《素问·宣明五气篇》云"肝主筋"。筋的主要作用是联络关节肌肉，主司运动，筋之所以能司全身之运动，主要靠肝血之濡养，若肝血虚，则会引起筋脉痉挛，屈伸不利。肝为罢极之本，指肝与耐劳能力的关系，肝主管筋的活动，人体耐受劳动的能力，与肝的气血盛衰有关，是运动机能的根本。

木瓜、白芍相配伍，木瓜长于解痉舒筋，白芍则可养血柔肝，缓急解痉，木瓜治其标，白芍治其本，标本同治，其效益彰，可以治疗视疲劳，也可用于假性近视以及青少年近视防控。

凌霄花、川芎

凌霄花乃紫葳科植物，又称紫葳花，其味酸，性微寒，归肝经，功能清热凉血，化瘀散结，祛风止痒。主治血瘀经闭、痛经，癥瘕积聚，血热风痒，疮疖瘾疹，酒渣鼻等，《日华子本草》云："治热毒风，盖化热毒风，即血中所郁之热，化而为毒风也。"《本草求真》曰："凡人火伏血中，而见阻结血闭，风痒、崩带、缀痛，一切由于血瘀、血热而成者，所当用此（凌霄花）调治，盖此专主泻热，热去而血自活也。是以肺痈之药，多有用此为君。"以上所论说明凌霄花有解毒之功。祁老常言，治疗瘀阻目久者必加软坚散结之品，而凌霄花不但祛瘀还可散结，而且瘀久则化热，而凌霄花性寒，故该品身兼三职，实属难得。故祁老治疗因瘀血而致眼底血证的方剂中常用本品，尤其是出血量多伴有渗出以及出血久而不吸收而成死血者，以此伍用软坚散结之品，如生牡蛎、海浮石、皂角刺、浙贝母等。眼部疮疡疖肿，祁老常用此伍用清热解毒药物，如连翘、银花等。

凌霄花性寒，川芎性温，两药伍用，一温一寒，一阴一阳，阴阳相济，最得治方之妙，凡血瘀所致目疾者皆可选用。

凌霄花、牡蛎

凌霄花偏升，牡蛎偏降，瘀血与痰湿常互结为病，凌霄花化瘀，牡蛎散结，两药相伍，一升一降，则活血化瘀、软坚散结之力倍增。

凌霄花、皂角刺

凌霄花性寒，皂角刺性温，前者长于化瘀凉血，后者长于消肿散结，两者相伍，寒温相济，凡眼部疮疡肿结为必用之品。

凌霄花、蝉衣

蝉衣味甘，性寒凉，入肺、肝经，功能疏散风热，常用于外感风热，音哑，麻疹不透，风疹瘙痒。还可明目退翳，祛风止痉。蝉衣疏散风热，凉肝息风；凌霄花清热凉肝，活血祛风。凌霄花还可引气血于上而达眼部。

二药合用，蝉衣重在祛风息风，凌霄花偏于活血凉血祛风，凡血热生风所致皮肤瘙痒及眼疾皆可用之。

仙鹤草、槐花

仙鹤草味苦、涩，性平，入心、肝、脾经，功能收敛止血，补虚止痢，解毒消肿。仙鹤草治疗出血病证，无论出血部位、出血原因、出血阶段，只要配伍得当，皆可应用。本品还有活血消肿作用，《百草镜》云："下气活血，理百病。"《本草纲目拾遗》云："治疗肿痛疽，肺痈，乳痈，痔肿。"

仙鹤草收敛止血，槐花凉血止血，消肿泻火，二者相须为用，其止血作用更强，大凡眼部血证，尤其是眼底新鲜出血者，无论虚实寒热，皆可伍用在相应方剂中。

骨碎补、续断

骨碎补味苦性温，入肝、肾二经，功能补肾强骨，明目，活血止痛。《药性赋》云："补肾壮阳骨碎补，牙痛耳鸣目昏暗。"《本草拾遗》云："主伤折骨碎补。"《本草乘雅半偈》谓："补骨脂渐而烈，骨碎补顿而圆，左右平均，转无峻暴之失矣。故温归于右，此生气之本也。协苦性以走骨，自内及外而皮毛。皮毛者，肺之合。自外及内而两肾，功力到时，莫不森荣，互为变化，则五脏之劳可充，五形之极可裨。毋虑气血之不流，伤折之难续，与上热下冷之藏宛形槁，不充不裨者矣。"冉雪峰言，骨碎补之补与地黄、锁阳、淫羊藿之补肝肾有别，其在于补伤折之补。

本品温以补之，苦以敛之，不止之止，以适成其不补之补，由此观之，骨碎补之名，即在补伤折而来。祁师将此与续断相伍，治疗头面外伤，特别是颅骨损伤而致目疾者。

续断味苦，性辛，归肝、肾二经，功能补益肝肾，强筋健骨，止血安胎，疗伤续断。《本草汇言》云："续断，补续血脉之药也。大抵所断之血脉非此不续，所伤之筋骨非此不养，所滞之关节非此不利，所损之胎孕非此不安，久服常服，能益气力，有补伤生血之效，补而不滞，行而不泄，故女科、外科取用恒多也。"

骨碎补、续断相伍用能增强治顿挫伤之效，尤以挫伤伴有骨折破碎者，故祁老常用此对药伍用于除风益损汤中。

益母草、车前子

益母草、车前子治眼底因瘀血而致血不利则为水肿之疾。益母草，《本草汇言》云："眼目科以主治血灌瞳神及头风眼痛，以其能引血而去风也。"车前子配益母草治疗眼底水肿。

泽兰、益母草

泽兰、益母草活血调经，利水消肿，治疗静脉阻塞不畅之黄斑水肿。益母草偏凉，泽兰偏温，两药药性不同，根据辨证，可择泽兰或者益母草与车前子伍入相应方剂中。

第七章

诊余漫话

中医眼科与诊脉

　　诊脉是切诊中的主要内容，绝非可有可无，但由于受前代眼科"目不专重诊脉说"的影响，及现代眼科检测仪器的引进，相对来说，眼科的诊断舍脉从症者确实不少。主要原因与眼科学术传承有关，如《诸病源候论》《备急千金方》《外台秘要》《太平圣惠方》《圣济总录》等，论述眼病极少涉及诊脉。眼科专著如《秘传眼科龙木论》《原机启微》《证治准绳·杂病》也注重眼之局部辨证。另外，古时眼科医生，不少是家传师授，很少系统学习中医。《审视瑶函》《目经大成》两部专著论述了有关诊脉内容，但均提出"目不诊脉"之说，对后世眼病诊脉带来了不利影响。

　　《灵枢·邪气脏腑病形》云："调其脉之缓、急、大、小、滑、涩，而病变定矣。"《难经》曰："浮、沉、长、短、滑、涩。"仲景曰："弦、紧、浮、沉、滑、涩，此六者，名为残贼，能为诸脉作病。"《审视瑶函》曰："浮、沉、迟、数、滑、涩。"《洄溪脉要》云："缓、急、大、小、滑、涩。"《医学实在易》云："浮、沉、迟、数、细、大、长、短。"《脉简补义》云："缓、急、大、小、滑、涩、浮、沉、迟、数。"《眼科临证录》云："浮、沉、迟、数、虚、实。"祁老认为，脉象可以从繁就简。陈修园所谓"方书论脉愈详，而指下愈乱，何必张大其言"，并主张以八脉为纲。而近代临床大家张伯臾认为，旧诀诸多脉象无其深义。名老中医陆南山云："切诊是四诊之一，其重要性并不亚于其他三诊。""在某些眼病须用内服药作为主要治疗时，则切脉可以探知虚实。"祁老认为，中医核心理念就是辨证论治，眼科自不例外，辨证就应四诊合参，其诊脉岂能舍之，故诊脉不可舍，亦不可过繁。曾将脉象简化为六脉，即浮、沉、迟、数、虚、实。此后《中医眼科学》（新世纪全国高等中医药院校规划教材）在切诊中增加了"切脉是中医诊断病的重要方法之一，外障眼病其脉多见浮、数、滑、实等，内障眼病其脉多见沉、细、微、弱、弦等"。根据古今医家所述，再结合临床实践，可将脉象归纳为浮、沉、迟、数、滑、弦、缓、细、实9种，如能对以上脉象由浅入深，反复实践、琢磨，则诊脉就可掌握。

清代周学海将诊脉归纳为八字，即位、数、形、势、微、甚、兼、独。根据临床实践，祁老认为，可将微、甚去掉，简为六字，即每诊一人，依此六字，反复琢磨病情真伪、虚实、气血、脏腑，便可指到可见也。如指到脉上，先叩其位，浮也、沉也，在尺、在关、在寸，再调其息，数也、迟也，继察其形，滑也、弦也，后审其势，细也、实也。独见一脉或兼见何脉，至此则脉象可定矣。

总之在中医药传承与创新发展过程中，诊脉目前有不可替代的作用。其诊治眼病确切有用，但不可盲目夸大其作用。学习诊脉要反复实践，细心揣摩；再阅读相关文献，使其不断升华。

眼科问诊

在问诊方面，前人累积了相当丰富的实践经验，这些经验是当前科学检测手段所不能代替的，因为有许多症状只有通过病人陈述才能取得，例如眵泪、疼痛、羞明、视觉、食欲、二便等，正是有了这些内容，医者才能根据传统中医理论，进行正确的辨证治疗，否则即使明确了诊断，也难以发挥中医优势。如祁老曾诊治一青盲患者，经检查为视神经萎缩，诊后予以补益肝肾之剂，数诊其效不佳，经问始知有遗精之病，再于前方加以固涩填精之品，月后视力增进，遗精之患亦有好转。

眼科问诊内容较多，但比较而言，已故老中医陆南山教授所述问诊内容精简扼要，又切实际，特简介如下。祁老并对其中部分内容进行必要解释和补充。

陆老临证六十余载，积累了宝贵的经验，在此基础上，他仿古人内科十问歌编了眼科十问歌。其内容为："一问视力二问泪，三问羞明四问眵，五问疼痛六问时，七头八身俱当辨，九问旧病十问因，大小便兮兼食饮，儿痧妇经在何时，阴阳虚实辨分明。"

视力情况，不但有助于中医眼科诊断，而且也有助于辨证，例如视瞻有色，可以根据患者主诉所视何色辨证用药。还有坐起生花、视直如曲、萤星满目等均为患者之主诉。

又如眼泪，其多少、冷热、遇风或无时等，不但关系到诊断而且也关系到辨证，这些必须通过问诊来实现。

至于羞明，如眼目不红不痛而羞明，则以阴虚为多；若不羞明而喜明亮，则多为阳衰不能抗阴。祁老曾诊一患者，主诉羞明，而外眼不红不肿，甚至因羞明而不敢出屋，当时即以阴虚论治而取效。外障眼病，不但应问其目眵之有无，而且应问其多少、颜色、黏稠度等。这些对辨证很有意义。

眼部疼痛系临床中最常见的症状，问诊主要内容不外是疼痛的时间、部位与性质以及疼痛时所伴有其他症状。

问时主要指发病时间，除了应问病程长短外，尚应问发病的季节，发病时间是否有一定规律。

问头主要问头痛，如头痛部位，是否先头痛而后眼病，或先眼病而后头痛，头痛发作是否与阅读有关，应注意不要把与眼病无关的头痛硬扯在一起。

问身即问眼病同时的全身状况，或发病前全身有何种异常表现，如劳累、失眠、月经来潮、遗精、手淫等。

问旧即问眼病的既往史；问因是问患者所患眼病的引起原因，如情志、气候、外伤、接触同样病人及异样刺激物等。

问二便、饮食等基本与内科相同。在小儿及妇女发生眼病时，也要从儿科及妇科方面进行问诊，尤其妇女患眼病时一定要问胎产经带。祁老曾遇一妇女因患红眼病服药后流产的案例。

以上内容仅是概括，关键是医者在临诊时，要倾听患者的陈述，并依照中医眼科所需内容进行提问，围绕问诊结果，按照中医理论，经过分析得出恰当的辨证。

辨病与辨证相结合

祁老认为"辨证与辨病相结合"是中医眼科传承、取得疗效及与现代医学接轨的最佳路径。辨证与辨病相结合其目的是为眼病论治服务的，治病好坏关键是疗效，而实践证明两者的结合互补可以提高疗效。在辨病的基础上加上辨证，可充分体现治疗个体化，发挥调整阴阳、强调正气以及谨守病机随证变化而变化的优势。

辨即辨析、分别之义，证即凭据。证是疾病发展过程某一阶段的病理总和。对证的性质、病程、程度、发展趋势四个要素进行分析的过程即为辨证。把病人所表现的病理现象，即诸多信息资料，在中医理论指导下，司外揣内，进行分析，推断患者在里的生理病理变化，才能求得疾病的性质、病位、程度、病势，此即证，然后再根据证而立法处方，予以恰当的施治。所以必须辨，辨即中医的灵魂。辨的目的就是要明确病与证。

1. 辨证方法

（1）由表及里：即辨病位之表里。通过表面现象，推断事物在里的本质，因为"有诸于内，必形诸于外"，故我们可以用"司外揣内"的方法，在中医理论指导下，对临床表现进行综合分析，推断在里的变化。

（2）由此及彼：这是由中医整体观这一特点所决定的，一是器官、脏腑紧密相连，生理上相生相克，病理上相互影响传变，人体是一个有机整体，不是相互分割、孤立静止的。二是，天人相应，即人与自然、社会是一整体，人是大自然的产物，生命的诞生和不断进化都受着自然界运动变化的影响，都是自然界运动变化的结果。因此在辨证论治过程中就必须充分考虑自然、社会对每个人的影响。

（3）去伪存真：临证中不能为表象所惑，故有"舍脉从证，舍证从脉"之说，此即去伪存真之义也。

（4）去粗取精：即临证之时，病者所述诸多症状所苦，医者必须选择与眼病相关的症状，而舍弃与眼病不相关的症状。

2. 辨证的依据

辨证必须依据"八纲辨证""六经辨证""脏腑辨证""经络辨证""气血辨证""病因辨证""卫气营血辨证""三

焦辨证"等，参考中医眼科五轮辨证、内外障辨证、翳与膜辨证、常见症辨证等。祁老认为"辨证"就是诊治疾病的工具，为诊治病患服务。

3. 辨病

临床中心任务就是防治疾病，故不可不辨疾病。

（1）中医与西医的病都在辨的范畴，而且要互相参照。

（2）所谓病都有相应的发病原因、临床表现及变化规律，有共同的病机及辨证规律可循，如"针眼""凝脂翳"等。有些病可以直接应用治疗该病的方剂，似可不必再行辨证。

（3）除了独立属性的眼病外，大多应辨证与辨病相结合，不是孰轻孰重。

4. 辨证与辨病结合

辨证与辨病结合须有两个前提：其一要正确理解"辨证与辨病相结合"以及"辨病"；其二，是要将"辨证"正本澄源，即在中医理论指导下，用四诊所收集的临床资料，按由表及里、由此及彼、去粗取精、去伪存真的方法进行综合分析的思辨过程。

祁老还鼓励创新，用中医思维逻辑对独立眼病或其中某个环节的病理等进行再认识，提出新的病机，针对病机进行治疗。

眼底血证辨证与辨病

眼底血证是指利用现代检测手段，观察到眼底与血有关的病理改变的总称。眼底出现血证，除外伤外大多与全身脏腑阴阳失调有关，故其治疗当以恰当的辨证为前提。辨证在脏则应考虑心主血，肝藏血，脾统血，在经络则应考虑与目系有关的足厥阴肝、手少阴心及足之三阳经，与辨证有关的病机则应考虑与火热、阴虚、气不摄血、气滞血瘀、外伤有关。在治疗方面，唐容川治血四法（止血、消瘀、宁血、补虚）可作参考，但不能生搬硬套，特别是对反复出血的眼底病变更应慎用。目前不少医家对眼底血证之辨证论治很重视，但祁老认为，在如此发达的检测条件下，单纯靠辨证论治毫不涉及眼之局部病变，应充分重视现代检测手段所见。

辨病就是要明确具体眼底病变及其病的不同阶段，还要视其出血之新旧、颜色之不同而后加以处方用药，这种方法很大程度地脱离了全身状况而偏重于眼之局部，与上述之辨证论治相背，这也不是临床所需要的。

既然辨证与辨病都存在着缺陷，从客观上就促进了这两者的结合。随着时间的推移，从两者相结合的实践效果看，辨证与辨病相结合是治疗眼底血证的最佳选择，它有效地克服了单纯辨证或单纯辨病的缺陷，并起到彼此互补的作用。它不同于传统的中医偏重于脏腑与整体，也有别于西医局限于局部，它既能结合现代医学及检测手段来认识眼病的性质，又能突出中医辨证论治的特点。具体的结合方法是：把借助于检测手段看到的眼底病理改变，运用中医望诊的有关理论进行再认识；借助现代医学对具体眼底病变的诊断来评估是否是由于全身病变所引起的，例如糖尿病视网膜病变、高血压视网膜动脉硬化眼底病变等，从而为辨证论治提供依据。强调整体辨证，但也不能忽视具体眼病的特殊性，故在明确眼底病变诊断的前提下，根据中医的辨证进行分型；有的还要根据具体眼病不同，把病分成若干期，而后每期又分成若干型。总之辨证与辨病的结合是一新事物，要不断地总结，要发挥全国中医眼科同道集体智慧，定期交流，要经过一代人甚至于更多的时间才能把两者有机地结合起来，为人类健康服务。

眼内病变辨证

古代眼科因受历史条件限制，不能直接观察到眼底的正常生理和病理改变。在眼底病变的辨证中，往往依靠患者主诉和全身改变，这在很大程度上受到了限制。随着时代的发展和科学的进步，中医眼科工作者将现代的检测手段引进自己工作领域内，特别是检眼镜的使用，这无疑扩大了中医眼科的望诊范围，即将眼底的各种病变，运用中医的传统理论进行诊断，为相应的辨证与治疗提供依据。尽管这些认识尚需经过实践验证和不断总结与提高，但对于中医眼科认识及治疗内障眼病特别是眼底病变，也称得上是个飞跃。

（一）常见的眼底病理改变的辨证

1. 炎症

（1）血管扩张期：一般可理解为是正邪相搏、肝气郁结以及阴虚火旺所致。正邪相搏，因此时正气往往不虚，故以实证为多，治疗当以祛邪为主，其所祛之邪与外障相同，仍以风火为多，治宜祛风清热或清热解毒。肝气郁结，可致使气滞血阻，故治当疏肝理气；阴虚火旺，则为虚火上灼脉络，理当滋阴降火。

（2）水肿：多见于急性炎症的早期或慢性炎症的活动期。如急性期的水肿大多是在血管扩张的基础上发生的，多属气机不畅，血行受阻，血不利则为水，或气不运行，水湿停滞，治当行气活血，利水消肿。如有热象可加清热药。水肿为慢性炎症所致者，多为病变迁延时日，正气耗伤所致，其治疗应当责之于脾，因诸湿肿满，皆属于脾。

（3）渗出：渗出原因是脏腑功能失调，特别是与主管水津的肺脾两脏有关。亦可因血热使血脉渗透性增高所致。因此治疗渗出可用泄肺利气、理气调中及清热凉血之法。此外也可认为渗出乃痰湿郁结所致，其因无非脾肺功能失常所致。如渗出日久，呈弥漫性，视网膜呈灰白色，则应考虑为脾阳不振，治当温阳利水。因血热引起者，治当清热凉血。

（4）纤维化：纤维化乃炎症后期之产物，其中包括脂肪变性、钙质沉着、胆脂结晶等，这些病理产物多是正气虚弱、无力驱邪外出或气血呆滞所致。正气虚一般可表现为气虚血弱或阴亏津少，其治当以补气养血或养阴生津；气血呆滞可用理气活血之法。有时可两法同时使用，或在理气、活血基础上，加用温经通窜之品。

（5）增殖性改变：此种病理改变乃是炎症的结果，是组织增生，为修复的表现，但增殖太过会影响气血流畅，而使视力受到损伤。过量增生，可在视网膜内或视网膜与脉络膜之间，也可在玻璃体内，不但影响视功能，也可能继发视网膜脱离，故应当使其消散。如属气结则应理气散结；属血瘀则应活血化瘀；痰结者可用化痰软坚；如病久正气已虚，治当补气。目前不少学者认为增殖性改变多与痰湿蕴结有关，故多以化痰软坚散结之法，但消散之法，不可操之过急，否则消散太过可造成视网膜脱离。再者，尚应辨证恰当，如无证可辨，方可以痰湿蕴结论治。

（6）退行性改变：退行性改变往往是视网膜炎症后期由于营养障碍所致，不但影响视力，而且有日趋加重的可能。它一般是长期病变之结果，故正气必然耗散而呈虚象。治疗时应重视全身的辨证，且常以补法为主，常用滋补肝肾、助气养血、补阳通络之法。辨证得当，且耐心治疗，往往有一定效果。不能盲目地使用活血化瘀或软坚散结之法，如属必需，也多与补益之法伍用。

2. 血运障碍

（1）血管痉挛：青年人可因外感风邪、肝气郁结及血虚（月经前后）而致，中老年可因肝阴上亢或肝风内动而致。

（2）充血：①动脉充血：可因风热之邪入侵目系，或因肝阳上亢或阴虚风动，以及竭视劳瞻等。②静脉淤血：多为风热毒邪客于脉络所致，或因血行不畅，肿物压迫，致使血行不畅，气滞血瘀。也可由肝气上逆，血随气升，或肝气郁结，气滞血瘀而成。

（3）出血

1）新鲜出血：①视网膜浅层出血；往往呈线条样或火焰状，沿神经纤维走行排列。其原因年轻人可由热伤络脉所致，年老者可因阴血亏少，脉络失濡，或脾虚统摄失职而成。②视网膜深层出血：出血之血斑呈暗红色，形状多为圆形或不规则形，对视力损害颇大。其原因可由浅层出血发展而来，或瘀热在里，灼伤脉络膜所致。③视网膜前出血：此种出血多为静脉性出血。年老者多为脉络膜失养，或阴虚火旺，迫血妄行，也可因经血不调、虚劳、脾失统摄而诱发。此外血络阻滞，气机不畅，水湿上犯也可致成。④玻璃体积血：可因阴虚、气虚、血热及血痹引起。

2）陈旧性出血：血出过多，日久不能吸收，此多因正气已虚，兼之血出日久不化而成瘀，治当在助气扶正的基础上加以活血化瘀之剂。部分吸收，部分未吸收，部分成机化物，治当活血化瘀，加以化结软坚，兼以扶正。

3）反复出血：反复出血多考虑阴虚火旺、脾不统血及瘀血阻络，治时当详加辨证，总以注重整体，治本为主。此外注意患者的生活起居，戒除不良嗜好。

3. 血管阻塞

临床诊断虽有动脉静脉之分，如果主干发生阻塞，均可造成视力骤降，中医则统归暴盲之列。根据临床观察，视网膜静脉阻塞大多与心火上炎，火灼脉络有关；亦可由于愤怒暴悖，肝气上逆，血随气上而致。至于动脉阻塞，多因气滞血瘀，痰浊停滞；或肝风内动，风痰上壅所致。但血管阻塞往往与全身疾病有关，辨证之时绝对不能只考虑眼之局部而忽视全身。

（二）眼底不同结构病理改变的辨证

1. 晶体

晶体之病理改变主要是晶体混浊。其发生原因，大体上可分为先天性、后天性、并发性、外伤性。药物或中毒以及全身病等亦可引起。先天性者，中医称之为胎患内障，其因乃为其母怀孕期间，将息失度，或过食辛辣，及服诸毒丹药，积热在腹，内攻小儿眼目而致。后天者以老年性白内障为多，中医谓为圆翳内障（成熟者），多由肝肾不足、精血亏损，气血虚弱或脾胃虚弱，以及脾胃蕴热熏蒸于目所致。并发者中医称银风内障或黄风内障，皆由其他眼病变生而来。外伤所致者，中医称之为惊振内障。古人对于各类晶体混浊虽不能像现在的分类清楚，但也能根据年龄、病因、混浊程度和其他眼部体征（如瞳孔）将晶珠混浊分成诸多类型，而后进行有针对性的治疗，并可判断其各自的预后转归。如黄风内障，病至此，十无一人可救。银风内障，其病头风痰火，气忿怒郁不得舒，而伤真气，此乃痼疾。

晶体混浊尚应考虑是否为药物或中毒以及全身病变引起。至于晶体脱位和晶体畸型等，中医眼科书籍论述甚少，临证之时可根据传统中医理论结合全身病情辨证治疗。

2. 玻璃体

（1）炎性渗出物进入玻璃体，呈絮状或尘状混浊，可为湿热蕴蒸；如混浊出现较缓，且系老年患者，则多为肝肾阴虚，虚火上炎，或脾气虚弱，肾阳亏乏，水湿不化所致。

（2）玻璃体液化多为肺肾不足，气阴两虚。

（3）玻璃体积血可参阅前文玻璃体积血的内容。

3. 视盘

（1）视盘颜色变红，隆起，境界模糊者，此多属实证，缘由肝经郁热，或风热毒邪上扰，以及血热蒸腾所致，也可由脉络瘀，血行障碍，或肿物压迫造成。

（2）视盘颜色蜡黄，血管极细者，多系脾肾阳虚，气虚血滞而致。

（3）视盘颜色苍白，血管变细，多为肾精亏损，肝血不足，或气血双虚所致。亦有因为脉道阻塞，目无精血而致者。头面眼附近外伤、脑部肿物压迫也可造成。

（4）视盘水肿，高隆呈蘑菇状（应排除颅内占位性病变），多由气郁血阻，或痰湿郁遏，气机不利，或肾阳不足，命门火衰，水湿积滞于目系所致。

4. 视网膜血管

（1）视网膜动静脉阻塞及血管痉挛，可参阅前文血运障碍及出血中的内容。

（2）视网膜动脉变细，反光增强，甚至细如铜丝、银丝者，多因痰阻血瘀、血虚生风以及肝风内动所致。

（3）视网膜动静脉均变细，并伴有视盘色淡或苍白，多为气血不足或肝肾两亏；如视盘颜色蜡黄者，则为脾肾阳虚，气虚血阻。

5. 视网膜黄斑

（1）黄斑部水肿、充血：多属气滞血瘀，或脾失健运，水湿内停，或湿热熏蒸，化火上炎，或阴虚火旺，虚火上炎。

若水肿经久不消，多为脾肾不足或脾虚气弱，气化失司，水湿停滞所致。

（2）黄斑部出血：多属脾虚不能摄血，或血热迫血妄行所致。

（3）黄斑变性：多属肝肾不足，或气血两亏，也可由于脾胃虚弱或脾肾阳虚而致。

引经理论在眼病治疗中的作用

祁老读高健生研究员撰写的"论益气升阳举陷与益精升阴敛聚治法"后受到启发，深感"引经"理论对眼病治疗有重要作用，现就有关引经理论在眼科领域的几个问题进行探讨。

1. 引经理论

（1）引经药：引经原称引经报使，一种药可以引导其他药物的药力趋向某经，或直达病所，从而有力地发挥疗效，这种作用即称为引经。有这种作用的药则称为引经药。

引经理论的提出不是孤立的，它与归经、四气五味、升降浮沉、配伍以及毒性和禁忌是中药理论的重要组成部分。它们之间相互关联，又各有其不同，其中归经与引经关系更为密切。

归经是以脏腑经络理论为指导，将药物功效进行归纳，体现了药物对机体各部位治疗作用的选择性。根据药物本身的气、色、味等不同而将其归属人体相应的不同组织、部位，而且是在用药治疗具体各种不同病证的疗效中总结出来的。

引经与归经不同。归经是每味药物都具备的，但是每种药物不一定都有引经的作用。如同葛根归脾、胃经；防风归膀胱、肝、脾经，它们的归经虽然有所不同，但都有引药上行到达目窍之功。

（2）引经药的意义：由于眼位至高，组织精细，络脉深邃，药物到达眼部，恐非易事。应用引经药物可以将所用药物药力引达病所。补益肝肾的药物多为味厚甘润，质地重沉，黏腻难散，易于沉降下焦。平肝息风的石决明、天麻或种子及矿物类药物同样质地沉重，易降难升。故如不在方剂中选用相应的引经药，恐难上达目窍而取效。

2. 眼科常用引经药举隅

（1）桔梗：桔梗质轻升浮，有开提肺气载药上行之功，故为"诸药舟楫"。肺主皮毛，属娇脏，有通调水道、宣发布散之功。外邪入侵或脏腑蕴热，肺首当其冲。眼白睛及黑睛表层属肺，上下胞睑虽属脾所主，但胞睑皮肤属皮毛，故病当与肺有关。因此外障眼病与肺关系至密，不言而喻。又外障眼病多由于热，而治热必以寒，但寒凉药物大多沉降，使用桔梗伍入寒凉方剂中，使其药力上达病所，其效当然彰著。治疗外障选用桔梗，有时不但可以引经报使，而且也可作为方中君臣药。

（2）全蝎、蜈蚣：全蝎味辛性平，蜈蚣味辛性温有毒，二者均归肝经，均能祛风止痉，通络止痛，攻毒散结。无论外风或内风所致的眼病，全蝎、蜈蚣不仅起到引经报使之用，在方剂中往往也是主导之药。

（3）麝香：其味辛性温，归心、肝、脾经。由于辛香走窜，能自内达外，凡毫毛肌肉骨节诸窍，凡有风、寒、火、气、痰、涎、血、食郁滞不通者，用此立开。

（4）冰片：其味辛苦性凉，归心、肺经。具有去翳明目、消肿止痛、退赤止痒、生肌润燥之功，且能引经入目。

3. 现代研究

白昱旸等人研究了祛风及开窍类引经药对六味地黄丸有效

成分眼内分布的影响，采用液质联用技术检测房水、玻璃体、视网膜中莫诺苷和马钱苷的含量，比较各组含量差异，结果证明，冰片可以增加六味地黄丸有效成分在房水、玻璃体和视网膜的浓度。这可能是引经药的作用机制之一。

软坚散结法在眼病中的应用

祁宝玉教授行医六十余载，其遵循"辨证辨病互参，临证医理相促"的治学格言，擅于治疗诸多眼科疑难病证，形成了注重整体、辨证辨病互参的诊疗风格。祁教授临证中应用软坚散结法治疗多种眼科疾患，疗效显著。

1. 理论依据

软坚散结法是消法的主要组成部分。消法本于《素问·至真要大论》"坚者削之"和"结者散之"。清代程钟龄《医学心悟》对消法论述较为详细，其谓："消者，去其壅也，脏腑、经络、肌肉之间，本无此物，而忽有之，必为消散，乃得其平。"软坚散结法指用软坚药物治疗浊痰瘀血等结聚有形病证的方法。软坚散结法在眼科中的应用，在古籍中记载不多，仅在胞生痰核中见到，如化坚二陈汤、防风散结汤（虽曰散结，实以活血为主），而其他眼病尤其是内障眼病几乎很少用到。祁宝玉教授早年曾随诊眼科名老中医唐亮臣，唐老在治疗某些眼病时应用软坚散结法获得良效。祁教授在临床实践中加以总结提炼，提出了将软坚散结法应用于眼科多种疾病的学术主张。祁教授在参加第四版全国高等中医药院校教材编写时，提出将消法编入教材中，得到其他编委的认同，至第五版教材明确改为软坚散结法。

2. 临床应用

（1）眼部疮疡疖肿尚未成脓期：此时运用软坚散结法可使毒消邪散，减少成脓机会。如睑生偷针，睑弦赤烂，胞肿如桃，漏睛疮等，常在清热解毒之剂中加入软坚散结类药物，如防风、白芷、花粉、浙贝母、皂角刺、穿山甲等。麦粒肿、霰粒肿常反复发作或久治不愈，可在调理脾胃方中，加山楂、神曲、莱菔子、鸡内金、陈皮、连翘、防风等消散之品。

（2）白睛疾病：可用于治疗泡性结膜炎及巩膜炎。中医学称泡性结膜炎为"金疳"，称巩膜炎为"火疳"，所谓"疳"系火毒结聚之义，故治疗除泻肺利气之外，还应取"结者散之"之义，可加浙贝母、瓜蒌皮、牛蒡子、连翘、花粉、夏枯草、杏仁等，对消散结节大有裨益。

（3）眼底病变硬性渗出、增殖性病变或黄斑前膜病变：糖尿病视网膜病变、视网膜硬性渗出以及视网膜增殖性病变或黄斑前膜等多与痰湿蕴结或痰瘀互结有关，治疗时在治本的基础上，宜加入制半夏、浙贝母、瓜蒌皮、枳壳、鸡内金、海藻、昆布、海浮石等化痰散结之品。祁教授认为，治疗此类疾病时，不能操之过急，以免造成机化条索急剧牵拉而发生视网膜脱离。

（4）玻璃体混浊：祁教授认为，肝肾亏损、气血不足、精血亏虚是本病的主要原因，而痰凝互结、聚而不散，结而成块，是本病的主要病理机制，故治宜补益肝肾，兼以软坚散结，即在补益肝肾精血的基础上，加海藻、昆布、牡蛎、焦三仙等软坚散结之品。

（5）视网膜血管阻塞性疾病：治疗此类疾病，在考虑造成血管阻塞原因时，须知血管阻塞之物恐非纯属瘀血所致，痰浊亦为重要因素，故不能一味活血化瘀，而应在治疗方剂中伍用软坚散结之品，如浙贝母、海藻、昆布、牡蛎、法半夏、夏枯草等。

（6）眼底退行性病变：如视网膜色素变性、老年黄斑变性、视神经萎缩、视网膜动脉硬化等眼底病变，可在辨证与辨病相结合的基础上，伍用软坚散结药物，可增加疗效。眼底退行性病变虽因眼内组织失于气血津液所养而致，但其病变前期大多有血脉络道狭窄或闭塞的病理改变，故应在补益方剂中加入消散化结之品，如茺蔚子、王不留行、毛冬青、玄参、鳖甲、漏芦、牡蛎、夏枯草等。

（7）眼部顿挫伤后期：因眼部组织受到损伤，正常脉道受阻，而致败血湿浊之物不得排出，影响通光之道，对此有形之物，必用消散乃得其平，故祁教授常在除风益损汤中加入泽兰、王不留行、三七、地龙、浙贝母、花粉、连翘、焦三仙等。

3. 用药经验

（1）散霰通用方：为祁教授自拟经验方，其药物组成为山楂、神曲、麦芽、莱菔子、鸡内金、连翘、防风、清半夏。本方主治胞生痰核，即霰粒肿。散者即使痰核消散之意，不论初发、多发、反复发作，凡形成肉芽息肉、继发感染、术后形成瘢痕者，皆可应用此方加减而获效。

其组方思路源于"五轮学说"，因该病发于上下眼睑，为五轮中的肉轮，内应脾胃，故多脾胃功能失常，尤其是儿童，常可罹患本病。其病机多为饮食不节，或过食肥甘厚味，或过食生冷，使脾胃蕴热，或呆滞不化，湿热蕴结成痰，上乘胞睑，气血经络受阻，而酿成此疾。故治当消食导滞化痰之法，仿化坚二陈汤合保和丸组成该方。

祁教授善用焦三仙以消食导滞，临床上有时也用焦四仙，即焦三仙再加焦槟榔。若脾胃素弱而过食肥甘生冷而致者，则宜于上方酌加太子参、茯苓、白术、砂仁等；如痰核较大，日久酿发息肉者，可加僵蚕、浙贝、皂角刺以增化结软坚之力；如痰核皮色红赤肿痛者，此乃继发感染，则加清热解毒之品，如金银花、白芷、地丁等，应慎用苦寒以防伤胃，致使痰核僵化；如单纯痰核，皮色红赤不痛者，则加三七（冲服）、海浮石等。

（2）半夏化痰燥湿必辅枳壳：半夏为燥湿化痰之圣药，并能降逆止呕，消痞散结。祁教授指出，使用半夏时应注意：①半夏因炮制后性能有别，若取其化痰软坚，应以清半夏为宜。②痰湿、瘀血留于经络脉道（尤其是眼部脉络深邃），必致气血流通受阻而不畅，其痰瘀必须驱除，单用祛痰化瘀之品，其效必不昭彰，此时必辅以行气方能取效，故祁教授在临证中往往清半夏与炒枳壳相须而用，以增软坚散结之力。另因枳壳味苦酸性微寒，伍用则可缓半夏辛温。③由于半夏味辛性温，为温化寒痰药，故临床凡见血家、渴家、汗家用半夏，必须与其他相应的药味相配合。切忌眼科应用半夏时，只辨病不辨证。

（3）浙贝母清热平肝散结：祁教授常用浙贝母治疗以下病证：①眼部疮疡初起。凡风热外袭致胞睑红肿热痛，硬结未溃者，用之常可使脓肿消散。②肝阳亢盛，痰火上扰，致目络阻塞，如高血压动脉硬化眼底出血、视网膜静脉阻塞以及视盘缺血病变等，取其平肝泻火、化痰通络之功。③睑内红赤，颗粒累累，或混有粟粒者，用之清热除湿散结。④胞生痰核者，用之可软坚散结。

（4）海藻、昆布消痰散结，利水消肿：海藻、昆布临床常用于治疗瘰疬、瘿瘤、痰核，多相须为用。眼科用其治疗因气滞痰凝血瘀引起的眼底渗出及增殖性病变，亦可治疗眼内陈旧性出血。因出血日久必阻塞气机，使用时可配行气化滞之品，如青皮、陈皮、香附、郁金等。但因其味咸性寒，如患者整体正气不足，清阳不运，应伍用扶正助阳药物，特别是便溏易泻者，因本品对肠胃有滑腻作用，用之宜慎。

（5）海浮石体轻易上浮而达目窍：海浮石可清肺化痰，软坚散结，利尿通淋。本品虽称为石，但体多孔窍，质轻而易上浮，用之可使药效上达目窍。临证常与瓜蒌皮、花粉、浙贝母相伍，治疗白睛金疳、火疳，眼部前房渗出，羊脂样角膜后沉着物，炎症引起的视网膜渗出（尤其是软性渗出物），玻璃体炎性混浊等，疗效优于瓦楞子、海蛤壳等贝类质重者。

（6）牡蛎软坚散结，尚能重镇安神：牡蛎为平抑肝阳药，因其能软坚散结而为眼科所常用。祁教授临证中如遇肝阳上亢而致头晕目眩并发眼底病变者，或失眠少寐易惊善感的眼病患者，常与龙骨、鳖甲、白芍、夏枯草同用，或与夜交藤、琥珀、龙骨同用，往往收效。常与龙骨、浙贝母、玄参等同用，治疗葡萄膜炎引起的渗出，或眼底渗出机化及增殖性病变。祁教授认为，龙骨与牡蛎同为治痰之神品，陈修园亦谓："痰，水也，随火而生，龙骨能引逆上之火，泛滥之水，而归其宅，若与牡蛎同用，为治痰之神品。"

（7）皂角刺治疮疡有殊功：皂角刺消肿排脓，祛风杀虫，软坚散结。祁教授根据陆南山老中医所言，皂角刺治疗疮疡肿疖"未成脓者可消，将破者可以引之出头，已溃者引之行脓"，凡眼部疖肿必与花粉、银花、连翘相伍而治之。祁教授根据《金匮要略》皂荚丸能软化胶结之顽痰的记载，用皂角刺代替皂荚，因皂荚服后易刺激胃黏膜而产生呕吐、腹泻。皂角刺与皂荚均来源于皂荚树，皂角刺同样可对顽痰有治疗作用，且药力锐利，可直达病所，而无刺激胃肠的不良反应。对于眼底硬性渗出、增殖及陈旧性病变，常根据辨证伍用于益气补血或养阴补肾方剂中，以增药力而提高视功能。

（8）鳖甲育阴除蒸散结：鳖甲滋阴潜阳，退热除蒸，软坚散结。伴有肝肾阴虚而潮热骨蒸者可选用。因温热病后阴伤内耗者可与秦艽、地骨皮伍用于相应方剂中。阴虚阳亢致头晕目眩者，常与牡蛎、菊花、生地黄同用。

（9）夏枯草为眼科常用之品：夏枯草功于清热泻火，明目，散结消肿，为眼科常用之品。常与贝母、牡蛎、半夏、昆布等同用，起软坚散结作用，治疗眼部因痰凝而致的痰核、眼底渗出等。朱丹溪认为，夏枯草禀纯阳之气，夏至自枯，故而得名，故其性非寒当温；又认为夏枯草亦不只用于清肝，肝虚者用之亦不少见，如补肝止痛、补肝止泪等。因此祁教授认为定其性寒不妥，其性以温和为宜，且本品乃夏枯草之果穗，体轻易浮，又入肝经，具有温和补肝之功效，故常与其他软坚散结之品相伍，加强软坚散结之力，其克化而不伤正。

（10）芒硝功擅泻下软坚：芒硝泻下攻积，润燥软坚，清热消肿。本品与大黄均为泻下药，常相须为用，治疗肠燥便秘。然大黄泻下力强，有荡涤肠胃之功，为治热结便秘之主药。芒硝味咸可软坚泻下，善除燥屎坚结；还可外用于目赤肿痛、咽喉肿痛及口疮点洗之剂，有清热消肿之功。

眼科应用变通法

由于病情复杂，病机错综，或眼病与全身病变并无内在联系时，所采用与常法有别的治疗方法，谓之变通之法。此法在《银海指南》中虽未明确指出，但在卷二中"用方法"和"用药法"对变通之法的论述，却甚详，除引仲景、胡洽、谦甫、丹溪等名家所论，并对眼科内容进行论述。如谓："治沈某目红壅肿，眵泪如脓，口干唇燥，小便赤涩，此一水不能胜五火也，第降其火则水不即生，第滋其水则火不遽息，乃以六味作汤下清宁丸，火清而水亦壮。"又云："姚某右目为苗叶刺伤，白障满泛，疼痛不止，当以活血为本，治气为标，乃朝用四物汤加苏木、红花、乳香、没药、土鳖虫以行其血，夕用沉香越鞠丸以通其气。""治谢某火旺水亏，宜用六味丸，但目有星障不宜酸敛，因去萸肉加女贞而病除。""治谢某两目红丝下坠，此由操劳过度，思虑伤脾，以致脾火刑金，宜用归脾汤。但脾中尚有郁火，恐木香太燥且能破气，因去之，加麦冬以润肺而病除。"近代眼科名老中医唐亮臣，在治疗证候兼夹、病机错综复杂的眼病时，也常用变通之法，因此唐老的处方药味较多。除此还表现在唐老针药并用上，尤其对某些慢性内障眼病患者，偶感小恙，唐老每予针治之，认为小恙不治可酿大病，如治之则需停用原来方药，这样会使眼病迁延，如针刺治之，即可解除小恙，且可不停原来所用方药，从而加速眼病的痊愈。祁老在前人的启示下，临证每遇疑难眼病，或眼病兼有与眼病不相关的其他病证，也常用变通之法。如素患风湿痹痛，又病青风内障者，如治眼病则当疏肝理气，而风湿痹病治需温通，此时可疏肝理气与温通并用，或朝服温通、夕服疏肝理气之丸剂。又如眼底反复出血已被控制，但视力很差，应用活血之剂恐再度引起出血，即可将活血之品换成软坚散结药物，也可将一剂活血化瘀药，分作十份，嘱患者每日进服一份，此举不但可防止再度出血，且可提高视力。又如慢性眼病患者，在治疗过程中，又患外感、失眠、腰痛、纳呆、妇女经前腹痛、男子遗精等，祁老也常施以针刺。总之，变通之法，在眼科治疗中尤其是内治方面，是值得重视的一种重要手段。

活血化瘀法在眼科中的应用

活血化瘀是中医眼科内治方法之一，目前应用比较广泛，取得了很好的疗效，但也有不少学者认为，使用此法应持慎重态度，因使用不当往往会造成严重后果。

根据近年来的报道，使用活血化瘀法治疗眼病，基本上有两种情况，一是根据临床特定的指征，二是应用于具体眼病。祁老个人认为，前者符合中医辨证论治的原则，而后者则有很大的局限性。例如视网膜静脉周围炎，虽可应用此法，但不是指该病的全过程，而是在某个阶段，否则在出血高峰期用之则后果严重。再有眼部外伤之初期，应用此法亦应审慎。

关于活血化瘀之法在眼科应用的指征或适应证，近年来多有报道，其内容大致相同，为便于临床使用，现归纳如下：①眼病疼痛剧烈，持续不止，拒按，有定处者。②不论外眼或内眼，凡血脉虬赤或青紫迂曲者（包括血脉阻滞）。③眼部之癥积包块（霰粒肿、麦粒肿僵块、巩膜结节等）、眼底退行性改变及眼底病变后期视力久不提高者。④凡离经之血久不吸收及血管渗出物，且无再出血倾向者。除此之外全身症状及舌脉，也是重要参考指征。

必须注意，活血化瘀之法在临床使用中，合理恰当的配伍，也是非常重要的。

内眼出血证治

内眼出血是多种眼底病变和全身病变所引起眼内出血的总称。在古代中医眼科专著中并无明确记载，但包含在"云雾移睛""瞻视昏渺"和"暴盲"等病证中。中医眼科引进现代检查仪器以后，对它的认识才逐渐深入。临床所见，不仅仅眼病可以造成内眼出血，其他科的疾病同样也会引起内眼出血，例如消渴等，因此作为中医眼科工作者，不但应当掌握各种引起内眼出血的眼病，而且还应对各科能引起内眼出血的疾病有所了解。

祁老在临证中遇到一位女青年，患周期性眼内出血，开始采用一般治疗，效果不佳，之后发现与月经有关，经请妇科会诊，证属倒经，采用养血清肝、降逆顺经之法，用傅青主顺经汤加牛膝治之，经治两月余，患者不但眼内出血治愈，而且月经按期而至。这是一个比较特殊的病例。又如对于消渴病引起者，则应根据"治病必求其本"的原则，以治消渴为主，再结合眼内出血情况，给予恰当的治疗。

对于眼内出血者，除要根据患者主诉辨证外，还应重视检眼镜的检查情况，这样在临床上才能取得更好的效果。祁老的初步体会如下：眼内出血色鲜红而量多者，多为肝火旺盛，热迫血行；色紫暗，且血脉虬赤者，多为实火煎迫，兼有瘀滞；出血色鲜红而量少，血脉欠饱满者，多为阴虚火旺；出血色淡红而伴有水肿渗出，且脉细、舌淡、面白者，多为脾虚不摄；出血日久而不吸收者，此为离经之血，属瘀血。

内眼出血切忌滥用活血化瘀之剂。

中医眼科应吸收其他各科之长

　　从中医眼科发展过程中可以清楚地看到，它始终是在中医基础理论指导下发展的，而且与其他各科的发展密不可分。历史上许多有成就的医家，他们不但精于大小方脉，而且在眼科方面也有所成就，大大地促进了眼科的发展，例如隋朝的巢元方，唐代的孙思邈，北宋的钱乙，金元的刘、张、李、朱，明代的张景岳、薛立斋，清初的张璐等。不仅如此，即公认的眼科专家，如倪维德（《原机启微》）、黄庭镜（《目经大成》）、顾锡（《银海指南》），其学术渊源即充分体现了上述观点。现代眼科名医陆南山、唐亮臣、陈达夫和庞赞襄如不精通《内》《难》《伤寒论》及温病之理论，或无其他各科的深厚功底，也很难有如此高超的医术。其实自新中国成立以来，中医眼科界，在继承前人经验的基础上，引进检测仪器和技术，在很大程度上丰富了眼科理论。但科学发展是无止境的，尤其是对目前眼科若干棘手的疾患，中医眼科同道又在上述基础上进行了更深入的探索。例如对眼底病，根据不同的病理改变，不少学者提出了眼底辨证；对眼底血证的治疗，引进了包括活血化瘀在内的有关血证理论；用治疗消化道溃疡的黄芪建中汤治疗顽固的角膜上皮剥脱和浅层点状角膜炎；用卫气营血温病理论来治疗葡萄膜炎，更有的用清开灵来治疗自身免疫性眼病；利用化结软坚法治疗眼底硬性渗出、增殖性改变以及陈旧眼底病灶；还有的利用耳针、挑治、发泡等疗法治疗多种眼病。

　　以上事实说明，作为中医眼科工作者，不但要认真学习有关古代眼科专著，也应当对临床各科有所了解，要善于学习各科之长，以便使中医眼科在原来的基础之上有更大的发展，更好地为人民健康服务。

治疗角膜病中医有优势

角膜病特别是角膜炎是一种常见眼病，中医眼科治疗此类眼病报道很多，其思路基本是在明确具体角膜病变后，再加以辨证分型和处方用药。这种辨病和辨证相结合的方法，充分发挥了中医眼科治疗角膜病的优势。

学习名老中医陆南山所著《眼科临证录》中有关角膜病的 15 例病案颇受启发，陆老每个病案均有明确诊断，在辨证与治疗中充分发挥辨证论治的特长。在辨证论治过程中，陆老不受西医诊断的限制，而是以中医眼科的辨证方法，既重视全身症状又参合眼之局部表现，而后加以处方用药。在 15 例病案中有的从症不从脉（以眼局部疾病为主），有的从脉不从症（以全身症状辨证为主）。陆老认为，必须根据临床经验，在错综复杂的症状中抓住主要矛盾。必须准确的认识证，而后才有合理的立法与处方。同时在处方用药时，既须继承前人的宝贵经验，又须根据具体病情和个人经验，选用合适药物，只有这样，才能权衡利弊，使顽固的疾病得到准确治疗。在这 15 例中，陆老用了常见通用方，如丹栀逍遥散、玉屏风散、补脾胃泻阴火升阳汤、半夏秫米汤、增液汤、白虎汤、麦门冬汤、三才汤、四物汤、龙胆泻肝汤、黄连解毒汤、荆防败毒散、当归四逆汤等。因此祁老认为，陆老在治疗角膜病中是充分发挥了中医眼科的优势。

反复发生的眼底出血证治

眼底出血是多种眼科病变所引起的一种病理改变，其中有些病变可以反复发生眼底出血，所谓反复发生是指该出血经过治疗或没有治疗，其出血可以停止、吸收，但不能彻底治愈，俟后定期或不定期，或多或少地再度出血，如此反复发生，最终造成视力障碍甚至失明。临床上有些患者，因医治效果欠佳而求治于中医眼科，祁老诊治了不少这种病人，从中摸索出不少经验。

1. 反复发生的眼底出血，是由多种眼病引起的，其原因多种多样，因此诊治这样的患者，必须尽量做到全面检查，以便找到病因，明确诊断，而后采取相应的治疗措施。例如视网膜静脉周围炎、视网膜动脉硬化、糖尿病视网膜病变、妇女的倒经眼衄及贫血造成眼底出血等。

2. 在辨病前提下，进行系统的辨证，即全身状态结合眼底进行辨证，千万不能只辨病不辨证，要做到辨病与辨证相结合。眼底出血造成屈光间质混浊不能窥见眼底的，或虽经多方面检查仍不能确诊者，更应强调辨证。例如祁老曾诊治一青年男性患者，在一月内三次眼底出血，经用清热凉血之剂，一周出血即全部吸收，眼底清晰可见，而眼底检查，却找不到病理改变，在治疗过程中仍十日左右再度出血，如此反复数次，后经全科会诊，提出舍眼底而重全身，四诊合参，辨为脾虚气弱，后用参、芪、术、苓，眼底出血吸收，以后不再反复，由此足见辨证之重要。

3. 经过治疗取得成效，或出血间隔延长，或出血量每次递减者，治疗最好不要轻易更改方剂，即效不更方。病情稳定后，在原来治疗方案的基础上酌加治本之药，进一步稳定病情，然后改服丸剂，必要的话可连续服用年许。

4. 反复出血已被控制，但视力很差，此时且忌乱用活血之剂，即便患者提出提高视力要求，也要耐心地解释，如果不再反复出血，视力往往会得到改善。如眼底出血确已被控制较长时间，病情确属稳定者，非用活血软坚之剂不可，则应在原来治疗方案的基础上逐渐加入。祁老曾治一老年男性反复眼底出血的患者，经治病情已得到控制，但视力很差，其他医生用了活血之剂而造成眼底再度出血，后又经祁老调治，出血控制，病情趋于稳定，唯视力极差，此时祁老将活血软坚之剂常规剂量分成 10 包，嘱每日在原来方药中加入 1 包，如此治疗数月，不但出血没再发生，而且视力较前大为提高。

5. 解除思想顾虑，提倡积极主动的休养。有些反复发生眼底出血的患者，虽然住院绝对卧床，仍然控制不了病情，有些原因是思想顾虑甚重，以致血液不断上溢。此时要解除思想负担，树立战胜疾病的信心，进行适度散步，多不会使病情加重，反而会对治疗有利。

中医眼科外用药

中医眼科外用药在眼病治疗中占重要地位，特别是在外障眼病的治疗中。眼科外用药，一般具有收泪、清火、止痛、退翳、明目等功效。但随着时间的推移，目前中医眼科医生大多以内服中药、外点西药作为主要治疗手段，中医眼科外用药有自然消亡的危险，因此中医眼科工作者应有足够的认识。但也有可喜的一方面，眼科外用药在治疗眼病中，特别是某些疑难眼病，取得了令人鼓舞的成绩，例如翳障散、冰香散治疗老年性白内障；病毒一号、目炎灵眼药水治疗单纯疱疹性角膜炎，都取得了突破性的进展，由此也可以证明中医眼科外用药所具的优越性和生命力。我们医院眼科先后配制了炉硝散（治疗翼状胬肉）、烂弦膏（治疗慢性睑缘炎）、止痒散、去障丹（治疗初期白内障）等，经过临床使用，疗效尚属满意。还有的医生用"八宝眼药"治疗翼状胬肉，使胬肉头部变扁平，体部萎缩，充血基本消失，并且用裂隙灯显微镜观察角膜没有发现引起上皮剥脱。

为了使中医眼科外用药，在防治眼病中发挥更大的作用，祁老建议中医眼科同道在临床工作中从以下方面做尝试。

其一，《中国基本中成药》所载的中医眼科外用药有不少种类和不同的剂型，如清凉眼药膏、八宝眼药、障翳散、洗眼蚕茧、鹅毛管眼药、保眼散、眼药锭、保光清凉散、紫金锭眼膏、赛空青眼药、特灵眼药、拨云散、风火眼药、珍珠明目液，这些外用药，适应证广，疗效满意，使用方便，保存期长，希望中医眼科同道们在临床过程中，有意识地使用，并注意收集病例，进行总结。

其二，有条件的话，中医眼科同道也可以自己动手，配制一些剂型，如散剂、滴剂、膏剂等。广东省某县医院眼科医师们，自己动手制作了系列的眼科外用药，而很少使用西药。

附　祁宝玉年谱

1933 年　生于天津市。

1954～1956 年　天津市第四十一中学读书。

1956 年　考入北京中医学院，学习中医专业。

1961 年　在中国中医研究院西苑医院，定向眼科实习 10 个月。侍诊唐亮臣老中医，随杨维周主任和唐由之医师学习西医。

1962 年 10 月　大学毕业（学制 6 年），为中华人民共和国成立后首届国办中医大学毕业生，被分配至东直门医院眼科。

1962 年底　为筹备开设中医眼科门诊及教研组，被派往中国中医研究院广安门医院眼科进修，侍诊唐亮臣、韦文贵老中医，随唐由之临诊及学习西医。

1963 年底　回东直门医院筹备门诊及教研组，任助教，并陪同唐由之老师（特聘）讲授中医眼科。与李颖秀将东直门医院眼科门诊及眼科教研组建设完善。

1978 年　担任东直门医院眼科副主任，与曹建辉等开展了眼科外用药继承工作，与曹春霖教授合作研制中医外用滴剂项目（1983 年经过当时新药审批法定认可程序，进行专家鉴定，获批投产文件。将此项成果转让给河南省卢氏县药厂回省报批投产）。

1982年　与王永炎、吕仁和等晋升为副教授。

1984年　筹备召开首届全国中医眼科学术交流会，同年秋季在湖南衡阳顺利召开。

1985年　全国中医眼科学会在京成立，被唐由之主任委员推荐为首届秘书长，直至2002年离任，后又为该学会副主任委员，目前为该学会顾问。

1985年　倡议并筹备开设"中医五官定向班"。

1987年　招收了北京中医学院首届眼科硕士研究生（现北京中医药大学东方医院眼科主任周剑教授）。

1987年　被调任北京中医药大学第二附属（即东方医院）筹建处工作，至1995年退休。

1990年　晋升为主任医师、教授。

1991年　担任《中国中医眼科杂志》编委。

1995年　退休后被借调到国家中医药管理局，任《中华本草》编委会办公室副主任，负责《中华本草》编撰工作。

1997年　《中华本草（精选本）》刊行。之后较顺利地解决民族卷难题（藏、蒙、维、傣），直至2005年全书出版发行，弥补了自明、清、民国至新中国没有官修本草的空白。

2000~2012年　每周两个半天到同仁堂中医门诊部出诊。

2000年至今　北京中医药大学东方医院每周两个半天专家特需门诊，并协助带培硕士、博士研究生。

2001年至今　被聘为中国中医研究院眼科医院客座教授。

2012年初至2020年初　北京中医药大学东直门医院国际部出眼科特需门诊及带教。

2014年10月　中华中医药学会眼科分会授予"特殊贡献奖"。

2015年　中华中医药学会眼科分会授予"突出贡献奖"，

获"唐由之眼科发展基金"。

2020 年 5 月至今　北京中医药大学东直门医院通州院区眼科特需门诊出诊，并建立"祁宝玉学术传承工作室"。

2021 年 10 月　当选为世界中医药学会联合会眼科专业委员会第四届理事会顾问。